实用医学影像检查与临床诊断

姜凤举 著

吉林科学技术出版社

图书在版编目（CIP）数据

实用医学影像检查与临床诊断 / 姜凤举著. -- 长春:
吉林科学技术出版社, 2018.4（2024.1重印）
ISBN 978-7-5578-3882-9

Ⅰ.①实… Ⅱ.①姜… Ⅲ.①影象诊断 Ⅳ.
①R445

中国版本图书馆CIP数据核字(2018)第075562号

实用医学影像检查与临床诊断

出 版 人 李 梁
责任编辑 孟 波 孙 默
装帧设计 陈 磊
开 本 787mm×1092mm 1/16
字 数 269千字
印 张 14
印 数 1-3000册
版 次 2019年5月第1版
印 次 2024年1月第2次印刷

出 版 吉林出版集团
吉林科学技术出版社
发 行 吉林科学技术出版社
地 址 长春市人民大街4646号
邮 编 130021
发行部电话/传真 0431-85635177 85651759 85651628
85677817 85600611 85670016
储运部电话 0431-84612872
编辑部电话 0431-85635186
网 址 www.jlstp.net
印 刷 三河市天润建兴印务有限公司

书 号 ISBN 978-7-5578-3882-9
定 价 88.00元
如有印装质量问题 可寄出版社调换
版权所有 翻印必究 举报电话:0431-85659498

前　言

　　医学影像诊断是应用医学知识,特别是影像学知识对具体病例的图像进行观察、分析和综合判断的思维过程。近年来,由于计算机等工程技术和自然科学理论的渗透和技术交叉,使得医学影像技术得以飞速发展;不断涌现地新技术、新设备,不仅扩大了人们的检查范围,还提高了病变检出率和诊断的准确率,从而使得医学影像技术为临床医师对疾病做出正确的诊断发挥了不可取代的作用。

　　本书在编撰过程中,坚持学术性与实用性相结合,基础性与创新性相结合,力求全面、系统、准确的阐述现代影像学临床的基本理论、知识和技能,实现科学性和实践性的有机统一。

　　尽管在本书编撰过程中,作者做出了巨大的努力,对稿件进行了多次认真的修改,但由于编写经验不足,加之编写时间有限,书中难免存在遗漏或不足之处,敬请广大读者提出宝贵的修改建议,以期再版时修正完善!

目　　录

第一章　总论

一、X 线的发现、应用与进展

　　X 线是由著名德国物理学家威·康·伦琴在 1895 年 11 月 8 日一次阴极真空射线管放电实验中偶然发现的。当高压通过阴极真空射线管时，在一块涂有铂氰化钡的纸板上显示出了明亮的荧光。当时阴极射线管用黑纸包着。当他用手拿这块荧光板时，又在此板上看到了自己的手指骨影。伦琴于同年 12 月 28 日撰文称这种新发现的射线为"X 射线"。1896 年 1 月 23 日，伦琴在德国物理学会上宣布了这一伟大的发现，同时还当众展示了用 X 射线为伦琴的夫人贝尔格拍摄的世界上第一张手的 X 光片，从而为放射诊断学奠定了基础。为纪念伦琴的伟大发现和功绩，X 射线亦称为伦琴射线。1901 年诺贝尔奖第一次颁发，伦琴就由于这一发现而获得了这一年的物理学奖。

（一）X 线诊断的发展史

　　X 线发现后很快被用于骨折的诊断。1896 年在伦敦第一次透视下从患者手中取出钢针异物。初期的检查只是观察自然对比影像。15 年后发明了可用于人体的造影剂，才进入了人工对比的 X 线检查阶段。初期的 X 线机设备简单。1913 年发明了滤线器并开始用钨丝 X 线管。1914 年以硝酸银纤维胶片代替了玻璃底片。1915 年制成了旋转阳极 X 线管。1923 年制成了双焦点球管。1935 年发明了直线体层摄影。1952 年发明了影像增强电视系统。1960 年开始介入放射学工作。1972 年制成第一台头颅 CT。1974 年制成全身 CT。1985 年开发了 CT 滑环技术，1989 年单方向连续螺旋型 CT 即螺旋 CT 的问世，是滑环技术的体现，是 CT 发展的重大突破。1991 年开发了亚毫米扫描和双螺旋 CT。1998 年多层螺旋 CT 机问世。1983 年超高速 CT（UFCT）又称电子束 CT（EBCT）由美国 Imatron 公司率先研制成功，并于 1993 年推向市场。EBCT 进一步开拓了 CT 的应用范围，例如心脏功能和形态学研究，心、脑、肾、冠状动脉的血流量测定等。2004 年 GE 公司率先推出 64 层（64 排探测器）螺旋 CT，此后 SIEMENS 公司亦研制出 64 层螺旋 CT（但探测器为 40 排，机架每旋转 1 周利用中间的 32 排探测器即可获得 64 层图像)。2005 年 SIEMENS 公司又推出了双源 CT(SOMATOM) Definition。近些年,世界各大公司又相继推出了 128 层、256 层、320 层和 640 层螺旋 CT 机,并逐步被临床广泛应用。此外,1980 年还制成数字减影(DSA)及数字照像设备。20 世纪 70 年代初期 B 超以及 80 年代初期 MRI 的问世、核医学数字化,使放射学发展为综合性的影像学科。

(二)X 线的产生条件

它的产生必须具备 3 个条件:①自由活动的电子群;②真空条件下,使电子发生高速运动的高压电场;③阻止高速运动电子的靶面。所以必须具备两项基本设备,即 X 线球管和高压发生装置。

(三)X 线的特性

X 线是一种电磁波,与普通光线一样沿直线运行。诊断用 X 线机产生的 X 线波长为 0.08~0.31A(相当于 40~150kV 所产生的 X 线)。其特性有 5 个方面:①穿透性:X 线波长越短穿透力越强,组织密度越低越易穿透,这正是人体组织器官 X 线成像的基础。②荧光作用:X 线可使铂氰化钡、钨酸钙、硫化锌镉和碘化钠等物质产生荧光。依此制成荧光屏和增感屏等。③感光作用:X 线和普通光线一样可使感光材料感光,人们依此制成 X 线胶片。④电离作用:X 线可使气体或其他物质电离,离子量与 X 线量成正比。利用这一作用可进行 X 线量的测定或制造 X 线机的空气电离室,后者可使 X 线机具有自动调节曝光因素的功能。⑤生物效应:机体经 X 线照射后,可使组织细胞和体液受损发生一系列变化,即生物效应(这是 X 线治疗的基础,当然亦对正常机体造成损害)。

(四)X 线诊断的应用原理

X 线的穿透性、荧光作用和感光作用是用于影像诊断的基础。其次由于人体组织的不同密度和病理组织的不同结构,对 X 线的吸收有差别,因而在荧光屏或照片上能形成黑白对比的影像。如缺乏天然对比则需用人工对比的方法进行 X 线诊断。总之,X 线通过人体不同组织和其他物质被吸收的程度可受下列因素的影响:①物质的密度:取决于物质的原子种类即原子序数和原子量。物质的密度越高,吸收的 X 线就愈多,穿透的就愈少;反之,物质的密度愈低,吸收的 X 线就愈少。②物质的厚度:物质愈厚,吸收的 X 线愈多;物质愈薄,吸收的 X 线愈少。③X 线的波长:波长愈长,其穿透力愈弱,物质吸收的愈多;反之,波长愈短,其穿透力愈强,物质吸收的愈少。

人体的组织结构存在着一定的比重和密度差异。X 线通过人体后所形成的影像也就发生明暗或黑白的不同,这种自然存在的差异称为天然对比。人体组织的密度由高至低概括为以下 4 类：①骨骼；②软组织与液体；③脂肪；④气体。

人体很多组织和器官与周围的结构缺乏明显的密度差异，须用人工的方法，通过各种途径向体内引入造影剂，改变它们之间的密度差，这种方法称为人工对比或造影检查。例如消化道钡餐、钡灌肠、胆系造影、子宫输卵管造影、心血管造影等。用于造影检查的物质称为造影剂。

（五）透视、摄片

检查部位在 X 线管与荧光屏之间，X 线通过受检部位，从荧光屏上观察受检部位的影像称为透视。影像增强器的应用，明显提高了透视效果。利用 X 线的穿透性和对胶片的感光作用，通过投照，使受检部位在胶片上显影，称为摄片。透视和摄片通常称为普通 X 线检查。

（六）X 线特殊摄影检查

为了诊断的需要，补充普通摄影的不足，借助某些特殊设备进行 X 线摄影的方法，称为特殊摄影检查。

1.体层摄影　亦称断层或分层摄影，是利用体层摄影机把体内某一层的结构或病变的影像清晰地显示在 X 线片上，而使其他层面影像模糊不清，从而达到诊断目的。用于肺部、纵隔、头颅、腹部、骨骼等部位检查。传统的体层摄影已基本淘汰，新的数字化断层融合技术已应用临床。与传统的体层摄影相比，数字化断层融合一次曝光可获得多层面的体层图像，简化了操作步骤从而缩短了检查定位时间，辐射剂量低，图像质量高。

2.放大摄影　是根据 X 线焦点、受检部位和胶片三者之间的几何学关系而获得放大的影像。它可增加受检部位和胶片之间的距离，使胶片上的影像放大，以便研究某些病变的细微结构。

3.高千伏摄影　是采用 120kV 以上的电压进行摄片（常用的有 120～160kV）。照片的特点是对密度差别较小的组织所显示的层次差别不明显，但对密度差别较大的组织对比很突出，故可将骨骼、纵隔以及大量胸腔积液遮盖的肺内病灶显示出来，还可显示体层摄影不能清晰显示的小病灶。

4.X 线电影摄影及 X 线电视录像　X 线电影摄影是利用影像增强装置使影像的亮度增强 1000 倍以上，再用电影摄影机拍摄下来，制成电影底片。X 线电视录像是将影像增强管所显示的图像通过闭路电视在监视器上显影。用这种方法即可遥控观察，亦可用磁带录像机记录下来，随时放映。

（七）造影剂的应用和不良反应

原子量大、比重大的造影剂称阳性造影剂，主要有钡剂和碘剂。原子量小、比重小的造影剂称阴性造影剂，主要有空气、CO_2 和 O_2。

理想的造影剂应当具备以下条件：①显影清楚；②无毒、副作用；③易于吸收和排出；④使用方便；⑤性质稳定，易贮存；⑥价格低廉。

常用的无机碘化物为碘化钠。本剂配制简单、经济，但毒性与刺激性大，不宜在血管内注射，多用于逆行肾盂造影、膀胱造影、尿路造影、经"T"形管胆道造影和窦道造影。常用浓度为 12.5%水溶液。膀胱造影多用 6%～7%水溶液，以免因密度过大而掩盖病灶。因本剂刺激性大，目前多采用有机碘剂代替，进行以上造影。

1.主要由肾脏排泄的造影剂　目前常用的由肾脏排泄的造影剂有泛影葡胺、欧乃派克（碘海醇、碘苯六醇）、碘佛醇（碘维索尔、安射力）、碘酞葡胺（康瑞）、碘吡拉啥、醋碘苯酸钠、碘肽钠等。这些造影剂大多由肾脏排泄，故为排泄性尿路造影剂，也可用做心脏、血管造影。除离子型造影剂双碘肽葡胺（碘卡明）和非离子型造影剂如碘普罗胺（优维显）、奥乃派克、碘佛醇、碘异肽醇、碘曲仑（伊索显）等可用于脑室造影及脊髓造影外，其他肾脏排泄造影剂禁忌用于脑室和椎管造影，因这类造影剂进入蛛网膜下腔，可损害血-脑屏障，引起抽搐及至死亡。

此外，经肝脏排泄的造影剂如口服的碘番酸、碘毕露，静脉注射的胆影葡胺、胆影钠等已较少应用。此类造影剂只限于胆系造影。

2.碘的油脂类造影剂　主要有以下几种：①碘油或称碘化油：以往用于支气管造影、子宫输卵管造影、上颌窦造影、泪道造影、瘘道造影。此类造影可用有机碘代替，尤其是子宫输卵管造影用泛影葡胺已成为常规。②碘苯酯：常规用于椎管造影和脑室造影。③乙碘油：适用于淋巴系造影。④丙碘酮：油质适用于支气管造影；水质刺激性大，造影效果相同。

3.阴性造影剂　常用的气体有空气、氧气和二氧化碳。主要用于气脑及脑室造影、关节腔造影、盆腔造影及腹膜后造影等。空气进入人体后，较其他两种气体吸收慢，便于追随观察。但引起的反应较多，特别是空气溶解度较小，一旦进入血液循环后，有引起气栓之危险。

4.含碘造影剂的试验方法和不良反应　碘过敏试验方法有 5 种：皮内试验、结膜试验、舌下试验、口服试验及静脉试验。其中以静脉试验较为可靠。

其不良反应一般根据反应的轻重和需治疗的程度进行分类（表1-1）。离子型和非离子型造影剂不良反应发生率有明显差异，前者约为 5%，后者约为 1.3%，但后者重度反应明显少，约为 0.01%。所以，对有肝、肾、心疾病、糖尿病、虚弱、恶病质和过敏体质者等高危人群尽可能选用非离子型造影剂。离子型和非离子型造影剂对肝肾功能的影响区别不大。

表 1-1　造影剂不良反应的分类

程度	定义	主要症状
轻度	不需要处理,部分属生理性	潮红、头痛、恶心、轻度呕吐、轻度荨麻疹
中度	反应短暂,无生命威胁,需处理,但不需住院治疗	重度的反复呕吐、较重之荨麻疹、面部水肿、轻度喉头水肿、轻度支气管痉挛、轻度和暂时性血压下降
重度	有生命威胁,必须及时处理,多需住院治疗	休克、惊厥、昏迷、重度支气管痉挛、重度喉头水肿
死亡	治疗无效或未及时处理而死亡	死亡

(八)放射学的有关概念和 X 线的应用进展

专门研究放射能和放射性物质应用于临床医学的一门学科,称为临床放射学。其内容主要包括放射诊断学和放射治疗学。放射诊断学包括 X 线诊断、CT 诊断及核素扫描。医学影像学是一门以影像分析进行诊疗的新学科,它包括 X 线诊断、CT、MRI、DSA、超声、核医学等。远程放射学(或译为遥视放射学),是指借助现代化的通讯手段,将医学影像发送至远距离进行会诊。

X 线应用 100 多年来,尤其随着计算机技术的应用,医学影像学经过了无数次技术革命和迅猛发展,并为现代医学的发展注入了强劲的活力。除上述传统的透视、摄片、体层摄影、造影等检查技术外,目前已出现以下先进的检查技术或进展。

1.CR、DR　CR 摄影是一种数字化 X 线成像技术。应用影像板(IP)替代胶片记录透过人体后的 X 线影像信息,然后用激光扫描仪将记录在 IP 上的影像信息以数字形式读出,再经过处理和显示等步骤,显示出数字化图像。CR 主要由担任信息采集的成像板、读取系统和图像处理系统组成。成像板关键是成像层,它是一层氟卤化钡晶体,该晶体层内的化合物经 X 线照射后,可将接收的能量以潜影的方式存储于晶体内。读取系统主要是激光扫描仪。当激光束扫描已经曝光且带有潜影的成像板时,可激发存储于晶体内的潜在能量,转换成荧光,随即被转换成数字信号。图像处理系统的工作是将数字信号转换成灰阶图像,并且可以根据不同要求进行各种图像后处理。

DR 是用探测器作为 X 线的接收介质,直接把 X 线转换成电信号,然后通过数模转换形成数字图像。省略了 CR 技术中激光读取这一步骤。探测器根据构造的差别分为直接转换和间接转换两型。直接转换型应用非晶硒为光电材料直接将 X 线转换为电信号;间接转换型首先由上层的碘化铯闪烁体为光电材料,将 X 线转换为可见光,然后由下层的非晶硅光电二极管再转换成电信号。与 CR 相比,DR 具有以下优点:①病人接收剂量更小;②时间分辨力明显提高,省略了把成像板送到读取器然后扫描这一步骤,仅仅数秒钟就能显示图像;③具有更高的动态范围,使后处理图像的层次更加丰富;④探测器较成像板的寿命明显提高。

2.数字化断层融合成像　数字化断层融合成像(DTS)又称数字化连续体层摄影。是在平板探测器技术基础上开发的一种数字化断层摄影,其原理是在 X 线束穿行轨迹中允许产生任意数量的目的层,X 线球管在不连续的位置上多角度投照获取图像,球管与探测器做平行于患者的同步反向运动,一系列的投影图像被快速采集使用像素偏移—叠加的程序完成图像重组,任何设定高度的一个物体的断层图像均可以被重建出来。它能解决复杂部位和深在部位的投照与成像,是一种新的特殊 X 线检查方法。断层融合成像的优点是:①透视下定位,一次曝光,可以获取同一方位的任意层面图像;②DTS 受体内金属伪影的影响较小,可用于某些因特殊体位或体内金属异物而不适合做 CT 或 MRI 检查的患者;③与 CT 相比,DTS辐射剂量小,检查费用低,图像空间分辨率高。但仅限于有良好自然对比的器官如骨骼、气管和肺等。

3.双能量减影　X 线摄影所使用的是低能 X 线束,它在穿过人体组织的过程中,主要发生光电吸收效应和康普顿散射效应而衰减。光电吸收效应的强度与被曝物质的原子量呈正相关,是钙、骨骼、碘造影剂等高密度物质衰减 X 线光子能量的主要方式;而康普顿散射效应与物质的原子量无关,与组织的电子密度呈函数关系,主要发生于软组织。常规 X 线摄片所得到的图像中包含上述两种衰减效应的综合信息。双能量减影摄片利用骨与软组织对 X 线光子的能量衰减方式不同,以及不同原子量的物质的光电吸收效应的差别将在对不同能量的 X 线束的衰减强度的变化中更强烈地反映出来,而康普顿散射效应的强度在很大范围内与入射 X 线的能量无关,可忽略不计的特点,将两种效应的信息进行分离,选择性去除骨或软组织的衰减信息,得出能够体现组织化学成分的所谓组织特性图像,即纯粹的软组织像和骨像。双能量减影摄片可通过两次曝光法和一次曝光法来实现。能量减影数字胸片的临床意义是:①提高检出钙化的敏感性和准确性;②由于去除了骨性胸廓的干扰.增加肺结节的检出率。

4.X 线全景摄影　全景摄影是具备连续摄影功能的 X 线设备所拍摄的某一部位的整体影像(非拼接图像),主要用于全脊柱或全下肢的摄影。这种摄影技术可获得生理负重位的脊柱或全下肢影像,通过角度测量和长度测量评价脊柱侧弯和肢体不等及弯曲畸形,为矫形外科制定手术方案和评价治疗效果提供依据。下颌骨曲面体层也称下颌骨全景摄影,是一种按旋转轨迹运行的连续摄影方法,专门用于颌骨检查。

5.数字减影血管造影(DSA) 数字减影血管造影,简称 DSA,又称为数字式血管成像(DVI)、计算机血管造影。它是将影像增强和电视上的视频信号进行数字转换、减影、对比增强和模拟转换,从而使静脉注射性动脉造影成为可能,更可大大强化动脉内小剂量造影的影像。全部装置有电视机、数字转换装置、X 线发生装置与计算机控制系统组成。所获影像密度分辨力高,而空间分辨力较差。

6.计算机体层摄影(CT) 计算机体层摄影,简称 CT,它是由 X 线机、扫描探测仪、电子计算机和显影装置四个主要部分组成。当人体各组织器官受 X 线照射时,因其密度不同所吸收的 X 线量亦不同,因此通过人体到达扫描探测仪的 X 线量不一,探测仪将不同数据输入计算机加工处理,即可将人体各组织不同密度用数据表示出来,然后将这些数字组成像素,即可描绘出组织结构的影像,经电视显示并摄片记录。CT 检查不仅补充了常规 X 线对颅脑、脊柱、腹部各脏器等诊断的局限性,也可比常规 X 线检查提供更为全面可靠的诊断征象。

双源 CT 有两个球管(射线发生源),其扫描速度比 64 层螺旋 CT 快将近一倍,对心率过快、早搏、心律不齐以及仅能短时间屏气的患者进行冠脉成像,可以在5～10 秒钟之内完成,并可减少 50% 以上的射线量;可为急诊病人提供快速有效的诊断,能在一次检查中完成冠状动脉狭窄、肺动脉栓塞、主动脉夹层(又称胸痛三联征)等病变的检查;可对血管和骨骼进行直接的减影成像(双能量减影),进行无创伤性血管造影,几乎可达到 DSA 血管造影的图像质量,使无创血管造影成为可能;可早期发现颈动脉狭窄和颅内动脉狭窄、动脉瘤、血管畸形等,对卒中患者进行预测。

7.磁共振成像(MRI) 磁共振成像,简称 MRI,是生物磁自旋成像技术。它利用原子核自旋运动的特点,利用磁场标定人体层面的空间位置。使单数质子的原子核(利用氢原子核)置于大磁场中,顺磁场方向整齐排列,再加一与磁场方向垂直的射频脉冲(此射频的频率与原子核在大磁场中的旋进频率相同)而产生磁共振现象。如停止射频脉冲,被激发的原子核则自动恢复到静磁场的平衡状态,而把吸收的能量释放出来。这种能量信号可用探测器检测。把这种能量信号输入电子计算机中,进行空间编码,以确定所测核的空间分布,再用转换器重建图像。这就是磁共振成像的基本原理和过程。

8.放射性核素计算机处理断层摄影术 又名发射型计算机断层,简称 ECT,是应用放射性核素示踪方法的一种数学和物理技术。它以静脉注入人体的放射性药物或正电子为放射源,称为发射显影。经计算机处理后可将二维断层图像重显出三维或四维图像。

ECT 分为两型:①单光子发射型断层扫描,简称 SPECT。所用的放射药物主要有^{99m}Tc、^{201}Tl、^{131}I 等能产生衰变的核素。可行纵断层或横断层扫描,所产生图像描绘人体内组织断层中放射核素的浓度分布。②正电子发射型断层扫描,简称 PET。所用放射核素是短命核素^{11}C、^{15}O、^{18}F 等。其断层成像是通过探测注入体内的放射性核素在衰变过程中所产生的淹没辐射而实现的。PET 除进行脏器显像和常规动态功能测定外,还用于神经系统、心血管系统及肿瘤学。

ECT 不但能分层显示脏器的形态改变,而且可以观察到脏器的功能动态变化,以及放射性药物在脏器内的代谢分布等。ECT 对心、脑、肺、肝、胰、肾及胎盘的检查和用于测定血流量、血容量、新陈代谢等方面的研究是很有价值和前途的。

9.介入放射学　介入放射学又名手术放射学。它主要包括两方面的内容:①以放射诊断学为基础,以治疗为目的的放射诊断与治疗相结合的新技术。②在医学影像系统监视下,取得组织学、细菌学、生化和生理资料,以明确病变性质的技术。介入放射学分血管内和非血管性技术。其中有治疗性血管造影、经皮穿刺和抽吸活检、经皮穿刺引流及抽吸技术和结石处理等内容。

10.γ刀、X刀、光子刀和质子刀

(1)γ刀:将 201 个^{60}钴源辐射状排列于球形金属防护层的中心体中,发出 γ 射线,聚集于靶区,作一次大剂量毁损靶区。由于其破坏灶边缘锐利,尤如刀切,故名 γ 刀。主要用于治疗不能手术的脑肿瘤和脑血管畸形等。

(2)X刀:用直线加速器、计算机以及立体定向系统,使发出的高能 X 射线围绕患者靶区作非共面等中心旋转,聚集于靶区,能获得与 γ 刀相类似的效果。

(3)光子刀:"光子刀"是"光子同位仪系统"的简称,它并非真正意义上的"刀",而是一种三维适形放疗技术。"光子刀"能够在计算机的指导下准确定位,自动调节光束,聚焦需要毁损的病变部位,并根据病变的大小、位置、深度来选择不同能量的光子照射,使得能量照射至病灶深层,从而使病灶组织充血、水肿,直至坏死,以及死亡细胞被周围正常组织吸收、分解、排泄。

(4)质子刀:也称质子治疗。质子治疗是目前最先进的放射治疗技术,它和传统的 X 线放射治疗不同的是质子射线在穿越的路径上只会释放出少数的能量,只有在达到治疗深度时才会释放出大量能量,所以放射线对正常的组织影响不大。质子作为带正电核的粒子,是原子核的组成部分,用于放射治疗的质子来源于氢(H_2),氢电离后成为质子(H^+),经同步或回旋加速器加速到接近光速进入人体,由于其速度快,故在体内与正常组织或细胞发生作用的机会极低,当到达癌细胞的特定部位时,速度降低、释放其能量,产生能量强大的 bragg 峰,将癌细胞杀死。

二、X 线诊断的原则和步骤

(一)X 线诊断的原则

X 线诊断需掌握 3 个原则:①根据解剖、生理的基础知识,认识和熟悉人体器官和组织在荧光屏或照片上的正常表现。②根据病理学的基础知识,识别病理性影像。③结合临床资料(病史、症状)进行综合分析,作出结论。概括起来十六字:认识正常、识别异常、结合临床、作出诊断。

(二)X 线诊断的限制因素

X 线不是万能的,它的诊断应用受到下列 5 个方面的限制:①病变密度的限制:如脓胸、血胸、水胸 X 线不易鉴别。②病变部位的限制:如支气管内膜结核,平片不易检出。③发病时间的限制:如大叶性肺炎、急性骨髓炎、疲劳骨折等需要在发病后一定时间内始有 X 线改变。④发病年龄的限制:由于年龄太小,人体某些部分尚未发育成熟或定型,使诊断受到限制,如儿童两岁时鼻窦才能在 X 线上显影。⑤检查方法的限度,X 线检查对缺乏天然对比的器官和组织如肝、脾、胰腺、肌腱和软骨等不能显示,对空腔器官需造影检查,对纵隔、心血管、骨关节特别是骨髓病变需结合其他影像学检查综合分析。

(三)影像学检查时,对病变观察的要点及与临床结合的注意事项

在阅片、透视及其他影像学检查时,对病变的观察应按一定顺序进行全面观察,分析病变时要注意以下几个方面:①病变的位置和分布;②病变的数目;③病变的大小;④病变的形状;⑤病变的边缘;⑥病变的密度;⑦病变邻近组织、器官的改变;⑧器官功能的变化;⑨病变的动态变化。

此外,结合临床分析影像时应该注意:影像学表现存在大量同病异影或同影异病的情况,与临床结合进行综合分析对诊断十分重要,不同疾病的诊断需要了解相关的信息。结合临床时应注意患者的性别、年龄、体型、职业史和接触史、生长和居住地、过去史和现病史、起病原因和发病过程、临床体征、化验结果、病理及治疗经过等。详细的病史及临床资料往往需要诊断医师亲自看病人和查看病历资料。

(四)影像学诊断报告书写的注意问题

(1)书写 X 线及其他影像学诊断报告时,应首先检查影像学照片的质量是否符合诊断要求。

(2)要做到"三查"、"三对":查 X 线照片(或其他影像照片)号、查 X 线照片序

号、查日期和左右号,对姓名、对申请单和对 X 线照片(或其他影像照片)。

(3)要以严格的科学态度书写报告,用 X 线或其他影像诊断术语进行描写,不能掺杂任何主观臆断成分。

(4)认真填写一般项目。内容分叙述部分和印象部分。在全面观察的基础上,按照一定顺序描写所见,紧扣检查项目所能了解的范围;然后结合临床资料综合分析、逻辑推理、把握诊断尺度,总结出诊断结论,可有多个印象。诊断结论应注意:①诊断意见与影像描述要相对应和前后呼应;②诊断用语要严谨,不留歧义;③结论有多个诊断或印象时,按先重后轻,先病变次先天异常,再次为解剖变异的顺序排列。

(5)必须重点突出和针对临床提出的问题进行回答。

(6)遇有疑难病例,应根据影像学表现和临床资料与上级医师和临床医师共同研究,作出诊断结论。切忌追随临床或固执己见,进行牵强附会的解释。

第二章　呼吸系统

第一节　检查方法

一、常规 X 线检查

（一）透视

病变在荧光屏上的空间分辨率和密度分辨率均不如胸片,因而在显示病变的形态、边缘、密度及数量上均不如胸片。透视不能留下病变的永久记录,不便于确切观察病变的动态变化和会诊。但透视可在短时间内得出初步诊断,是胸片不可比拟的优点。在透视下可以随意转动患者体位,选择最佳体位,观察与肋骨或肺门重叠的病变,借助于呼吸可观察肋骨和膈的活动,在诊断上可补充胸片的不足。从国内实际情况出发,目前透视仍是诊断呼吸系统疾病常用的方法。透视步骤是:

1.透视前应详细阅读申请单或病历,了解临床诊断和要求,若为复查,还应先了解患者以往 X 线表现或透视情况,便于前后比较。胸部透视借助荧屏显像,应做好暗适应,暗适应所需时间因人而异,戴上红眼镜约需要 10～30 分钟。如借助电视屏显像,则不必做暗适应。

2.根据患者胸壁的厚薄,选择合适的透视条件,一般为 50～70kV,2～4mA。

3.自上而下或自下而上按顺序观察胸部,并应左右对比。为了减少散射线,增加病变的清晰度,透视时根据需要随时调节光圈大小。胸部透视采取站立后前位。观察肺尖部病变应取前弓位或后弓位。观察右中叶肺不张取前弓位,应令患者尽量前弓。观察两肺门病变应取左或右斜位,转动体位的角度从小到大渐增。病灶定位应取侧位。立位发现膈升高怀疑肺底积液时应取仰卧位。

4.有目的地观察患者呼吸运动,观察少量气胸时应令患者深呼吸。可借助于患者呼吸时肺野透明度变化,观察支气管有无阻塞。膈角少量积液时可令患者转动体位做深呼吸运动,以观察液体的移动性。

（二）摄片

摄片是呼吸系统疾病X线诊断的基本方法。照片清晰度优于透视，能够显示细微病变，并可留下客观记录，因而便于复查对比和会诊。全面观察病变的部位和形态应摄正侧位胸片。对于两肺弥漫分布的粟粒病灶、小结节病灶及网状蜂窝状病变，一般用正位胸片即可满足诊断需要。体位不正，摄片条件不合适或呼气位胸片，如不全面分析，可导致误诊。

二、特殊 X 线检查

（一）高千伏摄影

高千伏摄影要求高千伏低毫安，电压不低于 120kV，5～7mA·S。高千伏胸部正位片使肋骨、胸大肌、乳房阴影变淡，增加肺野可见范围，增强肺内病变的清晰度，同时使气管，主支气管、肺门部血管支气管及肺纹理显影清楚。因而可以发现普通胸片不能发现的病变，显示播散性粟粒病灶、小结节病灶、网状、蜂窝状及索条状病灶的边缘较普通胸片清晰。

（二）体层摄影

体层摄影亦称断层摄影，其基本原理是投照时X线管与片匣沿某一支点向相反方向移动，使支点平面的结构保持相对静止。因而该层面影像清晰，不属于该层面的结构由于移动而影像模糊。X线管与片匣移动的形式有直线方向的弧形移动及多方向移动（大圆、小圆、椭圆、螺旋、圆内摆线等）。直线移动体层较多方向移动体层曝光时间短，适合于气短患者检查。直线移动体层根据需要可取不同角度，照射角越小，层越厚；照射角越大，层越薄。曲线移动体层较直线移动体层更薄。应用体层检查应注意以下两点：

1.体层摄影的目的和部位要明确　观察肺内球形或肿块阴影的边缘和内部结构，需摄病灶正侧位体层；确定病变区有无空洞，观察空洞形态及壁厚可摄病变正位或正侧位体层；观察气管、主支气管、左右上叶支气管及右侧中间段支气管，可摄气管、支气管正位倾斜体层；观察两下叶基底干支气管及右中叶支气管应摄左或右侧位后倾斜体层。对于纵隔或肺门部肿块的观察，需摄纵隔肺门正侧位体层。

2.体层片需要一定数量　除病变目的层外，至少应包括与病变相邻的前后0.5～1.0cm层面。因为仅根据某一层面表现，不参照相邻层面表现，不仅不能确定病变形态，甚至可将正常表现误认为病变。

（三）荧光缩影

荧光缩影亦称荧光摄影或间接摄影。将透视荧光屏上的影像用普通照相机照下来，照出的片子比实际缩小。常用的胶片大小可有 70mm 与 100mm 两种。此种检查方法常用于集体健康检查。

三、造影检查

（一）支气管造影

可根据临床症状和胸片表现确定选用非选择性或选择性支气管造影方法。非选择性支气管造影适用于较广泛支气管病变,如支气管扩张症,可显示支气管扩张的程度和范围。选择性支气管造影适用于支气管局限性病变,如支气管内良性及恶性肿瘤;胸片上肺段或肺叶阴影鉴别诊断困难时,均可采取选择性支气管造影。

1.过敏试验　一般服用碘剂（复方碘溶液、复方碘片、碘化钾溶液等）,每日 3 次,连服 3 天。也可用 30％泛影葡胺静脉注射 1ml,若出现气急、恶心、呕吐、皮肤荨麻疹等症状,说明患者对碘过敏。

2.造影前患者处理　患者痰量过多时,于检查前 1 日行顺位排痰。为了减少支气管内分泌物,可于造影前 15 分钟给患者肌肉注射阿托品或 654-25～10mg。对于严重咳嗽患者可肌肉注射 15mg 磷酸可待因。对于过于紧张患者可给少量镇静剂。

3.造影剂配制　为了避免对比剂进入肺泡,用 40％碘化油加适量磺胺粉（一般每 10ml 碘化油加磺胺粉 8g）进行调制。对比剂用量一侧肺一般为 10～15ml,支气管扩张者可酌情增量。

4.插管和麻醉　插管前可行咽部喷雾麻醉,插管时患者取坐位,将导管或选择性导管经鼻腔或口腔插入气管内,插管可在透视下或电视监视下进行。导管插入后经导管注入 2％利多卡因 5～7ml,并将导管固定。然后让患者侧卧于检查床上,造影的一侧靠近床面。非选择性支气管造影时将导管送至气管分歧上 1～2cm 处,选择性支气管造影时应将导管送至需要造影的支气管处。患者侧卧于检查床上后,再注入 2％利多卡因 3～5ml,并转动患者体位,使造影的一侧肺叶或肺段支气管均得到麻醉。

5.对比剂的注入和摄片　将调制好的对比剂经导管徐徐注入,并利用体位使对比剂均匀分布于检查部位的支气管内。对比剂的注入应在透视下或电视监视下进行,对比剂充盈满意后停止注药。单侧造影时常规摄正侧位片,必要时加摄斜位片或局部点片。双侧支气管同时造影时,常摄正位片及斜位片。

（二）血管造影

1.上腔静脉造影 经肘静脉插管，将导管送至上腔静脉近端，注入76%泛影葡胺。1片/秒，共摄3片，即可满足诊断需要。此法适用于上腔静脉梗阻的诊断与鉴别诊断。

2.肺动脉造影 经肘静脉或股静脉插管，导管经上腔静脉、右心房、右心室进入肺动脉近端。一般注入76%泛影葡胺40～50ml，摄片速度2片/秒，3秒内摄6片。此法适用于肺动脉瘤、肺动静脉瘘、肺动脉发育不良及肺动脉高压。

3.支气管动脉造影 经股动脉插管，导管经股动脉、腹主动脉、胸主动脉进入左或右支气管动脉，注入76%泛影葡胺4～6ml，摄片速度1片/秒，需3秒摄6片。此法适用于不明原因的咯血，支气管动脉内灌注化疗药物治疗肺癌。

4.主动脉造影 经股动脉插管，导管经腹主动脉至胸主动脉。一般注入76%泛影葡胺50～60ml。摄片速度2片/秒，需3秒摄6片。此法适用于主动脉瘤与纵隔肿瘤的鉴别诊断。

四、CT 检查

计算机体层摄影简称CT，其密度分辨率较普通X线高，X线的密度分辨率为2%，CT的密度分辨率为0.5%。X线胸片是胸部三维物体的二维平面的投影（正侧位），CT为胸部横断面影像，这对于全面观察胸部病变是重要补充。

（一）胸壁

胸部CT检查可以发现胸片上不能显示的石棉沉着病伴发胸膜增厚。胸腔积液时，胸部CT检查发现胸膜小结节或肿块，有助于转移瘤和间皮瘤的诊断。胸膜肿块的CT值可鉴别包裹性积液、局限性间皮瘤及胸膜外脂肪瘤，此外，借助CT增强可以诊断胸壁血管瘤。CT检查对于肋骨肿瘤诊断也有帮助。

（二）肺

胸部CT检查对周围型肺癌的早期诊断有价值。发现主支气管、肺叶支气管及肺段支气管狭窄或截断时，对诊断中央型肺癌有帮助。CT扫描可以显示胸片不能显示的弥漫性间质性病变的一些征象，高分辨力CT（HRCT）显示弥漫性间质性病变较普通CT更为清楚，因此，对早期诊断和鉴别诊断有价值。螺旋CT扫描时，检查床连续匀速运动前移，可获得胸部连续图像，发现肺内转移瘤优于普通CT，由于扫描时间短，增强效果好，又可减少50%对比剂量。CT检查还可发现胸片上不能显示的肺大泡、支气管扩张及较小结核空洞，当胸片上发现空洞而鉴别病变性质有困难时可作CT检查。

（三）纵隔

CT 检查可以发现胸片上不能发现的增大淋巴结,根据肿块 CT 值和部位有助于纵隔肿块定性诊断。它还可鉴别脂肪性、囊性及实性肿物,增强扫描可诊断出肺动脉瘤及主动脉瘤。

CT 诊断是以影像表现作为诊断依据,同病异影及异病同影是 CT 鉴别诊断中常遇到的困难。

五、超声检查

B 型超声显像是脏器结构各微小界面反射的超声回波强弱不同,形成亮度不等的光点,显示在荧光屏幕上构成脏器的断层切面图像。根据回波类型(全反射型、强反射型、弱反射型、无反射型或极弱反射型)做出疾病诊断。B 型超声可诊断胸腔积液及包裹性积液,可以鉴别纵隔囊性及实性肿物,还可以显示周围型肺癌、结核球、炎性假瘤及肺脓肿的肿块。但 B 型超声独立做出定性诊断比较困难。

六、MRI 检查

MRI 是由不同组织的不同强度信号组成的灰阶图像。其中脂肪组织信号最强,流动的血液不发生信号,血管壁发生信号,因而血管呈管状结构,此点为磁共振的独有特性。在纵隔内两者形成鲜明对比,因而纵隔内占位性病变较肺部更适合磁共振检查。磁共振可摄取冠状、矢状及横断三维图像,对于病变的定位诊断是 X 线和 CT 不能比拟的。

（一）胸壁

观察周围型肺癌对于胸壁的侵犯优于 X 线胸片或 CT,但后者对于肋骨破坏显示较好。肺上沟癌侵犯肺尖胸壁时,磁共振的矢状面和冠状面成像显示最好。

（二）肺

虽然肺内有些病灶与肺部气体有信号对比,可将肺内病变显示出来,但不如胸片和 CT。借助三维图像观察可做出定位诊断,然而定性诊断较困难。

（三）纵隔

磁共振发现纵隔增大淋巴结比较敏感,根据信号强度可以鉴别纵隔肿块为实性或囊性,血管性与非血管性,确无法鉴别癌转移及慢性炎症。肿瘤侵犯包绕大血管在磁共振图像上显示清楚,借此可判断肿瘤手术切除的可能性。

七、DSA 检查

DSA 分 IV-DSA 及 IA-DSA。观察肺动脉时经肘静脉或股静脉穿刺插管，将导管置于右心房中部，注入 76％泛影葡胺 40ml，速度为 $20\sim25$ml/s，重复 $4\sim5$ 次。观察主动脉及其分支（如头臂干及主动脉弓），可经股动脉插管（IA-DSA），将导管置于升主动脉。观察降主动脉和胸腹主动脉交界部，将导管置于主动脉弓远端。泛影葡胺浓度为 20％～38％。DSA 可观察主动脉及肺动脉血管病变，例如肺动脉狭窄、闭塞及肺动脉瘤，主动脉及其分支动脉瘤和狭窄。但是由于 DSA 影像密度与空间分辨力较低，由于小血管显影不清，造成小病变容易漏诊。因分辨力低，血管影像边缘模糊，可能出现假阳性结果。

八、核医学检查

肺部放射性核素显像分为肺灌注静态显像及气体肺灌注动态显像两种。

（一）肺灌注静态显像

肺部具有丰富的毛细血管（直径大于 10μm），将含直径大于 10μm 大分子放射性颗粒物质的显像剂^{133m}铟^{99m}锝标记大颗粒聚合蛋白及清蛋白微球灌入静脉后，随血流灌注到肺毛细血管，使肺中小动脉和毛细血管床暂时阻塞。利用 SPECT 或 γ 照相机显像装置将肺门形态与血流分布显示出来。经过一定时间后放射性颗粒物质碎裂或降解变为小分子，离开被阻塞的毛细血管床，最后被网状内皮细胞吞噬清除。

（二）气体肺灌注动态显像

放射性气体如^{133}氙（^{133}Xe）溶于生理盐水，快速静脉注入经右肺动脉通过肺组织到达肺毛细血管，约 95％进入肺泡，经气道呼出，可用照相机连续动脉摄影，可获得^{133}Xe 肺毛细血管床、肺泡及气道通过的多帧变化影像。^{133}Xe 灌注显像效果不如^{99m}锝（^{99m}Tc）大颗粒聚合蛋白效果好。

上述两种检查方法结合可诊断肺栓塞、呼吸道梗阻，以及波及气管和肺血管的肺实质病变。

第二节　气管、支气管疾病

一、先天性气管、支气管狭窄

（一）先天性气管狭窄

【概述】

先天性气管狭窄是由气管软骨发育异常所致，或前肠气管与食管不均有关。本病分局限性狭窄及弥漫性狭窄。

局限性狭窄的狭窄段短，为环形或新月形的隔膜，也可为纤维索带。其余部分管腔正常。弥漫性气管狭窄从气管上端开始至分叉部，逐渐加重。气管分叉部比正常人低。主支气管呈接近水平位置。

先天性气管狭窄可合并肺发育不良等畸形。

患者的临床表现有呼吸困难、喘鸣音，上呼吸道反复感染。

【影像学表现】

1.普通 X 线检查　两肺肺气肿，X 线影像显示肺内有斑片状炎性实变阴影。侧位胸片显示气管狭窄。局限性狭窄在气管下端较多见。

2.CT　气管内腔横断面各个径线变小，气管软骨环缺如，肺内有肺气肿或斑片状炎症影像。螺旋 CT 扫描 MPR 及三维重建以显示气管狭窄的形态。

【诊断与鉴别诊断】

患儿出生后即有呼吸困难及喘鸣，胸片有肺气肿改变，应考虑气管狭窄的可能性。

本病与气管外肿物压迫引起的气管狭窄区别。气管外肿物压迫可由胸腺引起，胸片见有胸腺阴影可鉴别。本病与先天性血管畸形压迫气管鉴别，上纵隔的血管畸形有右位主动脉弓、双主动脉弓、右动脉韧带、血管环等。食管造影见气管狭窄部位有食管压迹提示血管畸形存在，CT 及 MR 可证实诊断。气管外伤、手术及气管内长期滞留导管可引起气管狭窄。CT 检查用以病因诊断。

（二）先天性支气管狭窄

【概述】

先天性支气管狭窄罕见，原因不明。可合并食管狭窄及气管-食管瘘。狭窄程度不同。常见部位是主支气管,从分叉下开始狭窄。有的患者仅有肺叶支气管狭窄。临床表现为呼气和吸气时喘息,反复发生下呼吸道感染。

【影像学表现】

主支气管狭窄引起患侧肺透明度增加。狭窄累及叶支气管开口时,发生肺叶肺不张,多见于肺上叶和右中叶。肺叶支气管狭窄引起相应肺叶反复出现炎性实变阴影,或长期肺不张阴影。

【诊断与鉴别诊断】

当患儿肺脏某一部位反复出现炎性实变阴影,或发生肺不张,临床上有反复发生的气喘和感染病史,应考虑本病。支气管镜检查可证实诊断。

本病与结核性支气管狭窄不同的是,患儿年龄小,结核菌素实验阴性。

二、巨气管支气管症

【概述】

巨气管支气管症又称为 Mounier-Kuhn 氏综合征。本病是指气管和主支气管明显扩张。病理改变为气管和主支气管的肌层和弹力纤维发育不良,管壁变薄。软骨环之间的管壁向外呈袋状突出,管径增宽,常伴有气管憩室及肺内炎症。常见症状为咳嗽、咯血、呼吸困难和呼吸音增大。

【影像学表现】

1.普通 X 线检查　显示气管和支气管影增宽,气管宽度达正常时的 1.5 倍。正常时气管内径自上而下逐渐加大。喉下部 13～15mm,气管分叉上部为 21～25mm。巨气管支气管症的气管宽度增大到 30～50mm,有的达 50～60mm,主支气管内径最大可达 25～35mm。气管投影区可见多个横行带状低密度阴影,为环状软骨间向外突出的管壁之内有气体存留所致。气管内径随呼吸有较明显的变化,吸气时管壁增宽,呼气时变窄。

2.CT　气管和支气管内径增大,可为正常时的 1.5 倍,气管内壁在软骨环间向往外膨出。CT 横断扫描不易显示。MSCT 容积重建可显示气管、支气管的形态。

【诊断与鉴别诊断】

根据气管、主支气管内径明显增宽而诊断。

慢性支气管炎、肺气肿也引起气管内径增宽,但气管扩张的程度较轻微,多呈刀鞘状。

三、先天性支气管囊肿

【概述】

先天性支气管囊肿又称先天性肺囊肿、先天性支气管肺囊肿。本病多发生在肺内，称为肺内支气管囊肿，少数在纵隔内，称为纵隔支气管囊肿。

支气管囊肿由于胚胎时期支气管发育异常，约在胚胎第 26～40 天内发生，因为此段支气管的发育最为活跃。支气管在发育过程中由实心的索状演变为中空的管状。如果支气管发育障碍，某一部位仍保持实心状况，则管腔不通，远端支气管分泌的黏液潴留而形成先天性支气管囊肿。也可由肺芽组织脱落后形成。病理上，囊肿壁较薄，其内充满黏液。囊壁有黏液腺、软骨、弹力纤维和平滑肌。囊肿不与支气管相通。感染后囊肿可与支气管连通，此时囊内液体可经支气管排出，并有气体进入囊内，使囊肿为含气、含液或气囊肿。病变可为单发或多发性。

患者多在 30 岁以下。较大的囊肿压迫肺或纵隔引起呼吸困难、发绀。咯血较常见。合并感染时出现发热、咳嗽和脓痰等症状，白细胞计数增多。

【影像学表现】

1.普通 X 线检查　单发性支气管囊肿大小约 3～5cm，巨大的囊肿可占据一侧胸腔。含液囊肿呈肿块或结节状阴影，圆形或椭圆形，密度均匀，为水样密度。病变边缘光滑、清楚。少数囊肿因有分隔而呈分弧状轮廓。囊肿在肺野的中、内带较多见。含气囊肿为薄壁空腔阴影。含液气囊肿有液平。囊壁一般为 1～2mm 厚，内缘和外缘光滑。合并感染时囊壁增厚、模糊，周围有片状阴影，囊内液体增多。少数小的含气囊肿 X 线平片难以发现，而支气管造影时显示。

多发性支气管囊肿可发生在一个肺段、肺叶，也可在一侧或两侧肺内弥漫性分布。多数是含气囊肿，囊壁薄。肺内形成多发的环形透光阴影。病变阴影相互重叠形成蜂窝或粗网状阴影。囊肿一般 0.5～1.0cm 大小，少数可达数厘米。合并感染时有液平。液体较少则表现为囊肿下壁增厚。经反复感染囊肿周围有慢性炎症和结缔组织增生，X 线显示形成肺段、肺叶或一侧肺的实变阴影，其密度不均，肺体积减小，其内可见多发囊腔。

病变附近支气管常有粗细不均、扭曲、分离或聚拢及支气管扩张表现。

2.CT　含液囊肿为圆形或类圆形囊状影像，边缘光滑清楚。少数囊肿呈浅弧状。CT 值为 ±10HU 左右。含气或液气囊肿可清楚显示囊肿壁，壁厚≤1mm，边缘清楚。含气液囊肿可见液平。合并急性感染者囊肿外缘模糊。反复感染后引起囊壁增厚。多发性支气管囊肿为含气囊肿或有液平，可局限于一个肺叶，或分布在一侧肺或双肺。

【诊断与鉴别诊断】

单发性支气管囊肿为圆形或椭圆形水样密度阴影。含气囊肿为薄壁空腔阴影，边缘光滑。含液、气囊肿可见液平。合并感染有浸润阴影。多发性支气管囊肿为多囊状或蜂窝状阴影。结合临床情况，患者年龄较轻，病程长，有反复呼吸道感染病史，普通 X 线检查可以诊断。CT 检查能够证实病变为囊性，有助于确诊。

先天性支气管囊肿需与肺大疱、肺结核空洞、肺脓肿及良性肿瘤等疾病鉴别诊断。

肺大疱见于慢性支气管炎的患者，金黄色葡萄球菌肺炎也可发生肺大泡。肺大泡多发生在肺尖、肺底及肺外带胸膜下，其壁菲薄，部分壁可能显示不出。常合并小叶中心性肺气肿、间隔旁肺气肿。

肺结核空洞洞壁较薄时可与含气囊肿相似。见于纤维空洞。肺结核空洞好发于上叶尖后段及下叶背段，周围有卫星灶，有的可见外粘连带及连向肺门的引流支气管阴影。病人有结核病史，痰检可查到抗酸杆菌。

支气管囊肿合并感染时囊壁增厚，边缘模糊，有液平，与急性肺脓肿类似。年龄较轻的患者有急性肺脓肿 X 线表现时应当考虑到支气管囊肿继发感染的可能，需抗感染治疗后复查胸片。随着急性炎症的症状消失，肺脓肿阴影逐渐减小及吸收，而支气管囊肿则仍有薄壁空腔阴影。

含液囊肿需与肺内良性球形病变鉴别。CT 扫描显示支气囊肿有水样密度的 CT 值，为鉴别诊断提供可靠的证据。

四、慢性支气管炎

【概述】

慢性支气管炎的临床诊断标准是慢性进行性咳嗽连续 2 年以上，每年连续咳嗽、咳痰至少 3 个月，并除外全身性或肺部其他疾病。病因主要是细菌感染、空气污染及吸烟。影像检查的目的是除外肺部其他疾病及发现合并症。

病理改变有支气管黏液腺体增生、肥大、腺管增宽，杯状细胞增生肥大。支气管分泌多、黏稠，不易咳出，常堵塞小支气管。支气管壁呈慢性炎症改变，黏膜充血、水肿，上皮细胞萎缩、脱落，鳞状上皮化生。平滑肌增厚、弹力纤维破坏、结缔组织增生。支气管周围有慢性炎症及纤维化。支气管壁增厚，管腔相对变细。本病常合并肺内炎症、肺气肿、肺大疱及继发肺源性心脏病。

临床表现是咳嗽、咳痰。大部分患者有黏液痰，痰较黏稠，不易咳出。咯血少见。约 3/4 的患者有呼吸困难。冬季慢性支气管炎发病较多,反复发作而病情加重,呼吸道感染时使咳嗽及呼吸困难加重。

【影像学表现】

1.普通 X 线检查　慢性支气管炎的 X 线表现无特征。有些患者胸部 X 线片正常。异常征象有:两肺纹理增粗、增多。病理基础是气管炎症、支气管周围和血管周围纤维化。在支气管走行部位可见到互相平行的线状阴影,线状阴影之间有约 3mm 的细长透光带,称为"轨道征"。线状阴影代表增厚的管壁,其间的透光带为支气管腔。胸段气管冠状管径较小,矢状径增宽。两径线的比值为 0.6 或更小,气管外形如刀鞘状,称为刀鞘状气管。发生机理是因用力咳嗽及呼吸,使气管内压力增加,在气管壁炎症的基础上而引起刀鞘状变形。当合并肺内炎症时,两肺内有多发片状阴影,两下肺常见。右中叶慢性炎症多见,表现为右中叶斑片状或完全实变阴影,发生肺不张时肺体积缩小。合并肺气肿见肺体积增大,表现为肋骨水平,膈低平,心影呈垂位型。胸廓因前后径及横径增大而呈桶状胸。膈在深吸气时可达第 7 前肋以下。肺野透明度增加。肺血管纹理变细,越靠近外带越明显。可见肺大疱,肺大疱好发于胸膜下,肺尖及肺底多见。大小由 1～2cm 到占据一侧胸腔。可单发或多发。其壁菲薄,有时在一个体位照片不能显示而需拍摄另一个体位片。肺大疱内血管阴影稀少或消失,透光度增高。合并感染后肺大疱内有液平。肺大疱破裂后可形成气胸。

2.CT　对于肺间质纤维化的患者需用薄层 CT 或 HRCT 图像诊断。主要的 CT 表现为支气管壁增厚,以两下肺多见。增厚的支气管壁形成两条相互平行的线状影像,即"轨道征"。"轨道征"应与呼吸活动或心影搏动引起的血管移动伪影区别。

肺气肿分为小叶中心型、全小叶型和间隔旁型肺气肿。小叶中心性肺气肿表现为肺内多发的低密度区,数毫米大小,严重者在肺内广泛分布,仅残存少量正常肺组织。全小叶型肺气肿表现为较为广泛的低密度区,血管支气管变细。间隔旁肺气肿为胸膜下的低密度区。肺大疱在 CT 显示为局限性的无肺结构的区域,有光滑的薄壁。肺尖部及膈上多见,多位于胸膜下。CT 可显示肺大疱的大小、形态及周围肺组织受压改变,肺大疱内有的可见纤细的间隔。合并感染时可见液平。刀鞘状支气管为胸内段气管矢状径增大,横径减小。横径与矢状径比值为 0.5 或 0.5 以下。气管两侧壁内陷,后壁向腔内突入。合并的肺内炎症为斑片状影像,慢性炎症好发于右肺中叶。肺间质纤维化可表现为小叶间隔增厚,小叶内间质增厚,支气管血管束增粗,扭曲或粗细不均。晚期有蜂窝状影像和牵拉性支气管扩张。

肺动脉高压时,肺门区肺动脉增粗,右肺动脉下于可在15mm以上。肺心病表现为右心室增大。在CT上慢性支气管炎引起的肺间质纤维化与特发性肺间质纤维化相似,但慢性支气管炎常引起较为显著的肺气肿改变,胸廓前后径增加及膈位置下降也较明显。

五、支气管扩张

【概述】

支气管扩张是指支气管内径的异常增宽。少数患者为先天性,多数患者为后天获得性。先天性支气管扩张见于支气管软骨发育不全(Williams-Camplen 综合征)。有的患者支气管具有先天异常的因素,主要见于:①纤毛无运动综合征,又称为原发性纤毛运动障碍。本病属于常染色体隐性遗传性疾病,临床上相当少见。由于纤毛细胞和精子的超微结构异常,导致呼吸道纤毛及精子尾部运动障碍。临床表现为肺部感染、支气管扩张、内脏转位及男性不育等。Kata-gener 综合征(支气管扩张、慢性鼻窦炎和内脏转位)属于此种异常。②先天性免疫球蛋白缺乏,如 IgA 缺乏。③肺囊性纤维化。多数患者的支气管扩张是继发于婴幼儿时期支气管、肺的炎症,如麻疹或百日咳并发肺炎。由于支气管壁炎性破坏及剧烈咳嗽时支气管内压增加而使支气管扩张。继发性支气管扩张是指发生在肺间质增生病变之后,如肺结核、慢性肺炎、肺间质纤维化等。肺结核和慢性肺炎时,支气管壁有炎性改变,肺组织纤维化后对支气管的牵拉作用引起支气管扩张。肺间质纤维化的晚期,支气管壁结缔组织、软骨和平滑肌萎缩,支气管在周围纤维化病变的牵拉作用下而扩张。胸膜严重增厚对支气管的牵扯也可引起支气管扩张。

先天性支气管扩张的病理改变是管壁平滑肌、腺体和软骨减少或缺如。因感染而引起的支气管扩张病理改变有支气管上皮脱落、支气管壁内炎细胞浸润、管壁肿胀及周围有纤维组织增生。末梢分支内有黏液栓。支气管外围的肺组织常有慢性炎症,可使肺体积缩小或发生肺不张。支气管扩张一般发生在 3～6 级分支。根据形态,支气管扩张分为:①柱状支气管扩张,扩张的支气管远端与近端宽度相似。②静脉曲张型支气管扩张,扩张的程度略大于柱状,管壁有局限性收缩,支气管形态不规则,类似静脉曲张状。③囊状支气管扩张,扩张的支气管远端的宽度大于近端。

患者的病史较长,可追溯到儿童时期。临床表现有咳嗽,咳脓痰。病变严重者痰量较多。约半数患者咯血,多为成人,小儿咯血少见。病变广泛者有胸闷、气短。听诊可闻及啰音。少数患者有杵状指。

【影像学表现】

1.普通 X 线检查　支气管扩张可发生在各个肺叶,但以两下叶基底段、左肺舌叶和右肺中叶多见。有些患者 X 线平片正常,CT 发现病变。主要 X 线表现有:肺纹理增粗、模糊。柱状支气管扩张有"轨道征",即两条平行的线状阴影。囊状支气管扩张形成多发囊腔阴影,直径为 1～3cm。多个囊状阴影呈蜂窝状。合并感染时,囊腔内有液平,病变区支气管周围有斑片或大片状阴影。反复感染后肺体积缩小,肺纹理密集,肺野透过度下降。发生肺叶肺不张后,邻近肺组织代偿性肺气肿,使肺野透过度增高,心影向患侧移动。

2.CT　CT 检查采用常规 CT、薄层或 HRCT。柱状支气管扩张时支气管内腔增宽,管壁增厚。与 CT 扫描层面平行走行的支气管可表现为"轨道征"。与 CT 扫描层面垂直的支气管显示环形的支气管断面。静脉曲张型支气管扩张的支气管内腔不仅增宽,且呈凹凸不平表现。当扩张的支气管内有黏液充填时呈棒状影像。囊状支气管扩张表现为多发环状影像,其内可有液平。支气管的环形影像与相伴随走行的肺动脉横断面相连形成印戒征。囊状支气管扩张内充满黏液时则形成结节状影像。病变支气管聚拢,有肺不张。周围肺组织可有肺气肿改变。

扫描技术对支气管扩张的诊断有重要意义:8～10mm 层厚 CT 扫描对囊状支气管扩张显示较好。4mm 层厚扫描对囊状支气管扩张的敏感性为 100%,对柱状支气管扩张的敏感性 94%。柱状及静脉曲张型支气管扩张可有假阴性。常规 CT 扫描不易发现直径为 5～8mm 的支气管扩张。2mm 薄层 CT 扫描或 HRCT 可显示壁厚 300μm 以下,内径 1.5～2mm 的 7～9 级支气管分支。HRCT 可显示合并的细支气管炎。支气管扩张合并细支气管炎约占 75%。HRCT 还可显示细支气管扩张形成的"树芽征"及小叶间质增厚。"树芽征"在支气管扩张中较常见。

CT 诊断支气管扩张应注意假阳性诊断。患者未屏气或心脏搏动,可引起肺血管的运动伪影,类似支气管扩张的双轨或环形影像。心脏搏动伪影一般位于左肺舌叶、两肺下叶及心缘旁。

【诊断与鉴别诊断】

X 线平片对本病的诊断有限度,中青年患者有咯血或反复肺部感染的病史,X 线平片见两下肺片状阴影不易吸收,肺纹理明显增粗,特别是有多发环状阴影时提示本病的可能性。确定诊断需作 CT 检查。诊断时需判断是否为继发性支气管扩张。

继发于肺结核的支气管扩张发生于两肺上叶尖、后段或下叶背段,有卫星灶及纤维化、硬结及钙化灶。有肺结核病史。

继发于慢性肺炎的支气管扩张多合并有肺叶或肺段实变的阴影,病变范围肺体积缩小。

有广泛的肺间质纤维化或严重胸膜增厚的患者,支气管扩张也为继发性。

支气管扩张应与肺大疱及蜂窝肺鉴别。肺大疱壁薄,位于胸膜下、肺尖及肺底部。蜂窝肺大小一般在 3~5mm,位于胸膜下 5mm 的范围多见,呈多发环形影像。严重肺间质纤维化病例,蜂窝肺中包含有支气管扩张的成分。

影像方法的综合应用:胸部平片不能对支气管扩张做出确定诊断,但可发现病变,有些征象如环状影像对本病有高度提示作用。如胸部平片阴性,临床表现提示本病的诊断,或胸部 X 线提示本病存在时,应作 CT 检查。HRCT 诊断支气管扩张的敏感性为 39%~97%,特异性为 93%~100%。

六、气管、支气管异物

【概述】

气管、支气管异物可发生于任何年龄,以 5 岁以下儿童多见。异物可分为以下 3 种:①植物性异物:如花生、瓜子、谷粒和豆类等。此类异物在支气管内潮湿后膨胀,使阻塞加重。由于花生、豆类等含有游离脂肪酸,刺激呼吸道黏膜,使之发生炎症反应而充血、肿胀,分泌物增多,从而加重梗阻。②动物性异物:如牙齿、骨块、鱼刺等,支气管黏膜反应较轻。③矿物性异物:如金属制品、石子、玻璃等,气道黏膜所受刺激及反应最轻。异物停留在气道的位置与其形态、大小有关。较大及有锐利钩角的异物易停留在上部气道,较小、光滑的异物可进入下部气道。由于右侧主支气管比左侧更接近于垂直走行,故异物易进入右侧。

异物引起的病理改变分为以下 4 型:①双向通气:异物较小或管状异物,气道黏膜反应轻微时,吸气及呼气气流均可通过异物所在部位,远端不发生阻塞性改变。②呼气性活瓣梗阻:吸气时气道增宽,气体可通过,呼气时气道变细,异物将气道完全阻塞,气流不能呼出,逐渐发生阻塞性肺气肿。③吸气性活瓣梗阻:由于气管近端较远端内径大,吸气时,气流使异物向气管远端移动,阻塞气道,气体不能进入远端气道。呼气时异物向气管远端移动,气体可呼出,逐渐发生阻塞性肺不张。④完全梗阻:异物将气道完全阻塞,且位置固定引起肺不张。上述改变不仅取决于异物大小及所在部位,而且与气道黏膜的炎性反应有关。异物吸入 12~48 小时可发生较重异物吸入气管内首先引起剧烈的刺激性咳嗽、胸痛、青紫、呼吸困难及气喘等。较大异物阻塞喉部,或在气管分叉处堵塞双侧主支气管开口,患者很快窒息死亡。多发异物堵塞多个肺叶、肺段支气管也可引起窒息。如果异物在气管内可移动,咳嗽及呼气时异物向上撞击声门,引起特征性的气管撞击声,手指置于环甲区有撞击感。异物进入支气管后症状暂缓解。当发生阻塞性肺炎时出现咳嗽、发热、白细胞计数增多等炎性感染表现。

【影像学表现】

1.普通 X 线检查　异物的直接征象:金属、石块及牙齿等不透 X 线的异物在胸部 X 线片上可显影。根据阴影形态可判断为何种异物。正位及侧位胸片能够准确定位。异物的间接征象:非金属异物在 X 线上不易显示,根据异物引起的间接征象而诊断。

(1)气管内异物:异物引起呼气性活瓣阻塞时,发生阻塞性肺气肿。使两肺含气量增多。由于吸气时进入肺内气体比正常时少,胸腔负压加大,引起回心血量增多,故心脏阴影增大同时膈肌上升。呼气时,因气体不能排出,胸内压力增高,使心影变小,膈下降。这些改变与正常时吸气心影变小、膈下降,呼气心影变大、膈上升的情况相反。

(2)主支气管异物:

1)一侧肺透光度增高:呼气性活瓣阻塞时患侧肺透明度升高,肺血管纹理变细。

2)纵隔摆动:透视或拍摄呼、吸气像两张照片比较能判断有无纵隔摆动。呼气性活瓣阻塞时纵隔在呼气像向健侧移位,吸气时恢复正常位置。吸气性活瓣阻塞时吸气像纵隔向患侧移位,呼气时恢复正常位置。

3)阻塞性肺炎和肺不张:支气管阻塞数小时后可发生小叶性肺炎,较长时间的阻塞后发生肺不张。阻塞性肺炎表现为斑片状阴影,肺纹理增粗、密集、模糊。肺不张发生后,肺体积缩小,呈致密阴影。长期肺不张引起支气管扩张和肺纤维化,阴影的密度不均。

4)其他改变:肺泡因剧烈咳嗽时内压增高而破裂,肺间质内有气体进入发生间质性肺气肿。气体沿间质间隙进入纵隔而发生纵隔气肿,表现为纵隔旁带状低密度阴影。继之发生颈部气肿,面、头、胸部皮下气肿。气体从纵隔破入胸腔发生气胸。

(3)肺叶、段支气管异物:早期为阻塞性肺炎,为反复发生或迁延不愈的斑片状阴影。发生肺不张后肺体积缩小、密度增高。病变发生在相应的肺叶内。

2.CT　普通 CT 横轴位可以直接显示异物及其引起的气道狭窄,可判断异物的部位。对于非金属异物的显示优于普通 X 线检查。

MSCT 扫描速度快,取层薄,覆盖范围广,获得高质量的横轴位图像可以清晰地显示异物。MSCT 的图像后处理如 MPR 重建,曲面重建(CPR),VR 及支气管仿真内镜(CTVB),可以对异物准确地解剖定位、判定支气管阻塞或狭窄的范围和程度,全面显示异物的形态。

平片及透视是气管、支气管异物传统的影像学方法,对非金属异物的诊断依据是异物引起的间接征象。普通 CT 可以直接显示异物,多层螺旋 CT 由于提高了图像质量及后处理功能,提高了诊断效果。

【诊断与鉴别诊断】

患者有吸入异物病史及相应症状,临床诊断可确立。X 线检查的作用在于确诊及定位。X 线片不能直接显示的异物根据气道阴影截断及间接征象判断。

气管内金属异物有时需与食管异物区别。侧位胸片,气管异物位于气道的透明阴影内,而食管异物偏后。气管内异物如为片状或扁形时,最大径位于气管矢状面,最小径位于冠状面。食管异物则与其相反。

七、支气管结石

【概述】

支气管结石主要来自支气管周围钙化的淋巴结。由于呼吸运动及心脏的搏动,钙化的淋巴结穿破支气管壁而进入管腔内。淋巴结钙化的原因以结核多见,少数为肺尘埃沉着症或组织胞质菌病等。支气管内的结石也可能为腔内异物或炎性分泌物作为核心而发展形成。结石的成分多为碳酸钙,少数为磷酸钙。

临床主要症状为咳嗽,常为刺激性咳嗽。痰中带血或咯血、胸痛。有的患者可咯出结石。

【影像学表现】

肺门有钙化的淋巴结阴影。钙化的位置和数目在不同时间照片上可有变化。结石阻塞支气管后可发生阻塞性肺炎或肺不张。相应的肺组织内有斑片状阴影,体积缩小。结石阻塞的支气管远端发生支气管黏液栓塞后形成柱状、"V"形或"Y"形致密阴影。

八、气管肿瘤

【概述】

气管肿瘤中良性比较少见,有乳头状瘤、纤维瘤、平滑肌瘤、错构瘤、软骨瘤和神经鞘瘤等。肿瘤较局限,突向气管腔内。气管原发恶性肿瘤约占气管肿瘤的

80%。主要为鳞状上皮癌和腺瘤。腺瘤为低度恶性肿瘤,包括囊腺瘤、黏液表皮状癌和类癌。其中以囊腺瘤最多见,约占气管主支气管肿瘤的40%。其他恶性肿瘤如淋巴瘤、腺癌、肉瘤和软骨肉瘤均很少见。恶性肿瘤在气管内浸润生长,向气管内突出。气管转移瘤来自邻近的部位如甲状腺、喉、食管或肺的原发恶性肿瘤,可向气管内直接浸润或经血行、淋巴转移。

气管肿瘤常无任何症状。早期临床表现为间断性咯血。较大肿瘤阻塞气管引起呼吸困难和肺内感染。

【影像学表现】

1.普通X线检查　胸部X线片显示气管肿瘤困难,仅可见肿瘤的间接表现,如肺气肿和阻塞性肺炎。CR、DR或高电压胸片可显示气管气道狭窄。

2.CT　气管良性肿瘤为气管内表面的结节状病变,软组织密度,多为2cm以下,突向气管腔。一般气管壁无增厚,气管软骨正常。较大的肿瘤使气管腔明显狭窄,引起两肺气肿或阻塞性炎症。肿瘤位于气管远端时可阻塞主支气管引起肺不张及炎症。气管软骨瘤的CT值较高,错构瘤具有脂肪的CT值。

气管原发恶性肿瘤多发生于气管中下部,肿瘤呈息肉状或呈结节状突向气管腔内,基底较宽,CT值为软组织密度。也可仅为气管壁增厚。较大的肿瘤引起管壁增厚明显,肿瘤可围绕整个管壁。肿瘤进展后侵及软骨,软骨破坏,并在气管外形成肿块。气管恶性肿瘤可直接向纵隔内扩散,引起纵隔和肺门淋巴结肿大,胸膜转移引起胸腔积液和胸膜结节。气管原发恶性肿瘤与良性肿瘤的区别主要为管壁增厚。

气管转移瘤具有邻近部位器官的原发病变,如喉、甲状腺及食管肿瘤。气管转移瘤表现为腔内或腔外肿块,气管壁增厚。同时可见邻近器官的多发肿瘤。

【诊断与鉴别诊断】

主要表现为气管局限性狭窄和肿块。气管肿瘤需要与多发性软骨炎、气管结核等鉴别。多发性软骨炎引起的气管狭窄范围较广泛,无肿块,气管软骨钙化。气管结核的狭窄范围较长,肺内合并有结核播散病灶。螺旋CT的后处理如MPR重建、VR及支气管仿真内镜(CTVB),可以对病变准确显示病变的整体形态,解剖部位。气管镜检查可确定诊断。

第三节　肺先天性疾病

一、肺不发育和肺发育不良

【病理】

胚胎在 3～24 周的时期发育异常可引起肺发育畸形,可合并半椎体、心血管、肾不发育等其他肺外畸形。①肺不发育:如一侧肺完全缺如,称为一侧肺不发育。②肺发育不良:是指肺组织形态类似胚胎早期阶段,未发育为成熟的结构。可局限于一个肺叶、肺段或一侧肺脏。常合并先天性支气管扩张或闭锁。③发育不良综合征:一侧肺发育不良合并同侧血管畸形称为肺发育不良综合征。

【临床表现】

可无症状而偶然发现,患侧胸廓变小或正常。一侧肺不发育呼吸音消失,肺发育不良合并感染可有发热、咳嗽、咳痰等症状。

【影像学表现】

1.一侧肺不发育　患侧胸腔密度增高,是移位纵隔、心脏大血管等形成的影像。上胸腔可见健侧疝入之肺组织形成的含气低密度区。患侧主支气管缺如,或可见部分残存。患侧胸廓小、肋间隙变窄、膈肌升高。较小患儿患侧胸廓缩小可不著。对侧肺脏血管增粗、分布稀疏。增强扫描可见患侧肺动脉缺如。

2.肺发育不良　一侧、一叶肺密度增高,体积缩小。一侧支气管变细、分支少;CT 增强扫描可见肺动脉缺如或细小。密实肺组织内可见含气支气管影像及薄壁空腔,有的可见支气管狭窄及远端的支气管扩张。合并支气管闭锁(好发于上叶)时,其远端可有黏液栓形成。

【鉴别诊断】

一侧肺不发育诊断不难,但肺发育不良有时不易与肺不张及肺炎区别。肺不张除显示胸腔密度均匀增高及纵隔、心影移位外,病变尚具有体积缩小的叶、段解剖形态,有胸廓塌陷变形及肋间隙变窄,体层摄影或 CT 检查病变区内有充气聚拢的支气管。肺发育不良由于病侧胸腔早期即被移位的纵隔和心脏所充填,故胸廓形态早期可正常。

二、肺发育不良综合征

本病是一种少见的先天性发育畸形,几乎都发生于右侧。

【病理】

其特征性改变是异常增粗的下肺静脉呈弧状沿右心缘引流到下腔静脉或毗邻的右心房,形成所谓的"弯刀征"或"镰刀征"。若合并右肺发育不良,右肺动脉发育不良,异常气管支气管树,肺部分或全部体动脉供血,心脏异常(如房间隔缺损、动脉导管未闭、法洛四联症、室间隔缺损)和心脏右移(旋),称为"弯刀"综合征、"镰刀"综合征或肺发育不良综合征。因病灶由体循环动脉供血,故有学者把它作为肺隔离症的变异之一。其上述特征在同一病例并非都能出现。

【临床表现】

一半以上病人无症状,但肺发育不良较严重或伴先心病的病例在婴儿期即可有明显的呼吸困难和反复的感染。

【影像学表现】

除可见右心缘旁异常增粗引流的下肺静脉外,右肺变小且通常有气管支气管、肺叶、叶间裂畸形。如上叶或中叶及横裂可缺失,右主支气管可抬高,使右肺类似于左肺。局部肺组织可密度增高。25%伴先心病,而有相应 X 线表现。

CT 检查的价值:①明确增粗弯曲的肺静脉引流途径;②证实异常的体循环血供;③显示畸形萎陷的肺叶内稀疏变细的肺血管,发现肺和肺动脉的发育不良。

三、新生儿肺透明膜病

又称为新生儿特发性呼吸窘迫综合征。它是新生儿早期呼吸困难最常见的病因之一。

【病因病理】

本病多见于早产儿,胎龄越小,发病率越高。此外,糖尿病孕妇、剖宫产、围产期缺氧窒息宫内窘迫新生儿容易患此病。本病系 II 型肺泡细胞发育不成熟,使肺泡表面活性物质合成不足而造成的肺泡萎陷。由于缺氧、肺泡壁毛细血管通透性增加,血浆渗入肺泡内产生纤维蛋白沉积。随着呼吸活动,纤维蛋白被推向肺泡壁及肺泡管壁等而形成透明膜。

【临床表现】

一般于出生后 2～6 小时或 12 小时内出现。患儿出现呼吸急促,呼气性呻吟,吸气时出现"三凹征",病情进行性加重,继而出现呼吸不规则、发绀、昏迷、呼吸衰竭。体检呼吸音减弱。无发热和白细胞计数升高。患儿于 24～48 小时病情最重,病死率高。如能度过危险期,则随肺成熟度增加而自愈,其病程约为 3 天。肺感染为常见并发症。

【X 线表现】

肺透明膜病主要表现为:①两肺颗粒状影;②两肺透亮度低;③支气管充气征;④胸廓扩张良好。过度充气扩张的肺泡管和终末细支气管等足以代偿萎缩肺泡的容量,构成了广泛的肺泡萎陷而胸腔容量无改变即胸廓形态和横膈位置均正常的特征性表现。

1.X 线分期　分为四期。Ⅰ期:即初期,肺散在颗粒状影或细小结节影,肺泡弥漫萎缩,肺纹理增多呈网状,即肺泡弥散萎缩致毛细呼吸性支气管扩张所致。肺的发育由上到下发育,故下部成熟晚,因而病变以肺下部表现显著。Ⅱ期:颗粒影进一步融合,使颗粒增粗、呈片状,肺野透光度减低,可见线状透明影,即支气管扩张充气所致,心膈面清晰(图 2-1)。Ⅲ期:萎缩肺泡多于充气肺泡,融合进一步加重,肺透光度进一步降低,充气的气管支气管树明显,心膈面模糊。Ⅳ期:肺泡几乎全部萎陷实变,肺呈磨玻璃样,气管支气管充气征更加明显,心膈面难以辨认。

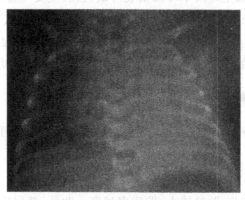

图 2-1　新生儿肺透明膜病
肺野透光度减低,可见线状透明影,即支气管扩张充气所致

2.并发症　间质性肺气肿是其常见的并发症,并进而导致气胸、纵隔积气、心包积气等。气胸的出现往往提示病情严重。亦可并发肺炎和肺出血,X 线不易识别。

3.肺透明膜病的 X 线演变　肺透明膜病的演变取决于萎陷和充气肺泡的比例,其 X 线表现为肺野透光度的改变。①病变的吸收:吸收期 X 线表现肺透亮度进行性增高,网粒影减少,支气管充气征模糊,以至完全充气透亮。病变的吸收通常需 1 周左右,其中上叶较下叶吸收为早。②病变的恶化:肺野透光度进行性减低,小颗粒影增多、融合,心影、纵隔及横膈轮廓模糊不清,支气管充气征更为显著。病变的恶化通常发生于患儿出生后 2～3 天之内。

在这类病婴摄片时,必须在吸气期摄片。因正常新生儿在呼气期摄片亦可呈类似的 X 线表现,但是无支气管充气征存在,以此可与晚期恶化的肺透明膜病相鉴别。

【鉴别诊断】

1.未成熟肺 未成熟肺 X 线虽可呈普遍性小颗粒状阴影,与肺透明膜病相似,但无支气管充气征。临床上均见于体重极低的新生儿(1.5kg 以下),无呼吸困难症状可资鉴别。

2.新生儿原发性肺膨胀不全 常为肺内残存羊水阻塞支气管所致。与肺透明膜病相似,但无支气管充气征,常于 48 小时内逐渐膨胀完全。亦无气急和发绀等症状。

3.新生儿湿肺 是由于充满肺泡液的肺泡通过产道时或剖宫产未经产道时,婴儿肺泡液未能全部排出体外所致。早期肺泡积液表现为局限性和广泛分布的斑片状、颗粒状或小结节状。晚期肺血管充血表现为两侧对称、增深的纹理由肺门向外围呈放射状分布。亦无支气管充气征。

4.羊水吸入综合征 肺内可见颗粒状和片状阴影,亦无支气管充气征。本病 X 线表现无特征性,但结合临床鼻咽部有泡沫样黏液诊断不难。

四、新生儿肺发育不成熟

亦称为未成熟肺、早产儿肺。

【病理机制】

国外有学者描述一组体重≤1.5kg、胎龄≤32 周出生的极低体重儿,其生化指标表现肺泡表面活性物质功能成熟。认为是宫内应激,孕妇激素分泌增加促使了肺泡表面活性物质的形成,以致极少发生肺透明膜病。而胸部 X 线表现肺野内广泛颗粒影,命名为"未成熟肺"。早产儿肺泡无论在数量上还是质量上均处于不断的发育中,且肺泡壁以立方上皮细胞为主,间隔较厚。这些解剖结构方面的不成熟是导致出生后早期异常 X 线表现的解剖生理基础。

【临床表现】

临床上均见于体重极低的新生儿(1.5kg 以下),但无呼吸困难等症状。

【X线表现】

出生后 24 小时内表现为弥漫性或局限性小颗粒状阴影,与肺透明膜病相似,但无支气管充气征。还可见肺纹理增粗,肺野透亮度减低、叶间积液等表现。随着时龄增长,肺泡壁上皮细胞演变为扁平上皮细胞,多于 24～48 小时内复查小颗粒状阴影消失。

五、新生儿肺成熟不全

又称为 Wilson-Mikity 综合征。

【病因病理】

早期为肺泡细胞发育不成熟,以致部分肺泡萎陷,部分肺泡过度代偿扩张;后期肺泡细胞发育渐趋成熟,肺泡呈过度囊状扩张。

【临床表现】

临床见于早产儿,患儿体重低于 1.5kg,呼吸困难大多数始于生后 1～4 周,病情逐渐加重,病程迁延达数月至数年。死亡率为 30%～50%。

【X线表现】

X 线早期显示为两肺分布广泛均匀、大小不一的粗结节影,伴小囊状透亮影;后期表现为两肺广泛分布、大小不一的气肿泡,泡壁清晰、菲薄,以两下肺为显著。

【鉴别诊断】

应注意与呼吸器肺(又称支气管肺发育不良、肺纤维形成)相鉴别,为长期使用 80%～100%纯氧和呼吸器(即呼吸机)治疗新生儿呼吸窘迫综合征而发生的慢性肺部疾病。它与 Wilson-Mikity 综合征的 X 线表现相似,但以肺纤维化为特点,易并发肺动脉高压和右心室肥厚。其 X 线表现为网格状不规则囊状病灶,索条状阴影,胸腔容量明显增大。结合治疗史不难诊断。

六、新生儿湿肺病

又称为新生儿暂时呼吸困难或新生儿气急。

【病理机制】

正常肺内含有 80～110ml 液体。在分娩过程中,胎儿胸廓受产道挤压部分液体被挤出。大部分肺液则在出生后经肺泡壁毛细血管吸收至间质组织,然后经淋巴和静脉迅速转运清除,通常仅需数小时至 24 小时即可顺利完成。如肺液过多(异常的分娩、产程过长、胎儿窘迫、窒息或低蛋白血症等因素)和(或)淋巴转运功能不全则造成肺泡和间质内液体的积聚。

【临床表现】

多见于异常产。主要症状为气急、青紫和呻吟等。生后 24～36 小时内逐渐加重,2～4 天内症状迅即消失。

【X 线表现】

①肺泡积液:见于病程早期(生后 24 小时内),分为局限型和广泛型,呈斑片状、颗粒状或小结节状,边缘较模糊。一般右肺较左肺显著,下肺野较上肺野密集。②间质积液:表现为粗短的条状密度增深影,边缘略模糊,交织成网状,广泛分布,或呈叶间和(或)胸腔积液。③肺血管充血:见于病程后期(最迟不超过生后 72 小时),为肺液清除好转的标志。表现为两侧对称性肺纹理增粗,由肺门向外围呈放射状分布。总之,上述征象是一个连续的过程,但可混合出现,即肺泡积液为早期征象,肺血管充血是后期表现。间质积液被认为是淋巴运转的主要环节,但网状间质改变征象不易显示,因此将叶间积液和胸腔积液作为间质积液的重要征象。病灶一般于 2～4 天内吸收消失。

【鉴别诊断】

吸入性肺炎以斑片状影伴急性阻塞性肺气肿为特征,吸收亦较湿肺病为迟,约需 1 周左右。

七、先天性大叶性肺气肿

【病因病理】

本病为肺叶支气管不完全阻塞所致。为先天性支气管发育异常如软骨发育不良、腔内黏膜增生、狭窄等,也可为未闭的动脉导管或腔外迷走血管压迫等。以单叶肺气肿最常见,约占 95% 以上,其中左上叶约占 45%,右中叶约占 30%,右上叶约占 20%,两叶及以上的肺气肿约占 5%。病理特征为受累肺叶过度充气扩张而不伴有肺泡间隔的破坏。

【临床表现】

多发生于生后 6 个月内,呼吸困难为常见症状,表现为生后气急、喘鸣、发绀。

【X 线表现】

病变肺叶过度充气膨大而密度减低,病变区肺纹理稀疏。邻近肺叶常因受压而膨胀不全,纹理聚拢。患侧胸腔增大,纵隔向健侧移位(图 2-2)。

【鉴别诊断】

①肺发育不良：勿将压迫不张的肺看作发育不良，把肺气肿的病叶看作代偿性气肿。肺发育不良纵隔向患侧移位，无压迫性征象。②特发性单侧透明肺：与肺气肿相似，密度低，但患侧肺容积正常或缩小，肺纹理细小或普遍稀疏。肺门血管亦示细小，纵隔及邻近病变的肺叶移向患处而与肺气肿不同。

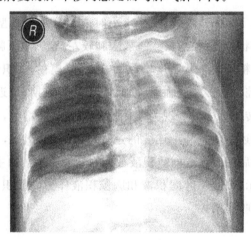

图 2-2　先天性大叶性肺气肿

右上叶充气膨大、密度减低，右中下叶受压；并可见纵隔疝形成

八、特发性单侧透明肺

又称为单侧肺过度透明症、Swyer-James 综合征。

【病因病理】

可为先天性一侧肺动脉发育不全所致，也可以是病毒、细菌、支原体等感染所致，可影响一叶或一侧肺，左肺多于右肺。国外文献认为与病毒、细菌、支原体等所致的感染后闭塞性细支气管炎密切相关，婴儿期和儿童早期患急性细支气管炎可导致终末细支气管和呼吸性细支气管的破坏并影响肺泡芽的正常发育（因为肺泡的发育一直持续到 8 岁）。肺泡芽的破坏使病变区肺循环减少，为维持正常肺容积，段支气管和近端细支气管过度充气扩张，出现肺气肿。肺动脉发育不全可能为继发，也有学者认为可能为原发。病理学主要呈闭塞性细支气管炎的慢性炎性改变，阻塞支气管的远端气道和气腔扩张。

【临床表现】

好发于儿童，亦可见于青少年和成年人，以女性多见。表现为反复咳嗽、咳痰、喘息和咯血,少数无明显症状。主要与有无支扩和扩张的类型有关。

【X 线表现】

①可为一二侧肺或仅累及一叶或一个肺段。表现为密度减低,其内血管纹理细小、稀疏,同侧肺门缩小,但与肺气肿不同的是肺容积缩小或正常。CT 增强扫描对细小肺血管的显示更优,尤其易于显示肺门缩小、中央肺动脉变细。②吸气时纵隔向患侧移位,呼气时向健侧移位。③肺动脉造影患侧肺动脉显著缩小,对侧代偿增粗。④同位素扫描通气及灌注均下降。

【鉴别诊断】

注意除外支气管内病变引起的不完全阻塞、一侧肺大疱或气胸、单纯肺动脉发育不全、肺动脉栓塞等。

九、先天性肺囊性腺瘤样畸形

本病是一种肺的发育异常性疾病,有文献认为是肺错构瘤样囊性发育畸形。病变最早发生在胚胎第5～10周。

【病理】

由不同大小和分布的、异常增生的毛细支气管及肺泡样结构组成,部分增生呈乳头状隆起。通常与正常支气管无交通而大多经侧支通气,大部分由肺循环供血。

可分为 3 型。Ⅰ型:占 65%,由大小不等的囊构成,但其中含有单个或数个厚壁大囊(囊径 3～10cm)。Ⅱ型:约占 25%,为数众多的均匀分布的小囊组成(囊径 0.5～3.0cm)。Ⅲ型:约占 10%,由大块实性成分组成,其内有肉眼难辨的毛细支气管样小囊(囊径<0.5cm)和不规则的细支气管样结构。Ⅱ型和Ⅲ型可合并先天性心血管、肾、小肠和骨骼系统畸形。

【临床表现】

可发生于任何年龄,1 岁以下儿童多见。大多于生后 6 个月内出现症状,常见为呼吸窘迫,以后可出现咳嗽、发热和反复肺部感染。Ⅰ型预后好;Ⅱ型预后取决于并发畸形的多少及严重程度;Ⅲ型并发畸形多,往往死于宫内,预后差。本病常有恶变的报道。

【X 线表现】

本病局限于单一肺叶者占 95%,累及双肺者不超过 2%。下叶发病率最高,中叶最低。病灶可累及一叶或两叶。典型表现为一团多发薄壁含气的囊状结构,囊通常大小不等;部分呈囊实性表现。部分病灶内可见液气平面影,但并不代表感染;继发感染时液气面更为常见,且可见渗出灶。必须重视的是病灶均有占位效应,致纵隔向对侧移位甚有意义。少数可恶变成间充质肉瘤使病灶呈软组织密度块。

【鉴别诊断】

1.肺囊肿　常为单个或多个囊腔聚集,一般壁较光滑,继发感染的概率高,因此多含气液面。肺囊肿常与肺囊性腺瘤样畸形鉴别困难,但多无纵隔移位或因伴肺发育不良而使纵隔向患侧移位;而囊性腺瘤样畸形多使纵隔向健侧移位。此外,对囊腔不规则、壁厚薄不均、壁内有息肉样突起或大囊周围伴有较多小囊样结构者,应考虑到囊性腺瘤样畸形可能。

2.肺隔离症　有较特异性的发病部位,即多见于下叶尤其左下叶后底段,CT增强扫描发现来自体循环的异常供血可确诊。但肺隔离症可伴发先天性肺囊性腺瘤样畸形,且以Ⅱ型多见。

3.囊状支气管扩张　小儿较少见,可为先天性,易继发感染。可表现为成簇的含气及气液面的囊腔,囊腔大小较一致,按肺段分布。支气管造影及 HRCT 可见囊腔与支气管相通,患肺体积可缩小。

4.膈疝　与疝入胸腔的肠腔常易混淆,但肠腔疝入胸腔后,腹腔内无充气肠袢可资鉴别。

5.葡萄球菌肺炎　其并发的多发囊性腔隙可类似先天性囊性腺瘤样畸形,但葡萄球菌肺炎伴有胸腔积液等并发症,结合临床高热病史和脓毒血症不难鉴别。

十、肺隔离症

又称支气管肺隔离症。合并与支气管或食管异常交通者,称为先天性支气管肺前肠发育畸形。支气管肺隔离症是指一部分肺发育不全,无呼吸功能,与相邻肺叶的正常部分相隔离。

【病因病理】

其病因不明,有人认为可能是胚胎发育时连接肺芽和原始主动脉的吻合支血管未按时退化萎缩,便会产生一支或多支异常的动脉供应肺段组织。还有人认为胚胎期肺动脉发育不全而使一部分肺组织血供受障,并由主动脉分支代替肺动脉供应该区肺组织。由于来自主动脉的血含氧量与来自肺动脉者完全不同,使该段肺组织的呼吸功能无法进行,因而发育不全,形成肺隔离症。

病变的肺组织不能由正常肺动脉供血而来自主动脉分支,病变部失去正常肺组织的形态结构而呈囊状、囊实性或实性的肿块。

可分为 3 型。①肺叶内型：占 75％。多位于下叶后基底段，尤以左侧多见（60％～90％）。肺叶内型病变区与同叶正常的肺组织被同一层胸膜所包裹。②肺叶外型：为副叶或副肺段，有独自的脏层胸膜，90％位于左侧。与膈关系密切，可位于膈上、膈下甚至包围在膈肌中。还有位于左上纵隔旁的报道。肺叶外型可伴有膈肌发育异常（如膈疝、膈膨升）、隔离肺与胃肠道瘘，以及骨骼系统和心脏发育异常。③混合型：罕见。

肺隔离症的供血来自胸、腹主动脉及其分支。部分性肺静脉异位引流所继发的肺发育异常，亦由异常主动脉分支供血，所以弯刀综合征实属肺隔离症的一种。

【临床表现】

20 岁左右的青年人多见。主要表现为反复发生的肺部感染症状，如咳嗽、咳痰、咯血、胸痛等。肺叶外型可无肺部症状，而因其他合并畸形就诊。

【X 线表现】

1.肺叶内型　分为两型。①实质型：见于隔离肺组织与支气管不相通时，表现为团块状或分叶状、边缘清楚、密度均匀的致密影。此阴影常位于下叶后基底段。其长轴指向内后方，提示与胸或腹主动脉有联系。合并周围感染则边缘模糊。此型偶有恶变。②囊肿型：见于合并感染与邻近支气管相通者，显示为含气的囊肿样阴影，边缘清楚，壁薄呈单囊或多囊阴影，内有液平面。

肺叶内型肺隔离症体层或 CT 检查常可见到粗大血管阴影或条索状物，由肿块或囊肿延向内后方。支气管造影于病变区无造影剂充盈，必要时须主动脉造影确诊。

2.肺叶外型　位于膈上或膈下的胸部或腹部块影，常需主动脉造影最后确诊。

综上所述，肺隔离症 X 线平片上没有特异性表现。但如果在有多次肺炎发作或没有症状的青年患者中，见到肺下叶后基底段囊性病变或块状阴影，则在鉴别诊断中应考虑到本病的可能，需作进一步检查。与肺脓肿、肺囊肿等病难以鉴别，需进行 CT 检查甚至主动脉造影鉴别（图 2-3）。

【鉴别诊断】

1.肺囊肿　多呈单囊性，而肺隔离症呈单囊者相对少见。与异常的血管相连是肺隔离症的典型特征。

2.肺脓肿　肺隔离症合并感染时，其表现与肺脓肿相似。一般急性肺脓肿周围有较重的炎性改变，而且经抗感染治疗吸收可资鉴别。

3.膈疝　疝入胸部的胃肠道可与肺隔离症表现相似，但气体衬出的胃肠道黏膜、服泛影葡胺后 CT 扫描及钡餐检查可确诊。

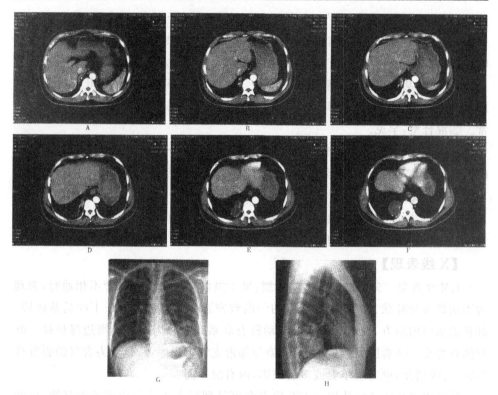

图 2-3　肺隔离症

A～F 为同一患者由下向上的连续层面。A～D 可见由膈下向上伸延的异常供血动脉（箭）；E、F 可见右侧下叶后底段边缘强化的囊状水样密度灶（囊肿型隔离肺）；G、H 为同一患者，可见左下叶后底段近囊状密度增高影

4.囊状支气管扩张　多呈大小不等的多发囊状，可合并肺不张，咯血症状明显。支气管造影或 HRCT 可见囊腔与支气管相通，患肺体积可缩小。

十一、肺动静脉畸形

本病命名繁杂，又称为肺动脉瘘、肺动静脉瘤、肺血管瘤等。是一种较少见的先天性血管畸形，由胎儿期毛细血管吻合支持续存在所致。

【病因病理】

本病除先天性外，肝硬化、血吸虫病、甲状腺癌肺转移及外伤亦可继发肺动静脉畸形。大约 60%～70% 的病人同时伴有皮肤、黏膜或其他内脏的遗传性出血性毛细血管扩张症；而患遗传性出血性毛细血管扩张症的病人，约 15%～50% 伴有肺动静脉畸形。

本病常见于两下肺，以单发多见，两肺同时发生者约占 10%～20%。其特征为肺动脉与肺静脉直接相连，其间无毛细血管床。可分为 3 型。①单纯型：为最常见的类型，供血动脉和引流静脉均为单根。②复杂型：为多支供血动脉和引流静脉。③弥漫型：亦称为毛细血管扩张型，以两肺散在多发的微小动静脉瘤为特征。亦有人将其分为囊状和弥漫型两型，前者又分为单纯型和复杂型。

【临床表现】

本病以中青年多见。运动性呼吸困难、发绀和杵状指为其最常见的症状。部分病人可表现为咯血、血胸等。有些患者可无症状，偶然透视发现。若病灶贴近胸膜面可听到心外杂音。实验室检查红细胞可增多，并可有脑血栓形成。

【X 线表现】

本病分为 4 个类型：①孤立性病变；②多发的和分散的、伴一个或几个明显的病灶；③多发而分散的大小一致的病灶；④弥漫型（毛细血管扩张）。

其病灶表现为圆形或椭圆形致密阴影，可略有分叶，密度均匀，边缘清晰，直径可在 1～10cm。多发病灶分布于两侧肺野或一侧肺野的两叶以上。病灶和肺门之间有粗大的血管影相连。大多数透视下行 Valsalva 或 Muller 试验，病灶有搏动征象。若为肋间动脉与肺静脉交通则可见肋骨下缘切迹（严格说该类型不应属于肺动静脉瘘的范畴）。复杂型亦可呈大片状致密影，类似肺炎。弥漫型表现为两肺纹理明显增多、扭曲或粗网状改变，弥漫串珠状伴小结节影，多发细小的结节状影，少数可表现正常。必要时需行体层、CT 血管成像或血管造影确诊（图 2-4）。

十二、肺动脉瘤

肺动脉瘤为肺动脉及其主要分支，甚至周围肺野小分支的管腔局部膨胀。本病极少见。

【病因】

先天性者见于特发性肺动脉扩张或马方综合征；获得性者有感染（血管内感染）和外伤两个原因，任何细菌感染引起者称为细菌性肺动脉瘤。此外，还有肺动脉夹层的报道。

【临床表现】

与主动脉瘤相比，其发病年龄要小的多。先天性特发性肺动脉扩张者往往无临床症状。有些病人有先心病病史并发细菌性心内膜炎或先有肺部感染史，以后出现呼吸困难、气短等症状，也可有咳血，甚至大咯血而死亡。

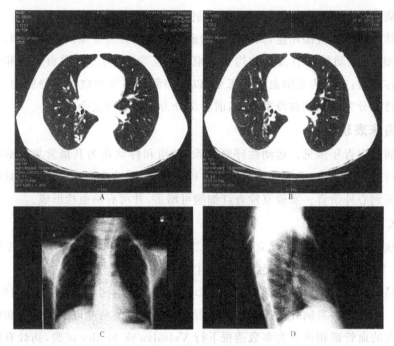

图 2-4   肺动静脉畸形

A、B 为同一患者。右肺下叶背段可见纹理明显增多,多发细小的结节状影;并可见纡曲的静脉(B 图所示)向肺门方向引流 C、D 为同一患者。右肺下叶后底段有不规则密度增高影,与右肺门有异常血管相连

【X 线表现】

可发生于主肺动脉或左右分支,表现为局限性增粗;在周围肺野则呈单个或多个高密度结节。细菌性动脉瘤大小、边缘变化快。血管造影可明确动脉瘤的诊断。CT 增强扫描病灶均与肺动脉强化曲线一致。

十三、迷走左肺动脉

本病是一种罕见的先天性畸形,可引起上呼吸道阻塞症状。

【病理】

左肺动脉从主肺动脉发出后向右走行,在气管下端及右主支气管的前上方通过,然后向后、向左在气管和食管之间向左行,到达左肺门。

【临床表现】

多见于婴幼儿。患儿多在出生后不久即出现喘鸣,喂乳时易哭闹及青紫,易患呼吸道感染。

【X 线表现】

气管下端的空气柱影稍狭窄，并稍偏左。出现右肺或两肺气肿征象，有时可见肺部炎症。吞钡片见在气管下端水平，食管向左移，食管右侧壁及前壁有压迹。侧位胸片可见气管下端后壁略前凸。体层摄影有助于诊断。CT、肺动脉造影可显示其走行关系并确诊。

十四、肺静脉曲张

本病是指肺静脉进入左房开口部位的瘤样扩张和局限性扩大。

【病因病理】

其病因尚无定论，半数伴二尖瓣病变。大多认为可能系肺静脉的发育异常，可伴肺内或心脏大血管异常，特别是二尖瓣关闭不全。病理示肺静脉进入左房前的一段扩张及扭曲。血管壁变薄，平滑肌萎缩由纤维组织代替，或局部血管壁因有多量纤维组织增生而增厚。

【临床表现】

可发病于任何年龄，多在 30～45 岁，性别无差异。多无症状而偶然发现。少数有咯血甚至大咯血。若曲张静脉内的血栓脱落，可引起其他器官的栓塞症状。后天性二尖瓣病变继发者可有相应的症状和体征。

【X 线表现】

平片表现为肺野内带的结节状阴影，呈圆形或椭圆形，边缘清晰，略分叶。病变右肺多于左肺。在右肺常发生于下叶的基底静脉的近端，左侧则较多见于舌段静脉。透视下作 Valsalva 试验或 Muller 试验大小有改变，提示血管性病变。肺血管造影病灶于静脉期显影，可予以确诊。CT 增强扫描或平扫可见肿块与左房相连，并且 CT 值一致，可予以诊断并和其他占位（尤其心包囊肿）相鉴别。

【鉴别诊断】

主要应与肺动静脉畸形相鉴别。肺动静脉畸形平片可见粗大的血管与肺门相连；血管造影或 CT 增强扫描于肺动脉期显影，并同时显示扩大的肺动脉和肺静脉。与肺静脉曲张不难鉴别。

十五、肺部淋巴管扩张症

又称为弥漫性淋巴管瘤病。是较少见的先天性发育异常，可全身淋巴系统广泛受累，或只侵及肺部淋巴系统。它与肺部淋巴管平滑肌增生症（淋巴管肌瘤病）

非同一疾病。

【病因病理】

胚胎第12～16周时,肺部各处淋巴组织已发育成熟,且与肺部其他成分比较相对较多。至18～20周时,肺部结缔组织减少,淋巴管亦相应变窄。若此时淋巴管不相应减退,则成为淋巴管扩张症。有时可伴有先天性心脏病及静脉回流受阻,血流动力学的因素促使淋巴管保持扩张,所以有人认为此病也有继发性的。淋巴管极度扩张可呈囊状,囊肿周围的肺可因受压而过度充气、不张或感染。淋巴管扩张可引起瓣膜功能不全,致淋巴液倒流产生乳糜胸。

【临床表现】

本病多见于婴幼儿。可分为早发型和晚发型。前者于出生后几分钟即发生呼吸困难、青紫,多在1～2天或数天夭折。后者多发病于儿童或成年,可表现呼吸困难或因胸水、胸部囊性病变而进一步检查。

【X线表现】

①弥漫性间质改变,呈网状、细小结节改变,伴有间隔线;②肺内有高密度的囊肿样病变,代表囊肿样扩张的淋巴管,大小1cm至数厘米不等,病灶附近可有肺气肿的透亮区或局限性肺不张;③单侧或双侧胸腔积液;④有些只表现一般肺部炎性病变或局限性肺气肿;⑤合并有先心病者可有相应表现;⑥淋巴管造影示淋巴管广泛扩张呈网状。

十六、新生儿呼吸困难的胸片分析

引起新生儿呼吸困难最常见的疾病是肺炎,其次是先天性心脏病、肺透明膜病等。呼吸困难的新生儿在胸片可能有的X线表现及疾病如下:

1.无异常发现　可见于:①Wilson-Mikity综合征;②支气管肺发育不全。

2.肺纹理增强　可见于:①误咽综合征,在宫内误咽羊水中胎粪所致,多见于过熟儿;②新生儿一过性多呼吸症,出生后呼吸频率逐渐增加;③肺炎。

3.肺内弥漫性阴影　可见于:①肺透明膜病;②Wilson-Mikity综合征;③肺淋巴管扩张症;④先天性囊性腺瘤样畸形;⑤支气管肺发育不全。

4.肺内粗大条索阴影及斑片影　见于肺炎。

5.肺内局限阴影　可见于肺出血等。

6.局限性透光度增高　可见于大叶性肺气肿。

7.横膈升高　可见于由于难产损伤膈神经引起的膈麻痹;膈膨升以及膈疝。

8.气胸　新生儿气胸可能是先天性脏壁两层胸膜缺损或薄弱。

9.心脏影像异常 主要见于先天性心脏病。

第四节 肺不张

一、概述

肺不张表示肺的充气减少,且体积缩小,可为部分或完全无气。

1.肺不张的分类

(1)国内荣独山根据其病因把它分为:①无力性肺不张;②阻塞性肺不张;③外压性肺不张;④约制性肺不张。

(2)美国 James.C.Reed 则将其归纳分为:①阻塞性肺不张;②压迫性肺不张;③被动性肺不张;④瘢痕性肺不张;⑤粘连性肺不张;其中②、③相当于国内的外压性肺不张,④相当于约制性肺不张。

2.肺不张的基本 X 线征象和特殊 X 线征象

(1)基本 X 线征象:①体积缩小、密度增高;②肺血管聚集;③叶间裂移位;④膈肌升高;⑤肺门移位;⑥肋骨聚拢;⑦健侧肺代偿性肺气肿;⑧纵隔移位;⑨心脏旋转;⑩支气管重新排列。

(2)特殊 X 线征象:①"S"征及波浪征:见于右上叶肺癌及其他叶肺癌。②"钺"征:肺门部肿块及左上叶不张的侧位像。类似于斜看或侧观的铜钺而命名。③"芭足"征:右中叶近端相对向前上膨隆(系肿瘤),其远端移行细长(系不张的肺组织),并投影于前心膈角,构形如芭蕾舞足。④主动脉结顶征、平腰征、心后三角征、血管结节征:主动脉结顶征于左上纵隔呈现一垂直锐利边缘,将主动脉顶轮廓掩盖;平腰征是由于心脏向左旋转所致;心后三角征是左侧斜裂于心后投影所致。以上 3 征象均为左下叶不张的特殊表现。血管结节征见于舌段动脉沿左心缘旁水平走行,部分亚段血管支沿心缘旁出现 3～5 个血管扭结影,提示儿童左下叶肺不张。⑤肺尖空气帽与 Luftsichel 征:前者见于上肺致密阴影上方肺尖区或上外方新月形透亮区;后者见于致密阴影与纵隔椎旁间呈半月形透亮影。两者均为左上叶不张下叶背段过度充气介入所致。两征象可以并存(图 2-5)。⑥薄饼征:是左上叶不张在胸侧位片的表现。右中上叶不张亦可有类似表现(图 2-6)。⑦膈上尖峰征:右膈上提并出现尖峰,可能是肺下韧带牵拉的结果,通常当做右上叶不张的征象(图 2-7)。⑧右上三角征:系前纵隔右移形成。表现右上纵隔旁,底向上、尖端指向肺门的三角形阴影。为右下叶或右中下叶不张的重要征象。⑨鸟翼征:右侧水平裂向内上,斜裂上段向前上收缩在侧位片呈现该征,为右上叶不张的征象。⑩标记物移位:即动态观察肺内的钙化灶位置移动。

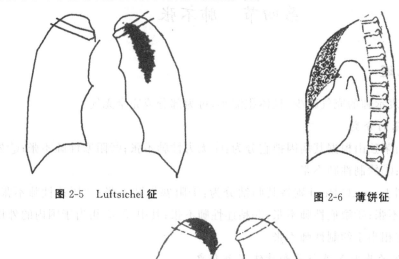

图 2-5　Luftsichel 征　　　　　　　　图 2-6　薄饼征

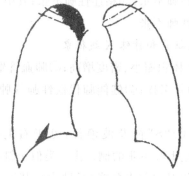

图 2-7　膈上尖峰征

二、无力性肺不张

本病多见于未成熟的胎儿。

【病因病理】

正常胎儿出生时可有部分肺泡未充气,而在以后的几天内逐渐膨胀。如果胎儿在生后因呼吸无力而肺部有较多的肺泡不能充气就造成肺不张。病理为散在的小叶性不张,可涉及肺段、肺叶甚至更大的范围,多见于两侧。

【临床表现】

患儿可有不同程度的呼吸困难,可有发绀,严重者可很快死亡。

【X线表现】

可见弥漫性散在分布的粟粒状或颗粒状模糊影,病变广泛亦可使肺野呈毛玻璃样。其中可见到支气管充气征。胸廓、纵隔和横膈无明显异常改变。病灶可随新生儿呼吸活动的改善在 1 周内逐渐自行消失。本病影像学诊断困难,应注意结合临床与支气管肺炎和出血相鉴别。

三、阻塞性肺不张

阻塞性肺不张是指气管、支气管气道阻塞,使其供应的肺内气体吸收消失而造成的肺不张。

【病因病理】

阻塞的病因较多,如吸入异物、浓稠的黏液、炎性渗出物、血块、支气管肿瘤、支气管肉芽组织和炎性狭窄等。一般气管完全阻塞后 18～24 小时气体即可完全吸收。长期慢性肺不张易导致纤维化而永久萎缩,有的可并发支气管扩张。肺不张的程度、部位和范围取决于阻塞的部位和程度。

【X 线表现】

1.右肺上叶不张　横裂上移呈折扇形或三角形致密阴影,尖端指向肺门,甚至全部位于上纵隔旁。如果在一个慢性肺不张的病例,随访时其体积忽又增大,应该考虑有新的或复发的炎症产生。

2.右肺中叶不张　右心缘旁致密阴影,上缘不超过肺门。由于右肺上叶和下叶的代偿性肺气肿,不张的中叶前后都有气肿重叠,所以直立的正位片上常显影不清。采用前弓位投照可显示不张的中叶呈尖端向外的三角形阴影。侧位片显示较为清楚,呈三角形、梭形或线形,尖端指向肺门。一般无纵隔、膈移位。

3.左肺上叶不张　正位片上,上肺野内中带密度增高,下肺野相对较透亮,左肺上叶不张以左侧位较清楚。整个肺叶的不张以在肺癌中较多见,而其他病变如支气管内膜结核则往往仅涉及上部各段,而不累及舌段。左上叶不张肺容积减小,正位片多不能显示。

4.下叶不张　下叶肺不张使其向后、向内收缩至脊柱旁沟区,肺门向下、向内移位。左下叶不张易被心影掩盖,肺门影向下移位,并往往与心影重叠,左膈顶上升、舌叶动脉阴影下移等,为提示有左下叶不张的重要依据。正位片上右下叶肺不张并不掩盖心缘,而右中叶肺不张使心缘模糊。下叶不张由于前缘向后旋转,在侧位片上不能显示斜裂边缘,需斜位片显示(图 2-8)。

5.肺段不张　除中叶内段不张尖端向外,其他肺段的不张均显示尖端指向肺门的三角形致密阴影。

6.一侧性肺不张　可见一侧肺密实、体积缩小,纵隔向患侧显著移位(图 2-9)。

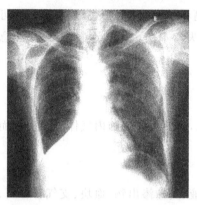

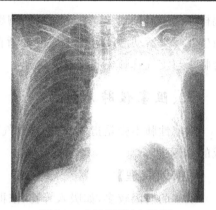

图 2-8 右中下叶不张（外伤所致）   图 2-9 左肺不张（左肺癌）

【鉴别诊断】

右中叶不张应注意与右中、下叶间积液及右中叶炎症相鉴别。

中叶不张可位于前肋膈角分角线上方或恰在分角线上，而中、下叶间积液位于前肋膈角分角线以下。一般中叶不张的顶端不超过肺门，而斜裂病变可超过肺门。中叶不张的上缘有时可因斜裂的旋转而凸出，但其下缘不会同时有凸出现象，而中、下叶间积液上下缘均有不同程度的凸出现象。

中叶实变大多为炎性病变所引起。其右侧位亦呈三角形致密阴影，上狭下宽，体积较大。但不能根据这一点与肺不张区别。其上缘横裂位置在正常范围，结合正位所见是区别实变与不张的要点。此外，炎症其边缘较模糊。

四、压迫性肺不张、被动性肺不张和外压性肺不张

（一）压迫性肺不张

是指肺内占位性病变压迫邻近肺组织使其不能充气而引起的不张。原发病变可以是周围型巨大肿瘤，也可以是间质性肉芽（如结节病）的大量积聚所致。同样，淋巴瘤细胞在肺间质内的大量积聚也可引起广泛的肺压迫。

（二）被动性肺不张

又称为松弛性肺不张，是胸膜腔内压力的改变所造成的肺萎缩。其病因主要为胸腔积液和气胸。

（三）外压性肺不张

是压迫性和被动性不张的总称。似乎把肺不张分为被动性、压迫性是人为的，但它把注意力集中在产生肺萎缩的原因上，就是说不张是肺内还是胸膜腔内病变所引起。

五、瘢痕性肺不张

瘢痕性肺不张即约制性肺不张。是胸膜严重增厚、胸壁的固定或肺泡间和间质间隙内的纤维化、瘢痕形成,使肺组织失去弹性,使呼吸受到限制而引起的部分性肺不张。最常见于结核。

【X线表现】

瘢痕性肺不张与阻塞性肺不张有时表现相似,但合并有粗大网状影。瘢痕性肺不张的肺容积减少亦可发生于间质纤维化病变(如矽肺、硬皮病、特发性间质纤维化和脱屑性间质性肺炎等)。但间质性病变所致的容积减少,单纯的表现为密度最高、血管聚集和膈肌升高,这一表现被误认为是主动性吸气不足,通常不认为是肺不张。

六、粘连性肺不张

当肺泡表面粘连在一起时,就可产生粘连性肺不张。该类型肺不张主要见于两种疾病:新生儿肺透明膜病和肺栓塞。其粘连形成的原因推测为表面活性物质的缺乏所致。

七、盘状肺不张

它是亚段性肺不张的一种特殊 X 线形态。

【病因】

这种不张大多由于该肺部呼吸障碍所致,往往与横膈运动减弱密切相关,因为此时少量的分泌物可使支气管阻塞,引起亚段性肺不张。可见于膈下病变、腹部病变、急性胸膜炎引起的膈动度减弱,肺梗死亦常并发本症。

【X 线表现】

呈 2～6cm 长,厚度相对较扁的条状或盘状密度增高影,边缘清晰。多见于膈顶上方,呈横行(图 2-10)。结合横膈的位置与动度等其有诊断价值。病灶可以邻近胸膜,但不穿过叶间裂。这种阴影可随呼吸而移动,但前弓或后倾时消失。如果时间持久可伴纤维化改变,致消退缓慢或长期残留。

膈上线状阴影也可以是线状瘢痕所致,如为暂时性的,可认为是亚段不张的诊断。

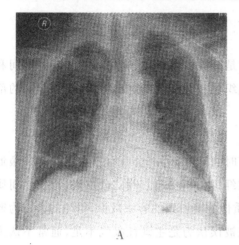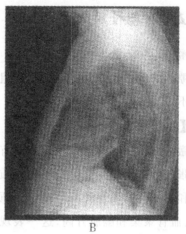

图 2-10　盘状肺不张

右肺底有横行条状密度增高影,边缘清晰

八、圆形肺不张

又称为球形肺不张、折叠肺。是一种特殊类型的局限性肺不张,因呈圆形或球形而得名。

【病因】

一般认为游离的胸腔积液是发生本症的必要条件,积液吸收后有部分呈被动性不张状态的肺组织,因受周围增厚胸膜之固定不能复张而形成圆形肺不张。

【X 线表现】

呈圆形、类圆形肿块,亦可呈逗点状、楔状、不规则分叶状。大小不等,一般约2.5～5.0cm 大小。常位于胸膜下,以下叶外底段或背段多见,偶可位于膈面或上叶。其内可见支气管充气征。块影附近广泛的胸膜增厚是一个重要征象。最特殊的表现是靠近块影内下缘的肺血管和支气管扭曲呈弧形,先达肺底部,然后向上弯曲延伸,颇似彗星的尾部,故称为彗星征,是其较特征性的表现。

总之,不规则的胸膜增厚、伴彗星尾征的肺内块影是 X 线诊断的主要依据。

第三章　循环系统

第一节　检查方法

一、心脏和大血管的普通 X 线检查

心脏位于纵隔内,与两侧胸腔相邻。X 线穿透胸部后,由于心脏与肺组织对 X 线的吸收不同,心脏的边缘与含气的肺组织形成良好的自然对比。因此,在伦琴发现 X 线之后不久,即将之用于心脏检查。之后,随着影像设备的不断改进,心脏的 X 线检查逐渐得到广泛临床应用。近年来,虽然许多医学影像学新技术(包括超声心动图、放射性核素显像、磁共振成像等)相继问世,但是 X 线检查仍以其普及率高、价格低廉、简便易行、观察肺循环敏感、准确和诊断效果好等优点,继续在临床应用。按照检查方法不同,心脏 X 线检查可分为普通检查和心血管造影两大类,前者又可分为透视和摄影两种。

普通 X 线检查不能直接显示心脏房室瓣、乳头肌和房室间隔等心内结构,不能区分心肌与心包组织,但是可清楚显示心脏和大血管的边缘和轮廓。进行普通 X 线检查,医生可根据心脏大血管边缘和轮廓,判断心脏各房室是否增大,并确定其位置;通过观察心脏大血管边缘的搏动幅度和节律,可准确判断被检查者的心功能状态。普通 X 线检查显示肺循环较为敏感,能在患者出现临床症状前早期发现肺水肿,及时做出左心功能不全的诊断,使患者得到及时治疗,这也是普通 X 线检查优于其他影像学技术的独到之处。此外,普通 X 线检查还可显示心脏大血管的钙化,根据其所在部位和程度判断其病理意义,有利于多种疾病的诊断和鉴别诊断。

(一)X 线心脏透视检查

进行传统透视检查时,X 线穿透胸部,经人体组织吸收衰减后直接照射在荧光屏上成像;现代设备多应用影像增强器在显示器上观察图像。

透视是心脏大血管 X 线检查的重要手段,通过患者体位转动,可从不同角度观察心脏、大血管轮廓及其搏动状况,有利于显示病变,准确确定病变部位,重点进行

病变分析,明确病变与周围结构(如:肺、横膈、胸膜及骨骼等)的关系,必要时还可选取显示病变最佳的位置摄影,以纠正因患者体位不正、吸气不足等因素所致的摄影失真。传统 X 线透视检查以其简便易行、价格低廉、设备普及率高等优点,曾经是心脏大血管影像学检查的首选方法,通常在透视发现异常改变后才进行摄影检查。近年来,超声心动图在临床得到广泛应用,已经取代普通 X 线检查成为心脏大血管的首选影像学检查方法,加之透视使患者所受的 X 线辐射剂量较大,现在国内大多数三级甲等医院已经在门诊和急诊取消心脏大血管的常规 X 线透视,改为直接进行 X 线摄影检查。透视变为一种补充检查手段。

透视下观察,正常人心脏左下缘(左心室)的搏动最强,表现为收缩期快速内收、舒张期逐渐外展,搏动幅度达 2～5mm。左心缘搏动主要与左心室的每搏输出量呈正相关,其次,被检查者的呼吸运动也影响心室的搏动幅度,呼气时搏动幅度加大,吸气时搏动幅度变小。主动脉的搏动幅度较左心缘小,约为 2mm,表现为左心室收缩时主动脉快速向外扩张,舒张时缓慢内收,其搏动幅度与主动脉的脉压差呈正相关。肺动脉搏动较主动脉略弱,搏动方式与主动脉相似。右心缘(正常为右心房)仅见微弱搏动。心室与心房、心室与大动脉的搏动方向相反,在一定角度观察,可见相反搏动点,通常可根据相反搏动点的位置,判断心脏各房室的大小和位置。由于食管在心脏后方走行,紧邻左心房,行 X 线心脏大血管透视检查可同时食管吞钡,根据食管压迹的深度和长度来判断有无左心房增大及其程度;正常人两肺门血管无明显搏动。

X 线透视价格低廉,操作简便,曾经是广泛应用于心脏大血管的常规检查方法,但是透视影像欠清晰,检查结果受操作者的经验影响较大,不利于前后两次检查的对比,患者和医生接受的 X 线辐射剂量较大,目前,已经逐步被 X 线摄影和超声心动图所替代。

(二)X 线心脏大血管摄影检查

心脏大血管 X 线摄影有后前位、右前斜位、左前斜位和左侧位 4 个标准位置,通常需要联合应用,传统上主张联合应用后前位、左前斜和右前斜位,即心脏三位像,但是目前以后前位和左侧位组合最为常用。心脏投照时为减小放大率所致的失真,X 线管球应至少距离胶片-暗盒 2 米,所以,心脏 X 线摄影又称远达摄影。4 个标准位置的投照方法如下:

1.后前位(亦称正位),患者直立,前胸壁贴近胶片-暗盒,X 线由后向前水平穿过人体胸部。

2.左侧位,患者取侧位,左胸壁贴近胶片-暗盒。

3.右前斜位,患者右胸前旋使胸冠状面与胶片成45°夹角。

4.左前斜位,患者左胸前旋使胸冠状面与胶片成60°夹角。

X线摄影检查使用标准检查位置,便于多次检查的前后对比,所获图像空间分辨率高,具有可供多人阅览,利于保存的优点。发达国家在进行心脏大血管X线检查时,常规应用摄影检查,必要时再辅以透视,我国目前也逐步向此方向发展。

二、心脏大血管的 CT 检查

心脏大血管检查要求 CT 机有足够快的扫描速度。早期的 CT 机扫描速度为数分钟,不能用于心脏大血管的检查。后来扫描速度缩短至 1～5 秒,虽然可用于心脏大血管检查,但是其时间分辨率仍然不够,临床应用价值有限。电子束(即"超高速")CT 和近年问世的多层螺旋 CT 的扫描速度达毫秒级,完全适用于心脏大血管的检查。心脏大血管 CT 检查需应用心电图门控技术,使心脏大血管的形态结构显示得更清楚,并可进行心腔大小、室壁厚度及其变化的测量,以及心脏功能的测定等检查。螺旋 CT 机具有各种三维重建和"虚拟内窥镜"功能,可以从多方位、立体显示心脏大血管的解剖形态和腔内情况,为 CT 心脏大血管检查开辟了新领域。此外,多排螺旋和电子束 CT 还可用于心脏大血管血流速度,心肌灌注和储备的评价。

除心包疾病和主动脉瘤的随访外,大多数心脏大血管病的 CT 检查需要使用含碘对比剂。对比剂用量通常少于常规 X 线心血管或数字减影血管造影(DSA)检查,为 0.15～0.25g/kg。对比剂常规经外周静脉注入,可分为团注、滴注和团注加滴注等 3 种不同的注入方式:①团注法,在短时间内快速注入对比剂,同时进行 CT 扫描。此方法常规用于心脏大血管疾病的 CT 扫描,可行重点层面的动态扫描、用于心肌灌注检查和心功能评价。②滴注法,先滴注半量对比剂,然后开始 CT 扫描,在扫描过程中再将其余半量对比剂持续滴入,至扫描结束。此方法使对比剂浓度在一段时间内保持稳定,有利于显示心脏大血管的解剖结构,通常用于扫描速度较慢的 CT 机,其对比剂峰值浓度较团注法低。③团注加滴注法,先行对比剂团注,然后再行连续滴注,此法可兼顾解剖结构显示和心脏大血管的动态观察。

目前,随着多排螺旋 CT 的技术进步,临床主要应用团注法,其他两种方法基本淘汰不用。

(一)心脏大血管 CT 检查扫描方法

主要有常规平扫(又称单纯扫描)、动态扫描和心电图门控三种扫描方法。

1.**常规平扫**　通常选层厚 10mm、无间隔连续扫描,覆盖自心脏膈面至主动脉弓的头臂动脉开口部水平。由于心腔大小和室壁厚度随心动周期而动态变化,该方法仅粗略显示心脏大血管的解剖结构,临床应用价值有限。

2.动态扫描　指在短时间内对某一平面进行反复连续扫描,用于显示心腔大小、室壁厚度和心腔内对比剂浓度的变化,研究心肌灌注和测定心功能。

3.心电图门控扫描　应用心电图控制 CT 扫描,以获得心动周期某一时相的心脏大血管 CT 图像。根据门控方式又可为两类:

(1)回顾性心电图门控扫描:在进行心脏大血管扫描时,同时记录 CT 扫描数据和心电图信号,然后利用专门软件自动将扫描数据按心动周期的时相排列,获取心动周期确定时相的 CT 图像。

(2)前瞻性心电图门控扫描:借助软件程序,预先选定成像层面在心动周期上的时相,由心电图直接控制 CT 扫描。

由于前瞻性门控扫描速度慢,临床主要应用回顾性门控进行心脏大血管的 CT 检查。

64 排以下的螺旋 CT 扫描,受扫描速度的限制,需要将被检查者的心率控制在 60 次/分钟左右,通常在扫描前给被检查者口服 B 受体阻滞剂,而对于 64 排螺旋 CT 而言,当被检查者心率在 100 次/分以下都可完成检查,一般不必服用减慢心率的药物。

(二)CT 在心脏大血管疾病诊断中的应用

传统上,与其他影像学检查方法对比,CT(双排螺旋以下)的性能/价格比不高,由于受扫描速度较慢的制约,在心脏大血管病的临床应用价值有限。通常心脏大血管 CT 检查在使用对比剂的前提下,可以测量心脏及各心腔的大小和室壁厚度,计算心腔容积及心室收缩功能,分析心肌节段性运动等。CT 可用于各种先天性心脏大血管疾病的诊断和鉴别诊断,例如:确定心脏大血管和内脏的位置异常,显示大血管走行、起源、连接和位置异常,确定心脏房-室,心室。大动脉的相对空间位置关系,但是难以确定心房、心室和大动脉的连接关系。CT 也可做出室间隔缺损、房间隔缺损、法洛四联症等疾病的诊断。对获得性心脏病而言,CT 能做出肥厚型心肌病、心脏瓣膜病的诊断,尤其 CT 的密度分辨率高,易于发现心脏瓣膜的钙化。由于 CT 具有区别组织密度和在横断面上清晰显示纵隔的能力,因而成为纵隔内结构异常的理想筛选手段,用于心脏大血管与纵隔疾病的鉴别诊断。

近年来多排螺旋 CT 技术取得长足进步,至 2005 年初,64 排螺旋 CT 进入临床实用阶段,已经在我国数十家大型医院引进和装备。由于多排螺旋 CT 的扫描速度达到毫秒级,扫描速度极快,就 64 排螺旋 CT 而言,5 秒钟即可完成心脏的扫描,17.5 秒就能获取 2m 身高整个人体的数据。64 排螺旋 CT 获取的是容积数据,图像的三维分辨率相同,均达到 0.4mm,所以图像的后处理功能得到极大加强,例如:可以进行任意角度的图像重建,重建图像的层厚可以薄至 0.1mm;还能很方便获取三维图像以及随时间展开的三维动态(即"四维")图像。上述设备性能的提高还可快速完成 CT 血管造影和心肌灌注检查。

64 排螺旋 CT 的问世使 CT 对心脏大血管疾病的诊断和鉴别诊断的能力得到极大提高,成为极有竞争力的影像学技术,尤其在冠状动脉硬化性心脏病、主动脉夹层、肺动脉栓塞等心脏大血管急症的诊断方面发挥重要作用。

三、心脏大血管的磁共振成像检查

磁共振成像检查(MRI)是软组织对比分辨率最高的影像学技术,它可以清楚分辨肌肉、肌腱、筋膜、脂肪等软组织,区分较高信号的心内膜、中等信号的心肌和在高信号脂肪衬托下的心外膜,以及低信号的心包。MRI 具有任意方向直接成像的能力,不必变动被检查者的体位,结合不同方向的切层,可全面显示被检查器官或组织的结构,无观察死角。MRI 可行容积扫描,获得各种平面、曲面或不规则切面的实时重建,以及各种三维显示,便于对解剖结构或病变进行立体追踪观察。MRI 属于无创伤、无射线检查方法,避免了 X 线或放射性核素显像等影像检查由射线所致的损伤。MRI 成像参数多,包含信息量大,以应用最广泛的自旋回波(SE)脉冲序列为例,此技术可获取 T_1WI、T_2WI 和 PDWI。目前,MRI 已知成像参数达十余种,加上超过百种的脉冲序列组合,以及许多特殊成像技术的应用,其成像潜力巨大。尽管通常 MRI 空间分辨率不及 X 线平片,但是明显优于超声心动图和放射性核素显像,与 DSA 和 CT 相当。

MRI 的主要缺点有:设备和检查费较昂贵,在一定程度上限制了它的普及和应用。检查时间较长,通常完成一次心脏检查需 0.5～1.0 小时。国内 MRI 设备普及率不如普通 X 线检查、超声心动图、CT 等影像学技术。除超低磁场(0.02～0.04T)和开放式 MRI 扫描机外,一般 MRI 机房内不能使用监护和抢救设备,加之 MRI 对患者体动敏感,易产生伪影,故不适于对急诊和危重患者进行检查。个别患者进入扫描室产生幽闭恐惧症,自诉有难以名状的恐惧感,常导致检查失败。MRI 对钙化不敏感,小钙化灶因容积效应不能显示,大钙化灶表现为无信号区,亦缺乏特异度。由于钙化在发现病变和定性诊断上有较大帮助,对钙化不敏感亦为 MRI 的缺点之一。

（一）心脏大血管 MRI 的适应证

1.心肌病变,主要包括各型原发性心肌病,急、慢性心肌梗死及其主要并发症室壁瘤形成等;

2.各种大血管疾病,包括各种动脉瘤、主动脉夹层等;

3.心包疾病,包括心包积液、缩窄性心包炎以及心包内占位性病变等;

4.各种先天性心脏病,特别是复杂畸形;

5.心脏肿瘤,包括心腔内、心壁内和心包肿瘤及其与纵隔肿瘤的鉴别;

6.心脏瓣膜病;

7.心功能测定。

（二）MRI 的禁忌证

1.植入心脏起搏器者;

2.术后体内置有大块金属植入物(例如:人工股骨头、胸椎矫形钢板等)者;

3.人工瓣膜置入术后(场强≥1.0T 的 MRI 扫描机);

4.动脉瘤夹闭术后体内置有止血夹者;

5.心功能不全、不能平卧者;

6.昏迷躁动、有不自主运动或精神病不能保持静止不动者;

7.严重心律不齐者,为相对禁忌证;

8.疑有眼球内金属异物者。

（三）心脏大血管磁共振成像的检查要点

应用心电图门控消除心脏运动影响和选择适当的扫描层面,以获取心脏的长、短轴位像是心脏 MRI 扫描的 2 个特点。

1.心脏 MRI 扫描心电图门控的实施要点　与其他部位 MRI 检查相同,心脏大血管 MRI 检查前,也必须去除被检查者扫描部位的一切金属制品,否则将导致图像扭曲、变形,并产生伪影。心脏扫描应注意取得被检查者的合作,以保证在扫描期间静止不动,小儿或不能配合者可应用镇静剂。操作者应正确选择心电图门控和扫描参数,根据被检查者心率的快慢确定重复时间(TR)、回波时间(TE)和扫描层面数。门控以心电图 R 波顶点为标志,可选择触发延迟时间(TD)以获取同一层面收缩末期和舒张末期图像,对心脏形态学显示和心功能测定具有十分重要的意义。

CE 脉冲序列心脏扫描可获取同一层面的一系列图像,进行梯度回波(GE)脉冲序列扫描。TR 值决定所获图像的时间分辨率,一般取 TR:50ms,以心率 75 次/分计,其 R-R 间期为 800ms,一个心动周期可获得 16 幅图像;如欲提高图像的时间分辨率,可选用 TR:25ms,在其他条件不变的情况下,一个心动周期可获取 32 幅图像,但是扫描时间加倍。应用电影方式连续显示图像,即可观察心脏大血管的动态变化。

2.心脏大血管 MRI 扫描的层面方位选择

(1)体轴横断、冠状和矢状位:常规横断、冠状和矢状位扫描层面与人体轴线一致,患者平卧,操作简单,便于与传统 X 线平片、CT 等对比,有利于判断心腔、大血管解剖结构及相对位置。但是这些切层所获图像斜切心脏,在一定程度上影响心腔径线、室壁厚度测量的准确性,也不利于与超声心动图、放射性核素显像对比,为其不足之处。

(2)心脏长、短轴位像:利用梯度场的旋转获取心脏本身的长、短轴位像,可准确测量心腔径线和室壁厚度,并进行心功能测定,便于与超声心动图、放射性核素显像及 X 线心血管造影对比分析。

(3)主动脉长轴像:以横断面像定位,左斜沿主动脉弓走行方向切层,获得主动脉长轴像。该层面可完整显示主动脉的升部、弓部和降部,有利于主动脉疾病的诊断。

3.主要心脏大血管疾病 MRI 切层方位的选择 横断位是心脏大血管 MRI 扫描的基本层面,临床检查通常以横断位为基础,根据不同诊断要求,再进行其他方位的切层扫描。心脏大血管疾病主要层面方位选择见表 3-1。由于 MRI 具有任意方向切层的能力,操作者可根据具体情况,任意选择切层方位,以利于最佳显示心脏解剖结构或病变的细节。应该指出:如欲完整显示心脏结构,至少应进行 2 个方位的扫描。

表 3-1 主要心脏大血管疾病层面方位的选择

疾病	部位	层面方位
心肌梗死及室壁瘤	前壁和(或)下壁	横+长轴和(或)短轴
	前壁和(或)前间壁	横+短轴
	后壁	横+长、短轴
心脏或心旁肿瘤	心腔内或心肌	横+长、短轴
	心旁	横+冠、矢状
心肌病变		横+长、短轴
心脏瓣膜病		

续表

疾病	部位	层面方位
心包疾患		横＋冠、矢状
先天性心脏病	间隔缺损	横＋左斜
	复杂畸形	横＋冠、矢状,必要时
		加长、短轴
主动脉疾患	主动脉夹层	
	主动脉缩窄	横＋左斜
	马方综合征	
	头臂血管病变	横＋冠、左斜

四、心脏大血管的 X 线造影检查

X 线心血管造影是将含碘对比剂引进心腔或大血管,通过 X 线使其显影的影像学检查技术。X 线心血管造影还应包括冠状动脉造影(CA)。X 线心血管造影可分为传统造影和 DSA 两种,两者的操作方法基本相同,区别在于前者直接在胶片上成像,而 DSA 属于经计算机处理获得的数字化影像。

(一)X 线心血管造影的基本原理

X 线心血管造影及 DSA 的原理见总论,有若干要点需要了解。

1.X 线心血管造影的对比剂　X 线心血管造影应用的含碘对比剂分为离子型和非离子型两类,与用于其他血管造影的对比剂(300mgl/ml)不同,X 线心血管造影要求含碘浓度较高(370mgl/ml 或 350mgl/ml)。由于应用对比剂可产生毒副反应,部分患者注射对比剂后,出现颜面及全身皮肤潮红、荨麻疹、恶心呕吐、寒战和呼吸困难等症状,严重者导致血压降低、休克、心肾功能衰竭,甚至引起猝死。为预防对比剂的毒副反应,可于造影术前或术中经肌肉或静脉注射抗组织胺药物或地塞米松,造影时应随时作好抢救准备。术前应认真了解患者是否有过敏史,对有高危因素(例如:有过敏史、肝肾功能不全)而又必须进造影检查者,最好使用非离子型对比剂。

2.X 线心血管造影的操作过程　通常应用 Seldinger 导管法进行心血管造影检查,具体操作步骤如下:①备皮,范围从脐下到膝上(包括双侧腹股沟、阴部)的区域。②消毒,常规应用碘酒和酒精对备皮范围进行消毒,并在手术野铺无菌单。③选择穿刺点,在耻骨联合-髂前上嵴连线中点、腹股沟韧带下 1～2cm,股动脉搏动最强点进行穿刺。④局部麻醉,用 0.5%～2.0%普鲁卡因或利多卡因于穿刺点进行皮肤及血管两侧浸润麻醉。⑤应用穿刺针穿刺股动脉(穿刺针与皮肤呈 30°～45°角),将穿刺针芯退出股动脉,可见针尾喷出动脉血。⑥将导丝送入血管 20cm左右,撤出穿刺针。⑦沿导丝送入导管鞘,再沿导丝经导管鞘将导管插入股动脉。⑧撤出导丝。

至此,完成插入导管的过程。然后根据造影目的,选择不同的导管送至心腔或大血管内,注射对比剂完成造影检查。

(二)X 线心血管造影的临床应用价值

X 线冠状动脉造影是显示冠状动脉正常结构和病变的最可靠方法,主要用于冠状动脉硬化性心脏病的诊断及鉴别诊断和介入治疗。而其他 X 线心血管造影主要对先天性心脏病复杂畸形的诊断有重要价值,其次,对各种获得性心脏病亦有一定的临床应用价值。

X 线心血管造影属于创伤性、有射线辐射的技术,价格比较昂贵。所以,通常在 X 线平片、超声心动图、CT、MRI 等影像学检查仍然不能满足诊断需要时,最后才进行 X 线心血管造影检查。严重出血、凝血机制障碍、碘过敏或有显著过敏体质、严重心律失常、急性心功能衰竭、洋地黄中毒和急性重症感染、甲状腺危象和肝肾功能衰竭等为 X 线心血管造影检查的禁忌证。

五、心脏大血管的超声和核医学检查

(一)心脏大血管的超声检查

超声以其普及率高、价格低廉、无创伤、无射线辐射危害,操作简便,实时显示图像、易于重复检查和敏感度高等优势,已经成为心脏大血管的首选和临床主要应用的影像学检查方法,在心脏大血管疾病的诊断和鉴别诊断方面发挥重要作用。

1.超声心动图的特性 专门用于心血管系统的超声仪称超声心动图,超声心动图有经胸、经食管、血管和心腔内 3 种检查方法。经胸检查法将探头置于胸前,经胸骨旁和心尖部的肋骨间隙、季肋下和胸骨上窝等无肺组织遮盖处进行检查。经食管检查将直径<1.5cm 的探头送入食管,超声束经食管前壁和侧壁进入心脏。而血管和心腔内超声显像则由导管将直径>2mm 的超声探头送入血管和心腔内,显示血管和心脏结构。

2.超声心动图的分型 超声心动图主要分 M 型、B 型(即二维)和多普勒频谱(包括彩色)3 种基本技术。M 型超声检查将心脏大血管以点对点方式、按时间轴拉开动态显示心腔和大血管的位置、心腔大小、心壁厚度等动态改变,其图像类似谱线,有利于心脏大血管结构的测量。B型超声以断面的方式动态显示心脏大血管的形态,图像更直观。多普勒超声根据声源与接收体之间相对运动,回声频谱发生改变的原理,可无创性定量显示心脏大血管内部的血流状况,对心脏瓣膜病(狭窄和关闭不全)所致异常血流和先天性心脏病心腔和大血管的异常分流十分敏感,并可用于心功能测定。

超声心动图也可进行对比增强检查:经静脉注入能产生回声的超声对比剂,探测血液回声即可显示血流方向及其走行途径,又称超声声学造影。超声对比剂的主要成分为微气泡,临床上以CO_2制剂应用得最多。声学造影主要用于先天性心脏病显示心脏内部血液的右向左分流,还可增强多普勒频谱的回声强度,使检查结果更准确、可靠。

(二)心脏大血管的放射性核素显像检查

某些原子核能自发地放出射线(粒子流)而转变成另一种原子核,这种自发转变的过程称核衰变。具有核衰变性质的核素称放射性核素。放射性核素显像是核医学(又称原子医学)的重要组成部分,是心脏大血管的重要影像学检查技术之一,主要用于心脏大血管血流、心功能、心肌灌注、代谢和活性的显示,对心脏病、尤其冠状动脉硬化性心脏病的诊断有重要临床应用价值。

1.放射性核素显像基本原理　所谓放射性核素显像(简称核素显像)是指将放射性药物(即显像剂)通过注射、口服、吸入等途径引入人体,使某种器官或组织显影。完成此成像过程需要具备显像设备和显像剂2个基本条件。目前,心脏放射性核素显像设备有γ照相、单光子发射计算机断层成像(SPECT)和正电子发射计算机断层成像(PET)三种,以SPECT最为常用,γ照相已经逐渐被淘汰。

2.放射性核素显像的临床应用价值　心脏的放射性核素显像检查主要包括:放射性核素心室造影和心肌显像两类。放射性核素心室造影检查的首次通过法利用显像剂依次通过右心室和左心室,分别获得右心室和左心室功能,避免了因心室重叠造成的采样误差,可准确测定右心室功能。而平衡法核素心室造影则适用于左、右心室整体和局部功能的评价,后者对冠状动脉硬化性心脏病尤其重要。心脏大血管放射性核素显像检查常用显像剂见表3-2。

表 3-2　临床常用显像剂

名称	物理半衰期	光子能量(keV)	用途
^{99m}Tc-MIBI	6h	140	心肌灌注显像和心肌活力测定
^{99m}Tc-RBC	6h	140	心血池显像、心功能测定

名称	物理半衰期	光子能量(keV)	用途
^{99m}Tc-焦磷酸盐	6h	140	急性心肌梗死显像
^{201}Tl	73h	69～83	肌灌注显像和心肌活力测定
^{18}F-FDC	108min	511	心肌代谢和活力测定
^{15}O$_2$	2min	511	心肌代谢
^{123}I-MIBG	13.2h	159	心脏受体显像
^{13}N-Ammonia	10min	511	心肌血流显像

心肌灌注显像主要用于显示心肌缺血和坏死区,结合应用负荷试验可准确发现心肌缺血病灶。应用^{18}F-标记的脱氧葡萄糖(FDG)进行心肌代谢显像,是判定心肌梗死后残余心肌存活的准确方法。

3.放射性核素显像缺点　　放射性核素显像属于有射线检查;目前国内仅少数大医院装备 SPECT 扫描仪,全国运转的 PET 扫描仪才十余台;设备普及率较低,检查较为复杂、耗时,PET 价格昂贵为其主要缺点。

第二节　获得性心脏病

一、风湿性心脏病

风心病有活动性心肌炎和慢性瓣膜病变两个阶段。本病发病年龄多在 20～40 岁,其中女性多于男性。风湿性心脏病发展过程中,心肌、心内膜及心包都可侵及,并可累及各瓣膜。尸解病理报道二尖瓣损害为 100%,主动脉瓣为 40.4%,三尖瓣为 12.2%,肺动脉瓣为 6.5%。两个或两个以上同时受损,称为联合瓣膜病。我国统计单纯的二尖瓣受损(狭窄或(和)关闭不全)发病率为 70%～80%(其中,单纯二尖瓣狭窄占 39.4%,单纯二尖瓣关闭不全约占 5.9%,二尖瓣狭窄伴关闭不全与单纯二尖瓣狭窄相仿),二尖瓣病变伴主动脉瓣病变约为 20%～30%,单纯主动脉瓣病变约占 2%～5%,三尖瓣及肺动脉瓣单独受累者极少。

(一)单纯二尖瓣狭窄

【病理】

风湿性心内膜炎时,瓣膜出现充血、水肿及增厚,进而瓣膜交界处粘连、融合,同时腱索纤维化、缩短,瓣膜硬化及钙化,造成瓣口狭窄。二尖瓣狭窄使左心房内血流进入左心室发生障碍,并使左心房、肺静脉和肺微血管内压力增高,出现左心房肥厚和扩张、肺静脉和肺微血管的扩张和淤血,以至肺水肿;进而继发肺动脉高压和右心室肥厚和扩张。长期的二尖瓣狭窄,左心室内血流量减少,左心室和主动脉可有萎缩。血液在左心房内潴留,可在左心房和左心耳内产生血栓。正常瓣孔面积为 $4.0cm^2$。临床上将狭窄程度分为三级:①瓣孔直径＞1.2cm 为轻度狭窄;②瓣孔直径 0.8~1.2cm 为中度狭窄;③瓣孔直径＜0.8cm 为重度狭窄。

【临床表现】

轻度或中度二尖瓣狭窄病例,可有明显的体征而无症状,或只有轻锴症状。大多仅有劳累后心悸、气促、头晕、咳嗽、疲乏等。重度狭窄者,可出现端坐呼吸、咯血、肝脏增大、下肢水肿及颈静脉怒张等现象。在心尖区扪及震颤并听到舒张期滚筒样杂音等。

【X线表现】

正位片呈特征性的梨形心脏即二尖瓣型心脏。心脏大小与二尖瓣狭窄程度并不完全一致。其 X 线表现为:

1.心脏大小和形态的改变　其形态呈上述的梨形,多为中度增大。

(1)左心房增大,一般认为是诊断二尖瓣病变的主要依据。巨型的左心房并非仅为狭窄程度严重的表现,同时亦为活动性风湿热的现象。左心房内尤其在心耳部出现血栓,使左心房更加膨大。

(2)左心室萎缩。

(3)右心室增大,在早期或轻度二尖瓣狭窄时,右心室增大常不显著。

(4)右心房改变常不明显。

2.大血管的改变

(1)肺动脉段隆突,少数较平直。

(2)主动脉结缩小,为二尖瓣狭窄的另一典型表现,是由进入主动脉内的血量减少及心脏左旋所致。

3.肺部改变

(1)肺淤血:最早表现为肺静脉扩张,尤其是上叶静脉明显增粗。肺门增大,结构模糊,缺乏搏动。毛细血管扩张淤血,使肺野透亮度略有减低。长期淤血者肺内可产生间质纤维化,胸膜亦可肥厚及胸腔积液。

(2)含铁血黄素沉着:风心病二尖瓣病例中,肺部可出现许多细小如粟粒样颗粒,直径约 1~2mm,很像粟粒样结核,在痰中可查到含铁血黄素。这种肺部粟粒样的阴影,称之为含铁血黄素沉着。它是肺静脉压升高,肺泡壁内微血管周围水肿,微血管扩张,加上肺内 pH 的改变,使许多胶原样物质、含铁血黄素沉着下来所致。这些现象手术后也不立即消退。在二尖瓣病例中,约 3%~5% 可出现骨化结节,呈圆形,也可呈桑葚形或卵圆形,直径约 2~8mm,密度甚高,很像结核钙化,但从不融合在一起。病变分布在两肺下部,从未发生于肺尖。病理发现为骨性结构,位于肺泡内。其形成是肺静脉高压、肺泡水肿的直接后果,亦可能是含铁血黄素沉着的结果。

(3)肺不张或肺气肿:由于心脏增大,尤其是左心房的增大,压迫两侧支气管,可产生局部肺不张或肺气肿。这些改变常在两肺下部,以右肺中叶或下叶多见。有时可存在一些炎症,但很少有结核存在。

4.二尖瓣钙化 10% 可出现。病人在屏气时肺纹无活动而钙化仍在跳动,则可确定为瓣膜钙化。

【鉴别诊断】

先天性二尖瓣狭窄是较少见的先天性心脏病,为婴幼儿期肺静脉回流受阻的常见病因。先天性与风湿性二尖瓣狭窄的症状、体征和 X 线表现均相同,但前者发病年龄幼小,无风湿感染史和实验室证据。

(二)单纯二尖瓣关闭不全

【病理】

二尖瓣关闭不全主要由于瓣叶、乳头肌及腱索的缩短、粘连;腱索或乳头肌的断裂;二尖瓣环的炎症及瘢痕形成或左心室极度扩大而引起二尖瓣孔的扩大。二尖瓣关闭不全后左心室收缩时,血液部分反流入左心房,而加重左心房负担,致左心房扩大;同时,左心室舒张时由左心房流入左心室的血量较正常时增多,导致左心室的肥厚和扩张,最后引起左心衰竭。由于左心房的压力增高,而产生肺淤血,进而肺动脉高压、右心室增大,并最终导致右心及全心衰竭。

【临床表现】

轻度二尖瓣关闭不全可以无症状。中度以上可以有疲倦、乏力和心悸等。体力活动时有呼吸困难、心悸、胸闷等。很少有急性肺水肿、咯血或动脉栓塞。在心尖区可听到收缩期吹风样杂音。

【X 线表现】

单纯二尖瓣关闭不全者的心脏大小及形态改变与二尖瓣反流量及心肌代偿功能有密切关系。二尖瓣反流量少、心肌代偿功能良好时,心脏改变可以极不明显,肺淤血也不显著;反之,心脏增大就较显著,有以下表现:

1.左心房及左心室增大为主,进而右心室增大,肺动脉段隆凸。

2.有肺淤血表现。

3.左心房在收缩期有扩张性搏动,有特殊意义,但在心房内有血栓,反流量小时不能看见。总之,本病以左心房和左心室增大为主,伴有左心房扩张性搏动为其特征性表现。

(三)二尖瓣狭窄伴关闭不全

大多数二尖瓣狭窄伴关闭不全,其血流动力学改变根据以何者为主而有所不同,以狭窄为主而关闭不全很轻时,临床症状与单纯二尖瓣狭窄相似;当关闭不全的严重程度与狭窄相仿或超过狭窄时,左心房扩大比单纯二尖瓣狭窄明显。

【X线表现】

关闭不全程度轻而以狭窄为主者,心脏形态变化和单纯二尖瓣狭窄相仿,没有明显的左心室增大和左心房收缩期的扩张。如关闭不全较显著,除二尖瓣狭窄的X线征象外,左心室出现增大,同时可见左心房的扩张性搏动;左心房常呈巨大型左心房。肺动脉高压、肺淤血、肺动脉段膨出及右心室增大,亦较单纯二尖瓣狭窄多见。可采用超声或心脏造影检查确诊。

(四)主动脉瓣狭窄

【病理】

风湿性主动脉瓣狭窄较关闭不全多见,但常伴发不同程度的关闭不全。主要由于主动脉瓣的瓣叶增厚、硬化及瓣叶间发生粘连,使主动脉孔变小。后期瓣叶可钙化。如病变较轻可无任何症状;狭窄较严重时,由于血液阻力的关系,左心室发生肥厚扩张。升主动脉可有狭窄后扩张。

【临床表现】

狭窄程度不超过正常1/4时,一般都可以代偿,患者不出现任何症状。狭窄较显著时,出现易疲乏、心悸、气急等症状,重者可出现心绞痛、眩晕或晕厥。右侧胸骨旁第三前肋间听到粗糙而响亮的收缩期杂音,传导到颈部,可伴有震颤。

【X线表现】

1.心影呈主动脉型

2.左心室肥厚增大。

3.升主动脉可有扩张。

4.主动脉瓣钙化是主动脉狭窄的重要征象,但较少见。观察主动脉瓣钙化的最理想位置是左前斜位,它位于心影的前1/3区,在二尖瓣的前上方,透视下可见强烈的搏动,移动范围可达2cm。

（五）主动脉瓣关闭不全

【病理】

在风心病中，主动脉瓣病变单独存在者很少，大都与二尖瓣病变共存；而单独主动脉瓣关闭不全，则发生率更少，更多见于与狭窄一起存在。因为左心室在舒张期除接受左心房流入的血液外还要接受主动脉反流的血液，导致左心室负荷增加，而发生肥厚及扩张。由于左心室舒张期压力增高，使左心房排血阻力增高，因而左心房扩大，进而肺淤血、肺动脉高压，直至右室增大和左右心衰竭。由于主动脉血液部分反流入左心室，使舒张压迅速下降、管径缩小；收缩期由于左心室内有过量的血液流入主动脉，使主动脉管径增宽；从而使主动脉的舒张和收缩幅度加大。

【临床表现】

常无自觉症状，可有心悸、心前区不适等。本病在胸骨左缘第3、4肋间可闻及高音调的舒张期杂音，或伴有震颤。舒张压低、脉压宽，有水冲脉、毛细血管搏动及股动脉或腘动脉枪击音等。

【X线表现】

1.心影呈主动脉型，以左心室增大显著，心腰凹陷。

2.主动脉常伸展和迂曲，扩张不十分显著。

3.左心衰竭时，可出现肺淤血、肺动脉段膨出、右心室肥大，甚至右心衰竭，及至全心增大。

4.特征性征象是左心室及主动脉搏动十分强烈，但出现左心衰竭时，左心室及主动脉搏动减弱。

当主动脉瓣狭窄伴关闭不全时，一般多以关闭不全为主。左心室增大及主动脉增宽的程度较单纯狭窄或关闭不全为重。X线难以判断两者是否共存，需结合临床病史和体征。

（六）二尖瓣狭窄伴主动脉瓣病变

【临床表现】

病人大多表现为二尖瓣病变的症状，有心悸及强烈的心脏搏动等不适感。少数在心绞痛检查时除发现二尖瓣狭窄的杂音外，有主动脉关闭不全的杂音即胸骨左缘第3、4肋间可闻及舒张期杂音，以及舒张压低、脉压宽，有水冲脉、毛细血管搏动及股动脉或肱动脉枪击音等。

【X线表现】

二尖瓣狭窄伴单纯主动脉狭窄，则主动脉狭窄的征象都不明显，仍显示为二尖瓣狭窄的X线表现。影响心脏形态改变的是伴有主动脉瓣关闭不全，除有二尖瓣狭窄的表现外,尚有左心室扩大及肥厚、主动脉的扩大及伸长、左心室及主动脉的搏动也显得十分强烈,这是与二尖瓣狭窄合并关闭不全的 X 线区别处。如果病变以主动脉关闭不全为主,则可以完全表现为主动脉关闭不全的心脏形态。X 线诊断应注意结合临床体征。确诊需超声检查和主动脉造影。

(七)二尖瓣病变合并三尖瓣病变

二尖瓣病变可为狭窄或狭窄伴关闭不全。三尖瓣病变大都为相对性的关闭不全。

【临床表现】

临床除了二尖瓣病变的症状和体征外,在胸骨左缘第 3～5 肋间听到响亮的收缩期杂音。

【X 线表现】

1.心影中、重度增大,呈三角形或烧瓶状;左心房、右心室增大较著,并可见二尖瓣病变的其他表现;右心房显著增大,左前斜位心前上缘膨出是其特征。

2.有时可见上腔静脉扩张及收缩期搏动。

3.右心缘下部搏动增强。

(八)多发性瓣膜病变的 X 线诊断原则

多发性瓣膜损害亦称联合瓣膜病。在长期的风湿性心内膜炎中,同时累及二尖瓣和主动脉瓣者,远较只累及一个瓣膜者常见。对于两种或两种以上的瓣膜损害合并存在时,如二尖瓣、三尖瓣和主动脉瓣均有病变,心影可重度增大,或由于某一瓣膜病变重而出现以此为主的 X 线征象,应结合临床和其他检查综合判断。目前,超声检查可予确诊。

(九)手术后的 X 线表现

1.手术后心、肺的即时改变 手术后当天或第 2、3 天内摄片,主要观察手术后肺扩张和胸腔积液情况、有无肺炎等并发症。一般都有心脏手术后反应性普遍性增大,原心脏弧度变形,上纵隔增宽,多在数天内即有改善。不应出现肺不张或残留空腔,可有心包和纵隔积气,胸腔积液或血最终可发展为胸膜肥厚粘连。

2.心脏手术后好转的表现

(1)心脏缩小:半数以上病人,手术后半月即开始心脏普遍性缩小,两个月内最显著,有的半年内仍可继续缩小,1 年后基本稳定。左心耳处由于手术缝扎的缘故,原来明显突出的心耳消失或变平坦,并不表示左心房缩小。如手术后心功能未得到改善、术后房颤存在、术前有显著的肺动脉高压以及术前心脏巨大者,术后心脏缩小都不甚显著。

（2）肺循环改善：心脏手术后，肺循环迅速得到改善，首先是间质性肺水肿很快消失，尤其轻度者可在数日内消失。右下肺动脉横径缩小，部分可在半月内恢复正常，两个月内恢复最快，以后基本稳定。右上肺静脉可以变细，但往往不能恢复正常，有的半年至1年后才逐步恢复。间隔线因其内有纤维化等改变，大多不能消失。

3.心脏手术后恶化的表现

（1）二尖瓣再度狭窄：常由于分离之二尖瓣或置换的瓣膜上，又出现赘生物使二尖瓣粘连或瓣孔堵塞狭窄。表现心脏继续增大，尤其左心房增大较著。肺淤血加重，或继续出现肺动脉高压现象。

（2）二尖瓣关闭不全：因二尖瓣分离过度，或生物瓣缝针处撕裂，或因心内膜炎后瓣叶破损、乳头肌腱索断裂等所致。心脏手术后急骤增大，特别是左心室增大为著，左心房亦在不断增大。肺淤血明显。

（3）三尖瓣相对关闭不全：是由于二尖瓣再度狭窄或关闭不全，导致肺动脉高压，继而右心室扩大所致。除二尖瓣再度狭窄或关闭不全的表现外，右心房亦增大。

（4）其他：如心腔内出现大量赘生物，可阻塞某一瓣口，出现相应心脏房室的增大。

二、老年人退行性心脏瓣膜病

本病又称为老年性心脏瓣膜病、老年钙化性心脏瓣膜病。它是既往无心脏瓣膜病变，随着年龄的增加，心瓣膜结缔组织退行性变、纤维化、钙化所引起的瓣膜和（或）其支架功能异常的一组心脏病。它是老年人常见的心脏瓣膜病，也是老年人心衰和猝死的重要原因之一。

【病因病理】

在40岁以后心脏瓣膜可发生胶原的退行性变，钙与脂质沉积于瓣膜，以瓣环与纤维层为主，沉积引起纤维化和钙化。导致主动脉粥样硬化之易患因素如高脂血症、高血压和糖尿病等，也是导致瓣膜退变、钙化的易患因素。心脏瓣膜退行性变、纤维化和钙质沉着导致瓣膜增厚、弹性消失和运动受限，以及瓣膜支架的支托和约束力降低，因而导致瓣膜的开放或（和）关闭功能异常。由于主动脉病变主要影响瓣膜，二尖瓣病变主要影响瓣环，故主动脉瓣病变以狭窄为主，二尖瓣病变以关闭不全为主。钙化斑块可压迫或破坏心脏传导系统而引起心脏传导阻滞、心律失常甚至猝死。本病最终可导致左心衰竭。

【临床表现】

本病早期可无症状,体检偶尔可发现,在心功能代偿期可有心悸、劳力性呼吸困难。左心衰竭则出现相应的临床症状。亦可出现心绞痛、晕厥、心律失常甚至猝死。在受累瓣膜听诊区约半数听到杂音。

【影像学表现】

本病主要侵及左侧心瓣膜。主动脉瓣病变较二尖瓣病变发展早。主动脉瓣以狭窄为主,二尖瓣以关闭不全为主。影像学检查,尤其是超声心动图或多普勒二维超声图表现为增厚的瓣膜、瓣环反射增强,而且无粘连。X线表现为左心肥大,少数可在主动脉瓣和(或)二尖瓣处见到斑片状、线状或带状钙化影;合并左心衰竭可见肺淤血等相应的X线表现。总之,X线检查有左心肥大的老年人,在排除了高血压等病的情况下应考虑到本病。结合主动脉瓣区收缩期杂音多可判断。但X线检查有一定局限性。

三、冠状动脉粥样硬化性心脏病

所有由心肌供血失调而引起的心脏病变统称为缺血性心脏病。最常见的缺血性心脏病为冠状动脉粥样硬化所致的冠心病,约占95%。国内外均认为缺血性心脏病和冠心病可作为同义词应用。

【病理】

动脉粥样硬化为常见的一种动脉硬化类型,主要发生在内膜。其特点为受累动脉的内膜有脂质的沉着,引起内膜增生,其后内膜与中膜均逐渐退化与钙化。冠状动脉粥样硬化有4个阶段:①脂质浸润前期。②脂点、脂纹和粥样斑块形成。③由粥样斑块发展成纤维斑块,此时有钙化发生。④复合性斑块:斑块中央脂质坏死,内膜破溃形成粥样溃疡,血小板聚集,可形成血栓。早期的脂点、脂纹乃至中心斑块可以自然消退,即使形成纤维性斑块也可在一定时期相对稳定。

冠状动脉粥样硬化斑块主要含以下成分:①以平滑肌细胞、巨噬细胞和淋巴细胞为主的细胞成分。②以胆固醇为主的脂质成分(粥样成分)。③胶原纤维等细胞外间质成分。动脉粥样硬化斑块破裂及其伴随的血栓形成是引起冠脉狭窄或闭塞的重要病理基础。脂质斑块最易破裂,这种易碎斑块具有斑块内部细胞外胆固醇含量高、脂质核心大、覆盖斑块的纤维帽薄、炎性细胞浸润使纤维帽易损伤的特征。并可呈多灶性。钙化斑块其钙化可位于中心或周边。

冠状动脉狭窄分为 4 级：Ⅰ级：狭窄在 25％ 以下。Ⅱ级：狭窄在 25％～50％。Ⅲ级：狭窄在 51％～75％。Ⅳ级：狭窄在 76％ 以上。当狭窄达Ⅲ～Ⅳ级时，冠状动脉的血液供应和心肌耗氧之间失去平衡，产生供血不足，临床出现心绞痛等症状。轻度心肌缺血，心肌细胞出现变性、肿胀，但随着侧支循环的代偿，此时是可逆的。如缺血进一步加重，则心肌细胞可出现缺血性坏死。如坏死仅限于心内膜下，称为心内膜下心肌梗死（非穿壁性心肌梗死）；如超过心壁的 1/2 以上，则称为穿壁性心肌梗死。心室壁瘤、心室破裂、室间隔穿孔和乳头肌断裂等是冠心病心肌梗死的重要机械并发症。

冠状动脉粥样硬化病变主要累及冠状动脉的大分支和其近端，好发于左前降支近、中 1/3，右冠状动脉中 1/3，其次为回旋支。常见两支以上的多支病变。

【临床表现】

1.无症状性心肌缺血　患者无症状，但静息、动态时或负荷试验心电图有 ST 段降低、T 波减低、变平或倒置等心肌缺血的客观依据；或心肌灌注不足的核素心肌显像表现。

2.心绞痛　包括劳力性和自发性，有发作性胸骨后疼痛，为一过性心肌供血不足所致。

3.心肌梗死　症状严重，由冠状动脉闭塞致心肌急性缺血性坏死所致。

4.缺血性心肌病　表现为心脏增大、心力衰竭和心律失常，为长期心肌缺血或坏死导致心肌纤维化所致。临床表现与扩张型心肌病类似。

5.猝死　多为心肌局部发生电生理紊乱，引起严重室性心律失常所致。

【X 线表现】

平片检查对冠心病的"定性"诊断无任何帮助。冠状动脉造影有定性价值。冠状动脉 CT 成像（CTA）有重要参考价值。

1.冠心病可有以下 X 线表现

（1）隐性冠心病和心绞痛者心肺正常，其中少数病例记波摄影可有局限性搏动减弱。

（2）心肌梗死主要表现为梗死区搏动异常，可为典型的矛盾运动、搏动减弱或消失等。还可有肺淤血、间质性肺水肿等左心衰竭表现。

（3）心衰或较重的心肌缺血、梗死可有心脏增大，以左心室为主。其心影多呈主动脉型。

（4）心肌梗死后综合征。

（5）心室壁瘤。

(6)室间隔穿孔和乳头肌断裂,亦有肺静脉高压和肺水肿征象。

(7)冠状动脉钙化,呈斑点状、条状或不规则轨道状。

(8)冠状动脉造影:管腔不规则或充盈缺损;不同程度管腔狭窄;管腔阻塞。

2.冠状动脉钙化三角　是指后前位胸片上位于中左心缘上的一个有钙化影的三角区域,冠状动脉钙化发生率最高的左前降支和左旋支的近侧部分位于此三角区内,故称为冠状动脉钙化三角。此三角区的边缘内侧为脊柱,外侧为左心缘,下缘水平线(在左心室的"肩"平面上)。在后前位胸片上该区域有平行的线状钙化影时,则为阳性征,说明冠状动脉有粥样硬化,同时钙化的量与动脉粥样硬化的严重程度有直接关系。

在观察钙化三角征时,须与左下支气管和淋巴结钙化,以及肋软骨钙化鉴别。鉴别的方法应根据其不同的区域、形状和延伸方向进行分析。摄片的技术因素等对钙化的显示影响较大。结合荧光增强透视或计算机体层摄影检查可提高钙化的显示率。

3.心肌梗死后综合征　为一种较少见的并发症。多发生在梗死后2周至数月,多在2～16周后。显示为心包炎、胸膜炎和肺间质炎3主征。其发病机制不明,可能与梗死后的体液免疫、细胞免疫有关,还有可能与梗死后的病毒感染(心脏内静止或潜在的病毒在梗死后激活)、抗凝药物有关。

X线表现心影迅速增大,尤其在无心衰的情况下,有心包积液征象。较多的病例并有肺间质炎和(或)肋膈角及叶间的少量积液。有时只有肺或(和)胸膜改变,心影不见增大。这时须注意同肺梗死或感染鉴别。

4.心室壁瘤　又称心室膨胀瘤,为心肌梗死的并发症。真性室壁瘤为心肌梗死后室壁变薄,由于心腔内压力而向外膨隆,X线平片见局限性隆起,边缘较光整,发生部位多在左室前壁。假性室壁瘤系由于肌壁穿孔,形成包裹性血肿并与心包粘连,以及大量附壁血栓形成,所以表现密度不均匀且边缘呈波浪状不规则改变,发生部位多左室膈面(后侧壁)。

心室壁瘤的主要X线诊断征象为:①左室缘有明显的局限膨出;②不寻常的左心室增大;③左室缘搏动异常,局部反向或矛盾运动,或搏动减弱、消失等;④左室缘钙化;⑤左室缘与纵隔及心包粘连。以上①为主要征象,②～⑤为次要征象。所谓不寻常的左室增大,系指增大的左室边缘不规则,呈波浪状或轻微膨隆,或某部如心尖呈不均匀增大等。

四、高血压性心脏病

高血压是一种较常见的临床病症。我国该病发生率约为 5％左右,以中老年较高。80％～90％的高血压可能由高级神经中枢活动紊乱引起。另有 10％～20％则继发于其他疾病,如肾脏、内分泌、心血管和颅脑疾患等,称为症状性高血压或继发性高血压。由高血压导致的左心室或全心增大,甚至心功能不全,称为高血压性心脏病。

【病理】

原发性高血压的基本病理改变为全身小动脉广泛痉挛和由此而产生的周围循环阻力增加。动脉血压升高,从而使左心室负荷增加、室壁肥厚、心腔扩张。左心功能代偿不足时,导致肺静脉高压、间质性肺水肿和左心衰竭。主动脉因管腔内压力增高而发生张力性扩张,最终可发生主动脉壁退行性改变,且易继发粥样硬化。

【临床表现】

在功能代偿时期,症状多不明显。可有心悸、头痛、头晕、乏力、失眠、易激动等。心衰后出现相应表现。心尖区或主动脉瓣区可听到收缩期杂音。

【X 线表现】

高血压心脏病的 X 线表现如下:

1.心脏改变　早期由于心肌向心性肥厚,心脏外形、大小改变不著;中期左心室明显增大,心尖向左下延伸,相反搏动点上移;晚期左心室显著增大,左心缘可达侧胸壁,同时推移心脏似向右侧增大。

2.大血管改变　主动脉扩张,主动脉结突出,主动脉延伸纡曲。

3.左心衰竭　出现肺淤血、间质性甚至泡性肺水肿乃至左心房和右心增大、右心衰竭表现。

总之,典型高血压性心脏病的 X 线表现为左心室增大、主动脉增宽、心腰部显示凹陷,呈典型的主动脉型心脏,如心衰并右心室增大则呈主动脉-二尖瓣型。

五、肺源性心脏病

肺源性心脏病是由于肺组织内或肺动脉及其分支内原发性病变,使肺循环阻力增加,引起肺动脉高压,最后导致右心增大及右心衰竭的一组疾病。

【病因病理】

急性肺心病在我国较少见。它主要由于大块或大量多发的肺动脉血栓或广泛的急性压迫性肺不张等引起。

慢性肺心病的病理基础是肺部慢性疾病,常为慢支的后果。

1.慢支常并发支气管周围炎及肺炎,累及附近的肺动脉及支气管动脉则引起肺小动脉的狭窄。

2.肺气肿时,肺泡内压力升高,同时可有肺泡壁破裂,使肺毛细血管床减少,从而造成肺泡内缺氧和二氧化碳潴留,使肺小动脉痉挛收缩,形成肺动脉高压。

3.一些肺部广泛的疾病,如广泛的肺结核、肺不张、肺大疱、支扩、尘肺、支气管哮喘,以及广泛的胸膜改变、胸廓畸形、肺叶切除较多或胸廓成形术后都可引起肺泡通气不足而导致缺氧,使肺小动脉痉挛收缩,形成肺动脉高压。

4.长期的肺动脉高压和血管痉挛又可引起肺小动脉肌层肥厚、内膜灶性坏死、瘢痕纤维增生和玻璃样变,使血管腔器质性狭窄,使肺动脉压进一步升高。

5.长期的肺动脉高压可使右室肥厚扩大以至右心衰竭。总之,各种肺部原因所致的肺换气不足而出现的缺氧,进而所致的肺小动脉痉挛是慢性肺心病的发病基础。

【临床表现】

急性肺心病患者可出现呼吸困难、发绀、胸闷及窒息感,以后可有剧烈咳嗽、咯血、胸痛,严重者可有休克。慢性肺心病患者多有慢性咳嗽及咯痰史,当上呼吸道发生感染或肺炎时,可诱发呼吸衰竭或心力衰竭,出现心慌、气急、呼吸困难、发绀、颈静脉怒张、肝大甚至腹水、下肢水肿、心率快等。

【X线表现】

急性肺心病表现为心脏突然增大,肺动脉段凸出和上腔静脉或奇静脉扩张等。慢性肺源性心脏病主要为肺部慢性病变、肺动脉高压及右心室增大。

1.肺部病变　最常见的为慢支并肺气肿;亦可见有其他广泛肺组织破坏改变,如广泛肺结核、肺不张、肺大疱、支扩、尘肺、广泛的胸膜改变,以及胸廓畸形等。

2.心脏改变　主要为右心室增大。左心室增大常为心衰的结果。右心房增大不多见,主要由于右心室压力长期增高,右心房排血困难、负荷加重的结果。

3.肺动脉改变　肺动脉高压是肺心病的特征。表现为肺动脉段隆突、右下肺动脉宽度>15mm,外围动脉骤然变细、肺门血管搏动可增强。

总之,慢性肺源性心脏病的X线诊断,应根据肺、心两方面改变进行全面分析,尤其对肺动脉高压和右心室增大作出明确判断,是诊断本病的关键。在肺心病的早期,心脏外形改变不显著。肺气肿显著者的心脏外形甚至缩小,这时对肺动脉高压的判断更显重要。一旦心脏急骤增大、肺内淤血,即为心衰现象。有时心脏呈梨形,肺内有淤血很像二尖瓣心脏病,但左心房不大,可以鉴别。

六、高原性心脏病

高原地区大气压及氧分压低。人进入海拔较高地区(一般在海拔 3000 米以上)后,身体对高原缺氧不适应,称为高原适应不全。此症可影响神经、血液循环、消化等系统。影响到心脏功能方面则称为高原性心脏病。小儿及老年人发病较多。

【病理】

由于氧分压低,机体缺氧,可引起以下 3 种情况:

1.肺小动脉痉挛,最终可导致肺动脉高压,右心负荷加重,出现右心衰竭,这是高原性心脏病的主要病理改变。

2.冠状动脉痉挛加重,心肌缺血缺氧。

3.缺氧促使血液循环增快、红细胞增多、血液黏稠度增加,导致左心室负荷加重、左心室肥厚扩张,出现左心衰竭。

【临床表现】

都发生在由平原迁居高原的人中。急性高原性心脏病多发生于移居高原或在高原出生的小儿(其父母为移居者),3 岁以内的乳幼儿发病率最高。发病时间最常见于进入高原后 10 天～1 年内者,呼吸道感染及腹泻常为其诱因。成人往往经过半年到数年的过程,个别在 12 年以后。临床症状小儿及成人有所不同,小儿发病年龄较早,病情进展快,发病初期可出现哭闹不安、不能入睡,然后多数为右心衰表现,年长儿表现类似成人。成人起病较小儿缓慢,常发生于初入高原的过程中或到达高原后短期内发病,尤多见于突然从平原到高原者,常因呼吸道感染或体力活动后诱发,出现心悸、气促、咳嗽、呼吸困难,水肿等,与小儿相比,左心衰症状较为明显,严重者因急性左心衰竭可突然死亡,常因急性心肌缺氧所致。

【X 线表现】

主要变化是肺动脉高压及心脏增大,有时出现右心衰竭。在成人中以肺动脉高压为主,在小儿中以心脏增大为主。X 线表现主要为肺动脉段凸出,有的可呈动脉瘤样隆突,搏动增强,右肺下动脉干扩张,也有中心肺动脉扩张而外周分支突然变细,故呈截断现象或呈残根状改变。肺门影扩大,肺纹增多、增粗或呈网状。心脏扩大者占 $66.3\%\sim95\%$,主要以右心为主,心尖上翘或圆凸,也有以右心为主的全心扩大,单纯左心增大者甚少。小儿常呈球形,搏动减弱;小儿肺野表现为肺充血;上腔静脉影多增宽。本病与其他疾病的鉴别主要靠高原居住史。

七、梅毒性主动脉炎和梅毒性心脏病

梅毒性心脏病为晚期梅毒的重要并发症。一般在感染后 $15\sim20$ 年发病。

【病理】

梅毒螺旋体侵犯循环系统主要引起主动脉炎,其次为主动脉瓣关闭不全。病原体侵犯主动脉壁内的滋养血管引起特殊的炎症,主要侵犯主动脉中层的肌肉和弹力纤维,继而被纤维结缔组织所替代,逐渐形成瘢痕,其内可有钙盐沉着。梅毒性主动脉炎多累及升主动脉,弓部次之,降主动脉和腹主动脉很少受累。主动脉病变向近侧发展,侵及主动脉环、使之扩大,造成主动脉关闭不全,并出现相应的心脏改变。可影响冠状动脉并使其狭窄或闭塞。心肌树胶样肿极为罕见。

【临床表现】

单纯主动脉炎大多无症状,偶有胸骨后不适或钝痛;并可在主动脉瓣区听到收缩期杂音。早期或轻度关闭不全一般无症状,或有活动后心悸;以后左心功能不全,可有心悸、气短等症状;听诊在胸骨右缘第二肋间或胸骨左缘第三、四肋间有双期杂音。有冶游史或下疳史。血清康华反应阳性。

【X 线表现】

1.梅毒性主动脉炎　升主动脉轻度或中度扩张,呈弧形向右凸出,但伸展纡曲并不显著。如伴有粥样硬化则例外。病变严重时轮廓不规则,凹凸不平,呈波浪状。主要侵犯升主动脉的近心段,但也常累及升主动脉及弓部。约 1/4 的病例在上述部位可见连续的线条状钙化。梅毒性主动脉瘤多在胸部,而以主动脉升部和弓部多见。

2.梅毒性主动脉瓣关闭不全　左心室扩大,主动脉增宽,心影呈主动脉型;左心室和主动脉搏动增强。如出现左心衰竭则可见肺淤血和肺水肿。如侵及冠状动脉且心肌缺血较重可见心脏显著增大,并可迅速发展成心力衰竭。

总之,在中老年患者中有主动脉轮廓不规则增宽,胸主动脉瘤,升主动脉线条状钙化或主动脉关闭不全,又不伴有其他瓣膜病变时,结合病史要考虑到梅毒性心血管病可能。

八、扁胸综合征

又称"直背综合征"、"假性症心脏病"。直背综合系由于胸段脊柱变直所致。虽然在正常人的胸片中亦有不少人胸段脊柱后曲消失,但其前后径并不小,临床听诊也无心脏杂音。从这种意义上讲,直背不一定都是扁胸,并且胸骨和剑突凹陷同样可使胸廓前后径缩小,从而产生类似"直背"所导致的综合征。因此,"扁胸综合征"的命名更为合适。

【临床表现】

由于胸廓前后径变窄,使心脏置于狭小的胸骨与胸椎之间,从而产生一系列症状。胸骨左缘第2～3肋间可听到1～4级收缩期杂音,P_2亢进。有的患者有活动后心慌、胸闷、头晕、乏力等症状,有的则无自觉症状。心脏杂音是由于右心室流出道紧贴前胸壁,致使正常生理喷射性音响易于传导出来所致。心电图、超声心动图大多正常。

【X线表现】

肺血无明显改变。心影可向左偏移,呈二尖瓣型。肺动脉段轻凸或平直。心胸比偏大。侧位片可见胸廓前后径变小,尤以T_8平面显著。流出道紧贴前胸壁。假设T_8前缘至胸骨后缘的距离为A,骨性胸廓左右最大径为B,那么A：B＜1：3,而且心脏听诊有杂音,为诊断本病的两个必备条件。但必须排除其他器质性心脏病。

九、心肉钙化的识别

1.**瓣膜钙化** 以二尖瓣最常见。二尖瓣和主动脉瓣同时出现钙化,几乎均见于风湿性心脏病。单纯主动脉瓣钙化可为先天性或退行性;肺动脉瓣和三尖瓣钙化极少见。

2.**二尖瓣环钙化** 主要由退行性变所致。

3.**冠状动脉钙化** 见于冠心病。

4.**左心房钙化** 少见,多见于风湿性心脏病。

5.**心肌钙化** 最常见于心肌梗死。

6.心内肿瘤钙化　少见。

在正位上,由左心缘相反搏动点画一条假想斜线与中线成 45°,向右下引至右心缘。二尖瓣钙化多在此线下方,主动脉瓣钙化多在此线上方。在左前斜位 45°～50°,画两条垂直线,将心影分成三等分,其中二尖瓣钙化在后,主动脉瓣钙化居中。

第三节　冠状动脉硬化性心脏病

冠状动脉粥样硬化性心脏病简称冠心病(CHD)是一种严重威胁人类健康的常见病和多发病,居全世界人类死因的第一位,其中发达地区冠心病居死因第一位,发展中地区居第二位。本病多发于年龄大于 40 岁的人群,男性多于女性,近年有逐渐年轻化的趋势。

动脉粥样硬化病变按其发展过程可分为脂纹、纤维斑块、粥样斑块和有并发病变的病灶四种类型。动脉硬化病灶由细胞、结缔组织和脂质构成,在其不同发展阶段,这三种成分的含量不同。随病变进展斑块增大,互相融合,引起动脉管腔狭窄以致阻塞。斑块也可形成溃疡,并继发血栓形成,造成血管阻塞。冠状动脉粥样硬化累及左冠状动脉者多于右冠状动脉,左冠状动脉又以前降支受累最为多见,位于左、右冠状动脉主干血管内的病灶多于分支血管。

按照其临床表现和心电图改变,冠心病可分为五种临床类型:

1.隐匿型或无症状型　患者无临床症状,冠状动脉有轻度狭窄,心电图可出现心肌缺血改变。

2.心绞痛型　患者有发作性胸骨后或心前区剧痛,为一过性心肌供血不足所致,服用硝酸甘油能缓解疼痛。

3.心肌梗死型　冠状动脉重度狭窄或闭塞引起心肌严重缺血,患者出现剧烈持久的胸骨后疼痛,心电图有进行性 ST-T 改变和病理性 Q 波,血清心肌酶活性升高,常伴发心律失常、休克和心力衰竭。

4.缺血性心肌病型　长期心肌缺血导致心肌变性、纤维化,患者的主要临床表现为心力衰竭,常伴有心律失常,心腔尤其是左心室进行性扩大。

5.猝死型　患者突发心脏骤停而猝死,多为心肌缺血引起电生理紊乱,传导功能障碍,发生严重心律失常所致。

而按照世界卫生组织的分类,还可将冠心病分为原发性心脏骤停、心绞痛、心肌梗死、缺血性心脏病中的心力衰竭和心律失常五类。

一、冠状动脉病变

【概述】

动脉粥样硬化是冠心病的病理基础,由于动脉粥样硬化斑块的存在,导致冠状动脉分支的狭窄甚至闭塞,是引发冠心病的主要原因。因此,显示冠状动脉本身的病变,在冠心病的诊断中,占有非常重要的地位。

【影像学表现和诊断】

1.X 线冠状动脉造影　　X 线冠状动脉造影是诊断冠状动脉病变最准确的影像学手段。通过动脉插管,进行选择性冠状动脉造影,向冠状动脉管腔内注入对比剂,可以反映相应冠状动脉分支的管腔情况,显示冠状动脉狭窄、闭塞及痉挛等病理状态。冠状动脉造影包括左冠状动脉造影和右冠状动脉造影,分别显示左、右冠状动脉及其分支的情况。

冠状动脉造影的异常所见主要为血管分支的狭窄和闭塞。一般应用目测动脉直径法判定狭窄,以所显示冠状动脉在各个体位中狭窄程度最重的图像为准,计算狭窄段血管直径减少的百分比,作为评价冠状动脉狭窄的量化指标。在狭窄严重程度的判定上,临床通常将狭窄程度进行简化,将狭窄 1％～25％定为 25％狭窄,26％～50％为 50％狭窄,51％～75％为 75％狭窄,76％～90％为 90％狭窄,91％～99％为 99％狭窄,以及 100％狭窄即闭塞。也有将血管狭窄分为轻中重度,50％以下为轻度,51％～75％为中度,76％以上为重度。同时,根据累及左前降支、回旋支和右冠状动脉这三支血管的数目,可划分为单支病变、双支病变和三支病变。左主干病变通常计为左前降支和回旋支两支的病变。冠状动脉造影中冠状动脉狭窄的形态学描述包括:向心性狭窄、偏心性狭窄、局限性狭窄、管状狭窄、弥漫性狭窄、管腔不规则、管腔闭塞等。

冠状动脉硬化的其他基本病变还包括:冠状动脉瘤样扩张或动脉瘤形成、动脉粥样斑块溃疡、血栓或栓塞、冠状动脉钙化、侧支循环形成。

2.CT　　受扫描速度的限制,只有多层螺旋 CT(MSCT)和电子束 CT(EBCT)才能用于冠状动脉检查,螺旋 CT 检查冠状动脉主要在多排(或称多层)螺旋 CT 应用以后,尤其是最新问世的 64 层螺旋 CT、以及稍早的 16 层螺旋 CT 临床应用后,才真正使螺旋 CT 成为一种检查冠状动脉的实用临床检查手段。应用 CT 检查冠状动脉包括平扫的冠状动脉钙化评价和应用对比剂进行冠状动脉 CTA 两种方法,此外,根据心动周期不同时相所采集的数据,还可以获得有关心室运动功能的信息,进行心功能测定。

冠状动脉钙化评价是应用 CT 检测冠状动脉钙化,并进行定量分析,从而间接判断冠状动脉狭窄程度,以及评估患者发生冠心病的危险性。冠状动脉钙化的计分方法由 Agaston 于 1990 年首次报告,之后一直为学术界沿用。目前的 EBCT 和多层螺旋 CT 均配有自动的冠状动脉钙化计分计算软件,操作者确定冠状动脉钙化后,计算机可以自动计算冠状动脉各分支的钙化计分,各支血管钙化计分之和即为冠状动脉钙化总分。大量研究证明冠状动脉钙化与冠状动脉狭窄间有直接关系,冠状动脉钙化的计分与冠状动脉狭窄的程度呈正相关。冠状动脉钙化预测冠状动脉狭窄有着较高的敏感度和特异度。

EBCT 的冠状动脉 CTA 一般采用心电触发的步进容积扫描,扫描层厚相对于多层螺旋 CT 来说略厚,其层面内空间分辨力也比较低(1.2mm),因此其显示冠状动脉狭窄的能力仅限于冠状动脉近段,且很容易造成假阳性。此外,EBCT 价格昂贵,普及性较差,临床应用受到很大限制。目前临床多应用多层螺旋 CT 进行冠状动脉 CTA 检查。螺旋 CT 冠状动脉 CTA 一般采用屏气扫描,行回顾性心电门控重建图像。以目前扫描速度最快的 64 层螺旋 CT 为例,旋转时间达到 0.35 秒/圈,5 秒钟即可完成冠状动脉扫描。进行回顾性心电门控重建图像时,可应用心动周期的不同时相,可以根据不同心电时相对冠状动脉分支显示情况进行比较,从中选择最佳的时相来分别重建出冠状动脉各个分支的图像。可将横轴位图像进行三维后处理,经常用于冠状动脉图像重组和观察的处理技术主要包括最大强度投影(MIP)、多平面重建(MPR)、容积再现技术(VRT)以及曲面重建(CPR)。

冠状动脉 CTA 可以清楚显示冠状动脉主干、甚至 3～4 级分支,因而可以对冠状动脉硬化病变做出较准确的评价。目前 64 排多层螺旋 CT 的各向同性空间分辨力已可达到 0.4mm 以下,显示冠状动脉形态及病变均可达到满意的效果。同时,与传统 X 线冠状动脉造影比较,多排螺旋 CT 对冠状动脉分支的位置的定位更为准确,除显示冠状动脉管腔病变外,还可显示血管壁情况,以及周围组织结构。冠状动脉 CTA 所显示的病变类型与 X 线冠状动脉造影相同,更高分辨力的图像还可能对冠状动脉斑块的性质进行识别,从而判断粥样斑块的危险系数。

3.MRI　进行 MRI 冠状动脉成像,目前应用较多的技术包括亮血的快速三维对比增强梯度回波序列和暗血的脂肪预饱和、磁化传递预饱和等技术。MRI 冠状动脉成像临床应用的主要问题包括:①通常仅能显示冠状动脉开口及近中段,对直径小于 3mm 的血管缺乏分辨能力;②仍然不能完全消除呼吸和心脏收缩引起的伪影;③受心包脂肪垫高信号的干扰,影响图像质量;④若迂曲血管超出扫描层厚覆盖的范围,则导致显示的冠状动脉管腔不连续。文献报道的 MRI 评价冠状动脉狭窄的特异度和敏感度差异较大,而且总体水平不够高,但是 MRI 完全能满足冠状动脉先天性畸形诊断的需要。

【影像学检查的评价】

目前,X 线冠状动脉造影仍旧是诊断冠状动脉病变的"金标准",通过多体位观察,可以对冠状动脉的狭窄以及闭塞病变做出明确诊断,并可了解冠状动脉的侧支循环情况。但是应该注意,诊断冠状动脉分支闭塞尚有一定难度,需要与正常变异进行鉴别。而造影导管的遮挡有时也可能影响对病变的观察,注意进行多体位观察,才能有效防止遗漏病变。此外,需要与冠状动脉硬化病变进行鉴别者,还包括心肌桥和冠状动脉痉挛等。

多排螺旋 CT 目前在冠状动脉评价方面应用较多,但其评价结果受较多因素影响。首先该技术对患者屏气配合和心律的要求较高,对某些患者而言,还需要进行呼吸训练或采用吸氧等方法来保证扫描顺利。心律不齐也是严重影响冠状动脉 CTA 检查质量的重要不利因素,需要在扫描前进行药物纠正,如果被检查者的心率过快,就必须进行心率控制,否则可能导致所获图像发生错位,引起误诊。在图像重建时,医生还需要仔细寻找对冠状动脉分支显示最佳的时相,否则可能因图像质量差,引起假阳性结果。总体看,多排螺旋 CT 冠状动脉 CTA 检查评价冠状动脉的准确度尚不及 X 线冠状动脉造影,主要是 CTA 容易出现假阳性,但是其阴性结论的可靠性很高,由于 CTA 为无创伤检查手段,因此,对冠状动脉病变的筛选具有重要意义。目前,发达国家已经将冠状动脉 CTA 作为筛查冠心病的重要手段,其国内应用也不断扩展,随设备普及率的提高,将其广泛用于冠状动脉病变的筛查只是时间的问题。MRI 冠状动脉成像的效果尚不及 CT,目前仍然处于临床研究阶段。

二、心肌梗死及其并发症

心肌梗死(MI)是冠心病的严重类型,是指持续而严重的心肌缺血导致部分心肌坏死。按病变发展过程,心肌梗死主要分为急性和陈旧性两期。

(一)急性心肌梗死

【概述】

急性心肌梗死(AMI)一般是指起病后 4 周之内的心肌梗死。患者的主要临床表现为持久的胸骨后剧烈疼痛、急性循环功能障碍、心律失常、心功能衰竭、发热等,此外,还有血清心肌损伤标记酶及白细胞计数升高,和心肌急性损伤与坏死导致心电图的进行性演变。

【影像学表现】

1.普通 X 线检查　约半数病例的心脏有不同程度增大,以左心室增大为主,多呈"主动脉型"。发生心功能不全时,可有左心房和右心室增大。少数病例心脏呈"普大型"。若进行透视观察,有时可发现左心室缘区域性搏动减弱或消失。但搏动减弱或消失区与梗死的部位和范围不一定完全一致。

2.X 线心室和冠状动脉造影　X 线心室造影主要用于观察心室形态、大小、运动功能、主动脉瓣功能、有无室壁瘤、附壁血栓及室间隔破裂等并发症。急性心肌梗死在心室造影上主要表现为梗死心肌的节段性运动功能失调,包括:运动功能减弱、运动功能消失,以及矛盾运动等异常改变,运动异常的范围与冠状动脉造影所示病变血管的分布区基本一致。对心室舒张末和收缩末期容积进行定量分析,还可以计算心室射血分数(EF),主要表现为 EF 值下降。冠状动脉造影显示冠状动脉狭窄和闭塞病变。

3.CT　应用 EBCT 和 MSCT 可以对心室运动的不同时相进行成像,并了解心室的运动情况。急性心肌梗死在 CT 动态成像上表现为:局部心肌变薄,节段心肌收缩期增厚率减低,局部室壁运动功能异常(包括运动减弱、消失、矛盾运动和不协调),整体及节段 EF 值减低。应用 CT 心肌灌注成像,可以进一步发现缺血和梗死心肌。急性缺血和梗死的心肌的灌注曲线呈缓慢上升的斜线或类似于正常心肌但低小的曲线。

4.MRI　急性心肌梗死的 SE 序列所见包括:梗死区心肌信号强度增高,以 T_2WI 较 T_1WI 更明显;梗死室壁局限性变薄,判断标准为同一层面梗死区室壁厚度小于或等于其他正常室壁平均厚度的 65%;梗死室壁出现节段性运动减弱,邻近部心室腔内可有血流高信号,或附壁血栓,后者 T_1WI 呈较高信号,T_2WI 及号强度不变或略降低;Gd-DTPA 增强扫描,T_1WI 上梗死心肌呈高信号强化,其增强模式有四种:均匀强化、心内膜下强化、不均匀强化和环状强化。增强扫描有助于显示心肌梗死区,提高 MRI 诊断急性心肌梗死的阳性率。由于急性期附壁血栓无强化,增强扫描还有助于梗死心肌与血栓的鉴别。急性心肌梗死心肌高信号与邻近心室腔内缓慢血流的高信号之间界限常不清楚,但是进行同一层面收缩与舒张期图像的对比,有助于两者的鉴别。心腔内血流高信号随心动周期时相变化形态发生改变,而梗死心肌高信号形态不变。此外,对心肌运动的检查还可采用心肌标记技术,应用线或网格标定心脏,通过心脏收缩时标记线或网格的运动来显示正常与异常组织运动变化,从而可能定量评价心肌存活情况。

5.超声心动图 急性心肌梗死的二维超声心动图主要表现为室壁运动异常,梗死局部室壁膨出,运动消失或矛盾运动,收缩期局部室壁增厚率减低或消失。应用三维超声心动图,可以对心室功能作出更准确的评价,尤其是有明显室壁运动异常时,三维超声测量左心室容量和收缩功能的准确性要显著高于二维超声技术。此外,三维超声心动图还可通过彩色室壁动态技术显示心动周期中室壁运动幅度,对室壁运动幅度进行立体定量分析,估测心肌缺血范围。

6.核医学检查 核素心室造影可显示室壁运动异常和心功能异常。心肌灌注显像能提供心肌血流灌注的信息,诊断心肌缺血,但不能鉴别急性与陈旧性心肌梗死。通过注射^{99m}Te焦磷酸盐等梗死心肌显像剂,可以进行急性心肌梗死"热区"扫描。急性心肌梗死表现为局部放射性增高的浓集区。但心肌梗死"热区"显像剂在急性心肌梗死6至12小时才开始显像,不能用于超急性期诊断。

【诊断与鉴别诊断】

根据WHO的研究,具备以下三个特征中的两个即可诊断为急性心肌梗死:典型症状(即剧烈胸痛)、心肌酶升高和出现Q波的典型心电图表现。目前的认识中,三项标准中的心肌酶升高已改为心肌标记物和(或)心肌酶升高。在急性心肌梗死的诊断中,医学影像学主要提供更准确的定位、定量诊断,通常根据影像学表现作出急性心肌梗死的诊断并不困难。

急性心肌梗死主要应该与陈旧性心肌梗死相鉴别。虽然二者的临床表现和病程有明显差别,但是对已患陈旧心肌梗死再发胸骨后剧痛的患者,则必须鉴别再发急性心肌梗死还是陈旧心肌梗死合并心绞痛。此时心电图和心肌酶学改变无助鉴别,即使进行X线冠状动脉造影及心室造影也无法区分。但是,根据心肌的MRI信号,超声回声等,可以对两者进行鉴别。

(二)陈旧性心肌梗死

【概述】

陈旧期(梗死发病6周以后)心肌梗死的坏死心肌由纤维组织修复替代,为其病理基础。

【影像学表现】

1.普通X线检查 陈旧性心肌梗死与急性心肌梗死一样,在X线平片上缺乏特征性表现,可有不同程度心脏增大。

2.超声 陈旧性心肌梗死在二维超声心动图上表现为梗死部位室壁变薄、回声增强、运动减弱、消失或矛盾运动。

3.CT MSCT 所示陈旧性心肌梗死的征象与急性心肌梗死类似,亦表现为病变心肌变薄和运动异常。CT 心肌灌注扫描上,陈旧心肌梗死部位主要为瘢痕组织,缺少供血血管和血管床,其灌注曲线近于水平的直线。

4.MRI 陈旧性心肌梗死的 MRI 所见包括:梗死室壁节段性变薄,对同一患者而言,其变薄程度较急性期更重,显示此征象收缩期较舒张期更明显;变薄节段室壁心肌信号强度减低,以 T_2WI 更明显;变薄节段室壁收缩期增厚率异常,以收缩期增厚率下降(<30%)甚至消失多见,较大的病灶其周边可有收缩期增厚率增强的现象,与中心部收缩期增厚率下降并存;变薄节段室壁运动异常,多数为运动减弱。应用 SE 技术判断室壁运动状况,可以比较同一扫描层面收缩末期和舒张末期像,行 GE 电影 MRI 扫描动态观察室壁运动,更有利于显示此异常现象;合并附壁血栓,表现与急性期不同,陈旧血栓发生不同程度机化,SE 序列 T_1WI 多呈中等信号强度,与心肌相似,而 T_2WI 上血栓信号较心肌高;延迟增强扫描(注射对比剂后 30 分钟成像,坏死心肌显著强化。

5.X 线心室及冠状动脉造影 陈旧性心肌梗死在心室造影的表现上与急性心肌梗死类似,表现为室壁的节段运动异常,射血分数降低。冠状动脉造影显示冠状动脉狭窄和闭塞病变。

6.核医学检查 在心肌灌注显像上,陈旧性心肌梗死与急性心肌梗死类似,都表现为心肌灌注减低或缺损。心室造影可显示梗死心肌运动异常和心功能异常。

【诊断与鉴别诊断】

陈旧性心肌梗死根据临床病史及影像学表现比较容易作出诊断,在影像学方面主要应与急性心肌梗死鉴别,尤其是陈旧性心肌梗死合并心绞痛的患者。

(三)心肌梗死并发症

心肌梗死的并发症包括心律失常、心功能不全、心源性休克、心脏破裂、室间隔穿孔、乳头肌功能不全、心室室壁瘤、血栓形成与栓塞、心包积液以及梗死后综合征等。由于部分并发症缺乏典型影像表现,这里只讨论乳头肌功能不全、室间隔穿孔、心室室壁瘤以及梗死后综合征的影像表现。

乳头肌功能不全

【概述】

心肌梗死中乳头肌受累主要包括乳头肌断裂、乳头肌缺血和继发纤维化。乳头肌断裂病情较重,会引起急性二尖瓣关闭不全,导致急性进行性心力衰竭而死亡。乳头肌缺血和纤维化所致乳头肌功能不全则一般较轻,有不同程度二尖瓣反流,预后相对较好。

【影像学表现】

1.普通 X 线检查 心肌梗死并发乳头肌功能不全表现为二尖瓣关闭不全的征象,呈现不同程度左心室及左心房增大,可有肺静脉高压及肺水肿。

2.超声心动图 乳头肌功能不全时,二维超声检查可以发现乳头肌收缩性降低、纤维化、钙化以及腱索断裂。多普勒检查可发现左心室收缩期反流,证明二尖瓣关闭不全存在。

3.CT 乳头肌功能不全进行 MSCT 检查可以发现左心室及左心房的扩大,但 CT 显示房室瓣反流不敏感。

4.MRI 乳头肌功能不全的 MRI 表现与 CT 类似,但 MRI 可清楚观察二尖瓣反流,对乳头肌及二尖瓣瓣叶的显示亦优于 CT。

5.X 线心室造影 乳头肌功能不全时,左心室造影可显示不同程度的二尖瓣反流和二尖瓣脱垂,但无法区别乳头肌的缺血、纤维化或断裂。

【诊断与鉴别诊断】

根据急性心肌梗死的病史以及相应的影像学表现,我们可以对合并乳头肌功能不全作出诊断,但是还要与其他原因所致的二尖瓣关闭不全进行鉴别。

室间隔穿孔

【概述】

室间隔穿孔是急性严重贯通性心肌梗死的并发症,多发生于肌部室间隔,主要位于心尖部,其继发的心室间左向右分流,易引发急性心力衰竭造成患者死亡。

【影像学表现】

1.普通 X 线检查 室间隔穿孔在急性期表现为左、右心室扩大,以左心室为著,肺瘀血,肺水肿(提示左心功能不全),同时有肺血增多、肺动脉段突出和肺门舞蹈等左向右分流的征象。急性心功能不全控制以后,本病的 X 线表现以分流征象为主。

2.超声心动图 室间隔穿孔的主要超声心动图征象包括:室间隔突然断裂,为诊断本症的直接征象;穿孔大小随心动周期变化;超声造影可在右心室侧见到明确负性显影区;多普勒技术在破口处右侧可发现异常湍流。

3.CT MSCT 可显示室间隔中断,对比剂在左、右心室之间相连通。如注射对比剂后采用生理盐水充填右心,则可见经穿孔由左心室分流进入右心室的对比剂。

4.MRI　MRI可直接显示室间隔穿孔的形态,还可显示由左向右分流所致的湍流。

5.X线心室造影　室间隔穿孔左心室造影可见室水平左向右分流,左前斜位显示穿孔的部位、大小以及分流量。

【诊断与鉴别诊断】

室间隔穿孔的诊断并不困难,典型的影像学表现加上急性心肌梗死的病史,可以做出明确诊断。因为心功能不全的存在,注入对比剂的检查危险性相对较高,超声和MRI等无创性检查技术在这方面具有比较明显的优势。

心室室壁瘤

【概述】

心室室壁瘤是心肌梗死的常见并发症。室壁瘤形成是由于局部心肌坏死后,病变部位被瘢痕组织所取代,心肌纤维消失或仅有少量残余,心室壁变薄,收缩力减弱或无收缩力,所致的室壁膨出。室壁瘤多发生于左心室前壁及心尖部,也可见于后壁及膈面。

【影像学表现】

1.普通X线检查　心肌梗死并发室壁瘤时,表现为左心缘限局性膨凸,左心室增大且轮廓异常以及左心缘反向或矛盾运动。

2.超声心动图　室壁瘤的超声心动图特点为:局部室壁膨出;膨出部位室壁变薄,回声多增强;膨出部位室壁呈矛盾运动,收缩期增厚率消失;室壁瘤的最大径常为入口处横径;室壁瘤内膜与正常室壁部位的心内膜连续;室壁瘤内可见附壁血栓。

3.CT　室壁瘤的CT表现主要包括左心室壁变薄并局限膨出,室壁瘤部心肌反向运动或运动消失以及室壁瘤部室壁收缩期增厚率消失,可以同时有左心房室增大及附壁血栓所致心腔内充盈缺损。

4.MRI　室壁瘤的MRI所见包括:左心室壁节段性变薄范围较大,多累及三个以上节段,变薄程度较重;室壁瘤部室壁急性期呈高信号,陈旧期呈低信号改变;室壁瘤部室壁节段性反向运动或运动消失;室壁瘤部室壁收缩期增厚率消失;多合并左心房室扩大,以左心室明显,左心室舒张末期和收缩末期容量增加,左心功能受损严重;附壁血栓形成,其信号强度与心肌梗死合并血栓表现相同。

5.X线心室及冠状动脉造影　室壁瘤在心室造影上表现为心室某部分局限性扩张或膨凸,运动消失或矛盾运动。冠状动脉造影支配室壁瘤区域冠状动脉的狭窄和闭塞病变。

【诊断与鉴别诊断】

室壁瘤的影像表现很典型,结合心肌梗死病史不难诊断。室壁瘤主要需与假性室壁瘤鉴别,假性室壁瘤实际为室壁破裂后局部黏连并血栓形成,假性室壁瘤的瘤壁厚、开口小、瘤腔小且不规则,可与室壁瘤进行鉴别。

梗死后综合征

【概述】

梗死后综合征亦称 Dressler 综合征,较少见,多发生于急性心肌梗死后数日到两个月左右,其发病原因尚不明确。临床表现包括发热、胸痛、白细胞增多、血沉增快,多数患者可闻及心包摩擦音。

【影像学表现】

1.普通 X 线检查　梗死后综合征的表现包括心包积液所致心影增大,肺炎和少量胸腔积液。

2.超声心动图　梗死后综合征应用超声检查,可以发现心包积液和胸腔积液。

3.CT　梗死后综合征进行 CT 检查可以发现心包积液、肺炎和胸腔积液。

4.MRI　梗死后综合征的 MRI 表现包括心包积液所致的心包腔增宽和液性信号以及胸腔积液征象。

5.X 线心室造影　梗死后综合征的心室造影无特征表现,可因心肌梗死和心包积液表现为心室运动减弱。

【诊断与鉴别诊断】

急性心肌梗死后发生心包积液、肺炎和胸腔积液,可以考虑梗死后综合征。但是,梗死后综合征需要与其他原因所致的心包积液进行鉴别,尤其是很容易与心肌梗死后的心包炎相混淆。

三、缺血性心肌病

【概述】

缺血性心肌病这一名词是由 Bruch 及其同事 1970 年提出的。缺血性心肌病一般在冠心病的基础上由于长期慢性缺血引起心肌纤维化、心肌冬眠而形成,临床上与扩张性心肌病或限制性心肌病类似,主要表现为心功能减退,而一般冠心病的心肌缺血、心绞痛等发作强度减弱或消失。心脏扩大、心功能不全、症状慢性进行性加重是缺血性心肌病的临床特征。本病一般可分为缺血性扩张型心肌病和缺血性限制型心肌病,前者发病率较高,后者发病率较低。引起缺血性心肌病的主要原因有冠心病、冠状动脉痉挛、冠状动脉内栓塞、冠状动脉炎。缺血性心肌病的病理学基础是一支或多支冠状动脉病变引起的长期反复心肌缺血、心绞痛、点片状心肌梗死,或无症状性心肌缺血长期存在,导致心肌细胞缺氧、点片状坏死、纤维化。

【影像学表现】

1.普通 X 线检查　缺血性心肌病 X 线表现包括左心室扩大、甚至双心室扩大,肺瘀血,肺水肿和胸腔积液,与其他原因所致心功能不全难以鉴别。透视观察可见心脏搏动减弱。

2.超声心动图　缺血性心肌病的主要超声表现为心脏扩大,收缩末期和舒张末期血容量增加,室壁运动异常,随心力衰竭加重,出现左心室增大和心包积液。扩张型左心室腔扩大较明显,而限制型左心室腔无扩大或轻度扩大。

3.CT　MSCT 增强检查可见左心室壁变薄,室壁运动减弱,收缩期增厚率下降。此外,CT 检查还可以发现心肌病所致肺水肿和胸腔积液。

4.MRI　扩张型缺血性心肌病的 MRI 所见包括:左心室壁普遍灶性变薄,致左心室壁厚度不均匀;室壁变薄部心肌信号减低;左心室腔扩大,室壁收缩期增厚率下降,室壁运动减弱,其程度与室壁变薄部位相一致。限制型缺血性心肌病左心室腔无扩大或轻度扩大。

5.核医学检查　放射性核素心室造影可见室壁运动障碍和射血分数下降。心肌灌注显像可以鉴别冬眠心肌、顿抑心肌和梗死心肌的瘢痕组织,从而指导临床治疗。PET 为心肌可逆性损伤即心肌冬眠判定的"金标准",对血管再通术的决断和预后有重要意义。

6.X 线心室及冠状动脉造影　扩张型缺血性心肌病心室造影可见心室腔扩大、心室壁局部或弥漫性运动障碍和射血分数降低。限制型缺血性心肌病则表现为左心室腔无扩大或轻度扩大,其余表现与扩张型类似。缺血性心肌病的心室壁运动障碍,扩张型的特点主要为收缩功能不全,而限制型以舒张功能受损为主。冠状动脉造影显示冠状动脉狭窄和闭塞病变。

【诊断与鉴别诊断】

依靠临床资料以及影像学表现,做出缺血性心肌病的诊断并不困难。本病的影像学鉴别诊断,主要应与其他原因的心肌病进行鉴别,其中扩张型缺血性心肌病主要应与原发扩张型心肌病、酒精性心肌病等鉴别,限制型缺血性心肌病主要应与淀粉样变性心肌病等进行鉴别。依靠病史,结合影像及其他如心肌活检等手段,应能够对缺血性心肌病与其他原因的心肌病做出鉴别。

在缺血性心肌病的诊断中,确定冬眠心肌具有十分重要的意义,是指导临床缺血性心肌病治疗的关键。PET确定冬眠心肌的准确度高,但其技术复杂,价格昂贵。采用药物负荷试验的MRI或超声检查,判断可逆性节段的功能,也可以得到有价值的信息,从而预测再通手术之后的临床效果。

四、冠心病心绞痛和隐性冠心病

【概述】

心绞痛型冠心病和隐性冠心病的共同特点为心肌无明显组织形态学改变但有缺血存在,而冠状动脉有轻度或中度狭窄,因此这里我们将两者放在一起讨论。冠状动脉本身的病变可以通过冠状动脉造影及CTA等方法进行检测。

【影像学表现】

1.普通X线检查　冠心病心绞痛和隐性冠心病在普通X线检查上无特征表现,心影可呈"主动脉型"。

2.超声心动图　应用超声心动图可以观察左心室形态、大小,测定左心室泵功能及区域性运动功能异常。对静息状态未见异常改变者,可行药物负荷试验,检出潜在性缺血区,提高早期诊断率。

3.CT　MSCT灌注扫描可以根据心肌在团注对比剂后的时间-密度曲线来判断局部心肌的血流灌注情况,从而检测心肌缺血。中国医学科学院阜外心血管病医院应用EBCT对包括左心室壁节段心肌CT峰值、心肌CT峰值与主动脉CT峰值之比和心肌上升CT值与主动脉曲线下面积之比三个指标的研究显示冠心病组其指标数值明显低于正常人。

4.MRI　普通MRI平扫心脏扫描序列不能区分心肌缺血与正常心肌,应用MR对比剂方能显示。注射对比剂后,缺血区信号在早期(3~5分)无变化,而正常心肌信号增高,晚期以后对比剂在缺血区内得以再分布而使正常与缺血心肌之间信号对比丧失,因此使用快速成像序列可以显示心肌急性缺血。团注对比剂后扫描,心肌损伤区呈延迟增强,信号强度-时间曲线上升,斜率缩小。药物负荷MR可以进一步明确缺血,并可使轻、中度缺血心肌与正常心肌信号强度-时间曲线区分。

MR心肌灌注检查是应用MR检测心肌缺血的另一种重要手段。首过法MR心肌灌注成像,正常心肌组织灌注均匀,而缺血心肌的灌注减低,表现为灌注时间延迟或出现灌注缺损。采用药物负荷试验,可以测定不同冠状动脉供血区心肌灌注储备,从而显示隐匿性心肌缺血的区域,更为准确地判定冠状动脉不同分支的病变程度。

5.核医学检查 放射性核素心肌灌注扫描可以显示心肌灌注减低或缺损,表现为放射性稀疏或缺损区,由此确定冠状动脉病变的程度、部位和范围。对于静息状态下被掩盖的心肌缺血,可以通过负荷试验检出,表现为负荷试验后心肌灌注图像上出现局限性放射性减低区,据此可以做出早期定性、定量诊断。核医学检查手段中,PET 较 SPECT 更准确,还提供了从细胞水平、分子水平进行诊断的能力,除灌注显像外,应用 PET 还可进行代谢显像和受体显像。

6.X 线心室及冠状动脉造影 心室造影通常表现室壁运动正常,EF 值在正常范围。冠状动脉造影显示冠状动脉狭窄病变。

【影像学检查的评价】

隐匿性心肌缺血的诊断主要依靠静息状态与负荷试验后的对比。如静息状态下心肌灌注正常,而负荷试验后灌注减低或缺损,提示为可逆性,为心肌缺血的典型表现。而静息状态下表现灌注异常者,则为不可逆性或持续性,为心肌梗死的心肌表现。

心肌灌注检查的"金标准"为 PET,但其价格昂贵,目前 MRI 技术的快速发展为无辐射检测心肌缺血提供了另一种有效和经济的办法。随着 MRI 技术的发展,其在缺血性心脏病方面的应用必将进一步扩大。

五、冠状动脉术后的影像评价

【概述】

冠心病的手术治疗包括外科手术治疗及介入治疗,尽管途径不同,二者的共同目的都是恢复冠状动脉的供血,从而解决心肌的缺血问题。因而,了解冠状动脉术后的心脏情况也包括两个方面,一是冠状动脉的供血,二是心肌的活力以及运动情况。

【影像学表现】

1.普通 X 线检查 普通 X 线检查很难对冠心病治疗后的情况进行评价,有时可以看到冠状动脉旁路移植术的血管夹影像或冠状动脉支架影像,但二者对评价疗效几乎没有意义。心脏大小一般没有明显改变,因此在普通 X 线检查上很难发现变化。

2.X 线血管造影和心室造影 冠状动脉造影是了解冠状动脉供血恢复情况最

直接有效的手段。通过冠状动脉造影检查,可以确定血管成形术后血管狭窄和闭塞的恢复情况以及病变远端分支血管的供血情况,从而判断治疗的效果,同时,可以发现血管成形术后冠状动脉的再狭窄。此外,通过桥血管的造影,可以了解外科旁路移植术对冠状动脉血流恢复的作用,以及旁路移植血管吻合口情况和有无再狭窄,从而判断治疗效果。

3.CT 冠状动脉旁路移植术后,冠状动脉CTA可以显示冠状动脉血流的恢复情况、桥血管的形态及其与冠状动脉分支的连接,从而判断疗效和有无再狭窄的发生。根据中国医学科学院阜外心血管病医院EBCT的研究,冠状动脉桥血管通畅的标准为:桥血管在多个层面显影,其时间密度曲线与主动脉一致;三维重建显示桥血管全程包括两端吻合口;桥血管近段显示良好,而远端因扫描范围不够未显示,其近端时间密度曲线与主动脉一致;内乳动脉因金属伪影仅部分显示,但其时间密度曲线与主动脉一致。冠状动脉桥血管梗阻的标准为:桥血管未显影,或其时间密度曲线低平;桥血管近端吻合口处显影呈残根状,其血流时间密度曲线低平,远端桥血管未显影。目前多层螺旋CT的图像质量已优于EBCT,对桥血管的显示更加清晰,可以对桥血管进行更细致的形态学分析,包括判断吻合口有无狭窄等。

对于冠状动脉支架术后的患者,应用冠状动脉CTA也可以评价支架治疗的效果。目前最先进的64排螺旋CT空间分辨力可以达到$0.4mm \times 0.4mm \times 0.3mm$,能够显示冠状动脉支架内的血流情况以及支架的形态,从而判断有无支架内狭窄。

CT心脏动态成像以及心肌灌注成像,可以显示冠状动脉术后心肌运动和心肌灌注情况,同术前的资料进行对比,可以了解心肌的恢复情况,从而判断冠状动脉外科手术或介入治疗的疗效。

4.MRI MRI冠状动脉成像,尤其是对比增强MRA技术对于桥血管的评价是比较可靠和准确的,特别是对桥血管闭塞的判断。对于冠状动脉成形术后的评价,MRA的效果与显示冠状动脉狭窄相近,但是因支架产生伪影干扰,MRA不能用于支架置入术后冠状动脉成像检查。

MR心肌灌注成像可以显示心肌的活性,从而判断冠状动脉血运重建后心肌功能是否恢复:活性心肌表现为对比剂增强后无延迟强化,而陈旧梗死或瘢痕化心肌表现为延迟强化。

5.核医学检查 放射性核素心肌灌注显像可以半定量评估冠状动脉成形或冠状动脉旁路移植术后心肌缺血的好转情况,从而判断疗效。

【影像学检查的评价】

冠状动脉术后的影像学评价主要包括冠状动脉通畅性评价和心肌缺血改善的

评价,分别借助冠状动脉成像技术和心肌灌注成像方法可以获得较准确的结论。X线冠状动脉和桥血管造影以及心室造影可以实现冠状动脉介入或手术治疗后的随访和判断疗效,但是因该项检查的创伤性,导致大部分患者不能接受。今后,应用无创伤、无射线辐射技术进行术后评价是发展趋势。虽然目前技术还有待于进一步成熟,但MRI具有较大优势。应该注意,MRI的临床应用还受到一些限制,例如:冠心病合并心律失常者可能已经植入起搏器,这就成为MRI扫描的禁忌证。虽然CT仍然有X线辐射和对比剂过敏问题,但是属于无创伤技术,多排螺旋CT已经能进行容积扫描,评价冠状动脉和心脏较为准确,成为冠心病患者术后随访的最佳影像学手段。

第四节 主动脉病变

一、先天性主动脉缩窄

本病是一种常见的主动脉局限性狭窄、闭塞畸形。

【病因病理】

本病病因不明,可能为婴儿期动脉导管的闭塞延伸及邻近的主动脉,或者胎儿期主动脉的原始分支的交接或退化异常所引起。约90%以上缩窄发生在左锁骨下动脉开口远端的动脉导管或韧带所在区域(即峡部)。多为局限性狭窄,少数病例狭窄较长,在左锁骨下动脉近端,或累及其开口部。主要改变为中膜变形及内膜增厚,呈膜状或嵴状向腔内突出。严重者可仅有一数毫米的小孔,甚至完全闭锁。本病的分类尚未统一,多主张分为下列两型。

1.单纯型 约占70%。缩窄在左锁骨下动脉开口远端的主动脉峡部,病变局限,动脉导管已闭合,无其他重要的心血管畸形。

2.复杂型 约占30%。又分为两个亚型:①甲型缩窄在左锁骨下动脉开口近端主动脉弓部,或缩窄同时累及左锁骨下动脉开口部或其远端的主动脉,病变较长,可合并迷走右锁骨下动脉。②乙型合并动脉导管未闭、室缺等。乙型约占4/5。故甲型可有两上肢血压不等,只有单侧肋骨切迹。乙型则常有左向右分流征象。

【临床表现】

单纯型缩窄,尤其轻症者,儿童期可无症状,至青少年甚至成年时始出现高血压及心脏症状。病人诉头痛、头晕、面部潮红、鼻出血、心悸及下肢无力、冷及麻木感等。上肢高血压和下肢低血压或无血压、下肢动脉搏动减弱或扪不清为其典型体征。如两上肢血压不等,则应想到为复杂型缩窄。心前区、背部肩胛区常可听到收缩期杂音或血管杂音。心电图多见左室肥厚。重度缩窄或(和)合并粗大动脉导管未闭、室缺者常于婴幼儿期发生心力衰竭。

【X线表现】

1.主动脉弓及上纵隔阴影的改变　①主动脉左缘可见"3"字征,即主动脉左缘呈双弧样。上方之弧系主动脉结,下方之弧系缩窄后扩张之降主动脉。此外,扩张之左锁骨下动脉与主动脉结亦可共同形成双弧样之"3"字征,但位置较高。②主动脉弓上左上纵隔阴影增宽或(和)搏动增强,为扩张的左锁骨下动脉所致,是重要而常见的征象。③升主动脉扩张或(和)主动脉结缩小,后者系缩窄部向前内方牵拉主动脉弓,或缩窄波及主动脉弓本身所致,并非常见的征象。

2.降主动脉上段的狭窄后扩张　钡餐检查于主动脉弓下方,食管中上段左前缘或右 i 前方有局限性压迹或移位,为常见的重要征象。

3.肋骨切迹　肋骨切迹为纡曲扩张肋间动脉对肋骨下缘的压迫侵蚀所致。好发于第4～8后肋下缘,一般为双侧对称性。只见于右侧的肋骨切迹,提示缩窄位于左锁骨下动脉开口的近端或缩窄同时累及左锁骨下动脉。只见于左侧者,提示合并异位右锁骨下动脉。

应该注意:主动脉缩窄侧支循环的形成,大致与缩窄程度成正比,和缩窄部位也有密切关系。锁骨下动脉、内乳动脉、肋间动脉、椎动脉、颈动脉、肩胛动脉系统为重要的侧支循环通路。先天性主动脉缩窄于肋骨下缘产生的肋骨切迹为反映侧支循环的重要X线征象。法洛四联症、上腔静脉长期阻塞、肺动脉闭锁等和神经纤维瘤病亦可产生肋骨下缘切迹,但相对少见。此外,类风湿关节炎及麻痹性脊髓灰质炎可产生肋骨上缘切迹,与侧支循环的肋骨切迹不同。

4.心脏改变　心影不大或轻至中度增大,以左心室为主,肺血正常。合并动脉导管未闭或室缺时,有左向右分流征象,易延误主动脉缩窄的诊断。

5.造影检查　可显示缩窄段及缩窄近、远端和侧支循环的情况。

二、主动脉弓离断和闭锁

主动脉弓与降主动脉间的离断为少见的先天性畸形。它可分为两类:主动脉弓完全离断;或弓部与降部之间仍有残余的纤维索带相连,称为主动脉弓闭锁。两者从血液动力学、临床和X线表现上难以区分,属于同一类畸形。

【病理】

主动脉弓离断或主动脉弓闭锁多位于左锁骨下动脉开口的下端,少数位于左颈总动脉甚或右头臂动脉的远端。作为降主动脉的血液通路,常通过动脉导管由肺动脉供应。室缺也是常见的畸形。尚可合并其他畸形。或与主动脉闭锁、二尖瓣闭锁等共同构成"左心发育不全综合征"。

【临床表现】

患婴约75％在1个月内死亡。由于主动脉远端动静脉混合供血,可出现下半身发绀。

【X线表现】

平片一般表现为伴有肺动脉高压的大量左向右分流征象。升主动脉阴影显示不清或细小,无主动脉结或相应的食管压迹。左心缘上段被高度膨隆的肺动脉代替。左前斜位或左侧位显示降主动脉与扩张的主肺动脉相连续的低位"主动脉弓"征象,提示有主动脉弓离断。因降主动脉由肺动脉供血,肋骨切迹少见。如有明显肋骨切迹,则反映导管未闭细小或已闭锁。

三、右位主动脉弓

本病为最常见的主动脉弓畸形,可单独存在或合并于其他先天性心血管异常。

胚胎早期与正常相反,第4对弓动脉的左侧者缩小或消失,右侧者继续发育。升主动脉自左室发出,位置正常,弓部则位于气管或食管的右侧,并跨越右主支气管下行,与降主动脉相连。降主动脉位于脊柱右侧者构成右位降主动脉,至膈上再转向左侧形成所谓低位交叉。主动脉弓跨过右主支气管在气管和食管的后方绕至左侧,与位于脊柱左侧的降主动脉相连,则为左位降主动脉。主动脉由弓后段立即左转和下行,又称为高位交叉。

右位主动脉可分为3个主要类型:①镜像右位主动脉弓;②右位主动脉弓伴迷走左锁骨下动脉;③右位主动脉弓伴左锁骨下动脉分离。

(一)镜像右位主动脉弓

镜像右位主动脉弓是正常左位主动脉弓的镜面像。头臂动脉按下列先后顺序自主动脉升部及升弓部发出:第1支为左无名动脉,第2支为右颈总动脉,第3支为右锁骨下动脉。本型可与镜像右位心存在,亦可见于法洛四联症等。

【X 线表现】

主动脉弓位于右上纵隔,位置升高。服钡剂后主动脉食管压迹位于右侧。

(二)右位主动脉弓伴迷走左锁骨下动脉

本型头臂血管的分支顺序为:左颈总动脉、右颈总动脉、右锁骨下动脉、左锁骨下动脉。迷走左锁骨下动脉作为第 4 支于食管左后方单独自降主动脉起始部发出。该部位因左第 4 弓退化不全常残留憩室样突出,称为主动脉憩室。

【X 线表现】

1.右上纵隔可见主动脉结影,左上纵隔同一水平或略低亦可见轻度突起,为憩室样扩张所引起。

2.服钡剂后于食管的右缘和左缘分别见较大而浅、小而浅的切迹。右前斜位或侧位可见食管后壁的反向压迹。如压迹小于后前位所见的右弓阴影,且降主动脉位于脊柱右侧,则为右弓右降及主动脉憩室的指征。如反向压迹与右弓的大小相等,且降主动脉位于脊柱左侧,则提示为右弓左降,而主动脉憩室不易分辨。

(三)右位主动脉弓伴左锁骨下动脉分离

锁骨下动脉窃血综合征包括右位主动脉弓伴左锁骨下动脉分离,以及大动脉炎时,某一侧锁骨下动脉闭塞,靠同侧椎动脉逆行供血。临床上患者有颅脑缺血症状或(和)两侧上肢血压不对称,为本病特点。

右位主动脉弓伴左锁骨下动脉分离时,左锁骨下动脉不与主动脉及任何头臂动脉相连,而单独分离,借左侧闭锁的动脉导管与左肺动脉相连。

【X 线表现】

与镜像右位主动脉弓无异,确诊需经心血管造影检查。

四、双主动脉弓

【病因病理】

本病是由于胚胎早期第 4 对弓动脉退化障碍,左、右主动脉弓持续存在所致。升主动脉一支在气管和食管的右后方,称右弓或后弓;另一支经气管的前方向左,称左弓或前弓。两者在气管和食管的后方汇合成降主动脉,通常在左侧下降。

【临床表现】

多数病例在出生后 1 个月内即出现气管、食管压迫症状,即出现吞咽障碍、呕吐、呼吸困难等症状。

【X线表现】

两上纵隔旁见凸出的主动脉及阴影(图3-1)。气管向左向前偏移。服钡剂检查食管的两侧均见压迹,其中右侧较深而大,左侧较浅,斜位或侧位见后壁亦有压迫。

X线表现与右位主动脉弓伴左锁骨下动脉相似,但后者成年后随左锁骨下动脉硬化而产生气管、食管症状,而且无气管左前移位。必要时造影可鉴别。

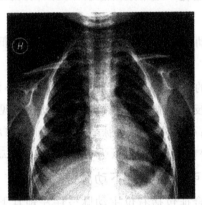

图3-1 双主动脉弓
两上纵隔旁见凸出的主动脉影

五、迷走右锁骨下动脉

本病系右锁骨下动脉不自左位主动脉弓的右无名动脉发出,而作为第4支直接开口于左锁骨下动脉远端的左位降主动脉上部。异位的右锁骨下动脉于食管后方自左下向右上斜行至右上臂者,约占这类畸形的80%。少数病例穿行于气管和食管之间的约占15%,或走行于气管前方约占5%。

本病一般无症状,有时偶感吞咽不适。

【X线表现】

胸部平片一般无异常发现。部分病例主动脉弓顶部可能见到一向右上斜行的带状致密影。X线诊断本病主要依靠钡剂食管造影。后前位或斜位见食管于主动脉弓上缘——左下向右上斜行的螺旋形压迹。侧位多位于食管后壁。如穿行于食管和气管间,则压迹位于前壁。有时可见搏动。该处食管黏膜皱襞仍然规则完整,动脉压迹以上的食管无扩张。CT检查可清楚显示异常走行的异位右锁骨下动脉(图3-2)。

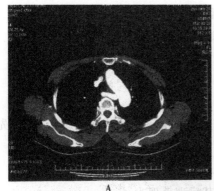
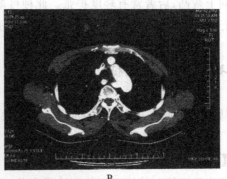
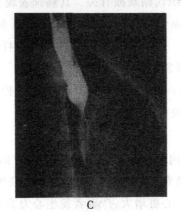

图 3-2 迷走右锁骨下动脉

A~C 为同一患者。A、B 为 CT 增强扫描,可见异常走行的异位右锁骨下动脉;C 显示食管后壁有异常压迹

六、先天性主动脉褶曲畸形

这是以峡部即动脉韧带附着处为中心,主动脉弓和降部上段形成略呈"S"形的弯曲变形。与主动脉缩窄不同,褶曲部无明显管腔狭窄,血流易通过,但其形态有相似之处,因此又称为假性主动脉缩窄。

【X 线表现】

1.后前位 左上纵隔呈双弓阴影或"3"字征。

2.右前斜位 由于褶曲的主动脉弓重叠,于弓部后下方可形成致密的圆形阴影。

3.左前斜位或侧位 主动脉弓于峡部呈锐角向前下褶曲,而其远端则向后方并略向上弯凸,后者常有轻度扩张。此种弓部的急剧褶曲具有重要诊断价值。

4.服钡剂后　于食管左缘常可看到褶曲远端扩张所致的压迹。

七、马方综合征

马方综合征是一种少见的常染色体显性遗传性疾病。1896 年由 Marfan 首先报道。常有家族史。

【病因病理】

其病因可能与结缔组织代谢缺损有关。其病理表现为:

1.30％～60％累及心血管系统,常为致死的原因。最常累及升主动脉。基本病变为动脉中层囊性坏死。主动脉窦和升主动脉呈瘤样扩张,引起主动脉瓣环扩张及主动脉瓣关闭不全,可发生主动脉夹层动脉瘤。

2.管状骨明显伸长,肌肉发育不全,肌张力低,韧带松弛,皮下脂肪少。

3.眼晶状体脱位或半脱位。

【临床表现】

典型病例具有骨骼肌肉系统、眼和心血管系统 3 方面的改变。可有四肢细长、蜘蛛指、趾;高弓腭,胸部及脊柱畸形,关节过度伸展,高度近视眼;还可有心绞痛、胸闷、心悸、气促、乏力等。心脏增大,严重者发生心力衰竭。

【X 线表现】

1.典型病例可示升主动脉梭形瘤样扩张、左室增大及主动脉关闭不全的征象。当有二尖瓣关闭不全时,可有左室、左房增大,后期有淤血。偶见有气胸。

2.可见蜘蛛指、趾。胸廓畸形,腰椎椎体高度增大,椎体后缘凹陷,椎弓根延长,椎间孔扩大及椎管增宽等表现。

心血管造影检查:逆行主动脉造影示主动脉窦明显扩张,3 个窦均呈瘤样扩张。

【鉴别诊断】

本病应注意与高胱氨酸尿症相鉴别。后者为常染色体隐性遗传,骨骼虽然细长,但有骨质疏松和椎体扁平。晶状体脱位都偏于内下方。常有精神迟钝。心血管的病变发生在大型和中型动脉和静脉的内膜,常有局部血栓形成。而胸主动脉很少受累,不出现主动脉夹层。尿液氰化物硝普盐试验阳性。

八、主动脉粥样硬化

动脉粥样硬化为常见的一种动脉硬化类型。

【病理】

其特点为受累动脉的内膜有脂质的沉着,引起内膜增生,其后内膜与中膜均逐渐退化与钙化。动脉粥样硬化主要累及大、中型肌弹力型动脉。以主动脉、冠状动脉、脑动脉及肾动脉等为常见。

【临床表现】

一般无自觉症状。听诊可发现主动脉瓣区第二心音亢进,并可听到收缩期杂音。

【X线表现】

1.主动脉纡曲、延伸及扩张。

2.主动脉壁钙化,是本病诊断的重要依据,多见于主动脉结、胸主动脉、腹主动脉。升主动脉极少钙化,如有钙化,主要围绕冠状动脉及大血管开口处。

3.主动脉密度增加。

4.心脏大小一般正常,如动脉硬化延及主动脉瓣或合并高血压时,左心室可增大。合并冠状动脉硬化可有冠心病表现。

九、胸主动脉瘤

主动脉某部的病理性扩张称为主动脉瘤。

【病因病理】

按病因分为梅毒性、动脉粥样硬化性、感染性、创伤性、先天性和特发性等。解放前后以梅毒性最常见,现以动脉粥样硬化性者最为常见,感染性和创伤性动脉瘤的发病率也有所升高。

由于动脉中层弹力纤维破坏,为纤维组织所代替,使管壁变薄而失去弹性,在血流冲击下,向外膨出形成动脉瘤。按病理解剖及形态变化,分为真性、假性及夹层动脉瘤3种。前者瘤壁由内、中、外膜构成,形态可分为囊状、梭状和混合型等。一般为单发,可多发。瘤内可有附壁血栓,并可有钙质沉着。

【临床表现】

本病一般发病缓慢。瘤体较小者可无自觉症状。瘤体长大或至后期,症状主要来自瘤体对周围组织器官的压迫和侵蚀。常见的症状和体征有:

1.疼痛 常为胸背痛。多隐痛、胀闷痛、酸痛等,可持续存在或为阵发性突然胸痛,撕裂样或刺割样,并可向一定部位放射,为夹层动脉瘤及动脉瘤穿破的重要指征。

2.呼吸道症状 以气短、咳嗽为常见。

3.压迫症状 声音嘶哑、吞咽困难、咯血或呕血和静脉怒张等。这些症状虽不常见,但为反映瘤体较大或穿破的重要指征。

4.体表的异常搏动 为晚期主动脉瘤外穿的表现。局部有收缩期震颤及血管杂音,对诊断有较大帮助。

【X 线表现】

本病的基本 X 线征象有:

1.纵隔影增宽或形成局限性肿块影 某一位置上与胸主动脉某部不能分开。根据胸主动脉各部的解剖位置,除少数特殊情况,升部的瘤体位于纵隔的右前方,弓降部及降部者位于左后方。梭形扩张易辨认其为胸主动脉的一部分。囊状动脉瘤,尤其蒂较细小的诊断更为困难。

2.搏动 肿块或纵隔增宽阴影可见扩张性搏动。

3.瘤壁钙化 特别是升主动脉壁的钙化,对梅毒的定性诊断有较大帮助。

4.间接征象 瘤体可压迫和(或)侵蚀周围器官,例如胸骨或脊椎的压迫侵蚀,气管、支气管、食管的移位及管腔狭窄。

5.心脏改变 多正常,如升主动脉瘤并发主动脉瓣关闭不全,则出现相应改变。

6.当主动脉瘤的扩张性搏动进行性增强时 特别是当瘤体明显增大时,应考虑动脉瘤壁逐渐变薄,有破裂的危险。

【鉴别诊断】

动脉血管壁因某种原因破裂后形成局部血肿,当血肿表层的机化形成纤维组织囊壁,并且囊腔与管腔相通时,称为假性动脉瘤。常见的原因有外伤和血管重建术后。此外,胰腺炎、白塞综合征、动脉硬化等也可引起假性动脉瘤。应注意与上述的真性动脉瘤相鉴别。

十、主动脉夹层

本病过去曾称为夹层动脉瘤。本病是主动脉最常见的危重性疾病,发病后 48 小时病死率达 36%～71%,合并器官缺血者的病死率达 60%。

【病因病理】

90%病例伴高血压和动脉粥样硬化。40 岁以下年轻患者多见于主动脉囊性中层坏死(伴或不伴 Marfan 综合征)。本病亦可见于主动脉瓣二叶式或单瓣畸形、主动脉狭窄和妊娠等。此外,外伤和医源性损伤也是原因之一。病理特点是主动脉内膜撕裂后,血液进入主动脉中层形成血肿或假性通道,所以它不是真正的主动脉瘤。常见的撕裂部位即入口点在主动瓣上方的近端主动脉(4cm 以内)或主动脉峡部。在远端可有一个继发撕裂,即再入口点,形成真假两腔。夹层管道趋向螺旋形。夹层可累及分支如主动脉弓分支、肾动脉和髂动脉。DeBakey 等于 1965 年将其分为 3 型:Ⅰ型,夹层起源于主动脉近端,累及主动脉弓及降主动脉;Ⅱ型,夹层起源于升主动脉,终止于无名动脉,即仅累及升主动脉;Ⅲ型,夹层起自主动脉峡部,仅累及降主动脉,可伸展到腹主动脉。

【临床表现】

多见于 40 岁以上男性,40 岁以下多见于囊性中层坏死者。按发病情况有急性和慢性(以起病两周为界)之分。多起病急,最常见的症状是胸背部撕裂痛,疼痛可向下延及腹部。部分病人可无症状和症状模糊,其他主要是压迫上腔静脉、喉返神经、食管而出现相应症状。

对突发的非心性和非胸膜性胸痛一般多首先考虑主动脉夹层,其次为急性主动脉壁间血肿(非典型主动脉夹层)、漏血的主动脉瘤、主动脉硬化性溃疡(穿通性)、心包炎、肺动脉栓塞、纵隔血肿等。

【X 线表现】

1.平片表现　急性和亚急性主动脉夹层动脉瘤主要征象为:①两上纵隔或主动脉弓阴影急速增宽,边缘可较模糊,或主动脉壁的钙化较过去明显内移;②心影可因心包积血或急性主动脉瓣关闭不全而增大。如破入胸腔内可见胸腔积液。慢性期可显示边界清楚的主动脉弓以至降主动脉的增宽、扩张,有时可见弓部囊状膨凸(图 3-3)。

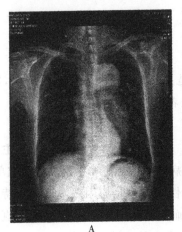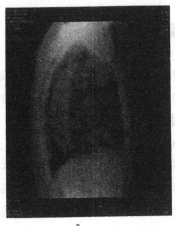

A　　　　　　　　　　　B

图 3-3　主动脉夹层

主动脉弓及降主动脉显著增宽、扩张,可见弓部囊状膨凸

2.造影表现　本病确诊需主动脉造影。主要征象为:①双腔主动脉;②假腔进药迟、排空迟,亦可不显影;③双腔之间有一透亮带。CT增强扫描对本病有特异性诊断价值。

十一、无名动脉瘤样纤曲

无名动脉从主动脉弓发出向右上斜行,经右头臂静脉和气管之间,至右胸锁关节处分为右锁骨下动脉和右颈总动脉。无名动脉一端被主动脉弓所固定,另一端被颈部软组织所固定。当发生主动脉硬化或高血压时,主动脉扩张伸展,主动脉弓和无名动脉向头侧抬高,由于其上方固定,以至无名动脉弯曲,构成了右上纵隔的边界,使右上纵隔阴影增宽。

【X线表现】

1.右上纵隔增宽或呈瘤样突出的块影。

2.肿块外下缘清楚,上缘模糊且无边界。

3.肿块下界与主动脉弓不能分开。

4.边缘可有线样钙化。

5.气管不受压,但可牵拉右移,而肿块不随吞咽而上下移动。

6.透视下肿块阴影有搏动。

7.左锁骨下动脉纤曲可致左上纵隔增宽,为诊断本病的重要依据。

【鉴别诊断】

无名动脉瘤单独发生者少见，常由升主动脉瘤向上蔓延而形成；无名动脉瘤多呈梭形扩张，上下界清楚，而且邻近器官如气管、食管等甚至主动脉有受压表现，可与无名动脉纡曲相鉴别。

十二、大动脉炎

又称无脉病、高安病、主动脉弓综合征。是一种非特异性动脉炎，病因不明。

【病理】

本病以中膜损害为主。动脉全层呈弥漫性或不规则的增厚和纤维化，引起主动脉及其主要分支的狭窄和阻塞，也可发生管腔扩张并形成动脉瘤。少数有粥样斑块和血栓形成。显微镜下中膜有广泛的弹力纤维和平滑肌断裂、破坏以及炎性细胞浸润、肉芽组织增生。病变为多发性，主要侵及胸、腹主动脉及其主要分支，如头臂动脉、颅内动脉、肾动脉、髂动脉等，也可累及肺动脉及其分支，并产生相应的动力学变化。可将本病分为 4 型：Ⅰ型，病变主要累及主动脉弓及其分支；Ⅱ型，病变主要累及胸降主动脉、腹主动脉及其分支；Ⅲ型，常见，为混合型；Ⅳ型，主要累及肺动脉。

【临床表现】

本病是我国、日本和亚洲其他地区的一种常见的血管疾病，多见于青、少、壮年，尤其见于女性。平均年龄 23.8 岁。头臂动脉狭窄或阻塞表现为上肢脉搏微弱或消失，颅内缺血症状（主动脉弓综合征）；肾动脉狭窄表现为肾血管性高血压；降主动脉和上段腹主动脉狭窄表现为上肢高血压、下肢低血压（主动脉缩窄征群）；髂动脉狭窄则下肢缺血，引起间歇性跛行。

【X 线表现】

1.心影和大动脉阴影可无明显异常。

2.降主动脉中、下段边缘凹陷、不规则，搏动减弱以至消失，提示降主动脉狭窄。

3.弓降部主动脉边缘不规则，或局部膨凸，提示管腔扩张或动脉瘤形成。

4.有的病例有升主动脉扩张现象。

5.主动脉壁可有钙化，见于狭窄段或扩张段。

6.左锁骨下动脉扩张时，可显示左上纵隔增宽，搏动增强。

7.病程持久者,心影增大,以左心室为主。心衰时可有肺淤血和间质性肺水肿。

8.肺动脉分支狭窄可引起一侧性或局限性肺血管减少。

9.少数病例可见到中下部后肋骨下缘的切迹,但程度轻,多为单侧性。

10.心血管造影对本病有特殊诊断价值。

第五节　心包病变及心脏肿瘤

一、心包积液

心包积液可分为急性、亚急性和慢性。

【病因】

其病因很多,有感染性、非感染性的,也可为全身疾病的一部分或邻近组织病变蔓延而来。其中常见的是结核性、化脓性、病毒性及非特异性心包炎。此外,还有寄生虫(如原虫)性,以及伴随全身疾病所致的心包炎和心包积液如风湿热、结缔组织疾病、尿毒症、黏液性水肿、脚气病、低蛋白血症、心肌梗死后综合征、心衰、穿透性损伤、胸导管损伤、出血性疾病、放射损伤、心包肿瘤等。心包积液可分为浆液性、血性、化脓性、浆液纤维蛋白性、乳糜性等。

【临床表现】

心前区疼痛、呼吸困难及其他心包填塞症状,如面色苍白、发绀、上腹胀痛、水肿、乏力等。体征为心界扩大、心音遥远,颈静脉怒张,静脉压升高、奇脉(吸停脉)、脉压差降低,肝大、腹水和水肿等。超声波和CT检查有特异诊断价值。

【X线表现】

心包积液在250～300ml以下者,X线难以发现。积液达300～500ml时,X线检查方能发现。心包积液的典型表现为:①心影在短期内迅速增大而肺野清晰,心影普遍性向两侧扩大,呈烧瓶样或球状,心缘正常各弧段消失(图3-4);②上腔静脉增宽;③主动脉影变短;④心脏搏动明显减弱甚至消失,但主动脉搏动正常。

诊断本病时应注意:①心膈角多为锐角。当大量心包积液同时横膈抬高时,心膈角也可显示为钝角。②少量心包积液时,心搏可正常。有人认为心包内液体主要积聚在下面、前面和两侧。记波摄影时,心脏前面搏动减弱、消失,而心脏后方搏动正常,辅以食管服钡可显示良好的心脏传导性搏动。此点有助于本病的诊断。③合并左心衰竭可有肺淤血。④当心包积液不太多时,立位心脏与膈的交界面宽,卧位心脏与膈的交界面窄,而心底部横径较立位时宽。此征象有一定局限性,亦可见于心脏无力者。⑤可有气管隆突角增大。

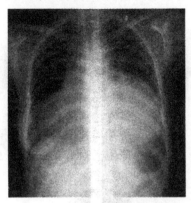

图 3-4　心包积液
心影普遍性向两侧扩大,呈烧瓶样;肺血正常

二、缩窄性心包炎

急性心包炎后,部分患者脏、壁两层粘连增厚,引起心脏舒张功能障碍者,称为缩窄性心包炎。其中,部分病例起病隐匿,并无急性心包炎病史,仅有心包粘连,而心脏功能不受影响者,称为粘连性心包炎。心包积液同时伴有心包增厚、粘连,限制心脏运动,引起功能异常者,称为渗出-缩窄性心包炎。

【病因病理】

缩窄性心包炎的常见病因为结核性、化脓性、病毒性和非特异性炎症,其中以结核性最常见。近年来,心脏手术后的心包缩窄病例越来越多。此外,还可见于创伤性、尿毒症性、心包恶性肿瘤放疗后、风湿热等。缩窄性心包炎病理可见心包有不同程度的不规则增厚、粘连,部分病例可有继发的钙盐沉着形成心包钙化。最有临床意义的两个缩窄部位是心室面的缩窄和房室沟处的缩窄。心包增厚可达 1cm以上,最厚者可达 2.5cm。

【临床表现】

缩窄性心包炎的临床症状可出现在急性心包炎后数月至数年。主要表现为心悸、气急、乏力和腹胀等。体检可见颈静脉怒张、静脉压升高、肝大、腹水和下肢水肿等。

【X 线表现】

大部分患者具有下列征象:①心脏大小正常或轻度增大,心缘不规则、僵直,正常弧度消失；②心脏及主动脉搏动减弱，甚至心搏消失；③上腔静脉增宽，主动脉结变平变小；④肺淤血；⑤可有心包钙化或伴有胸膜增厚（图3-5）。

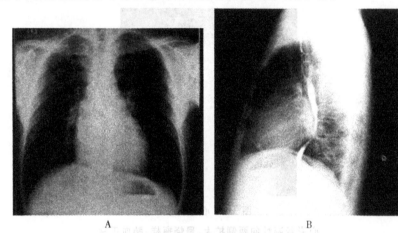

A　　　　　　　　　　　　　　B

图3-5　缩窄性心包炎

心包有钙化表现，侧位示左房增大

　　诊断本病时应注意：①心影轻到中度增大者约40％～45％。少数明显增大，可由于心包腔内有液体所致，也可由于心室舒张障碍、心房增大所致。心缘平直可局限于一侧，而对侧膨出。当包裹的心包厚薄不均时，厚部心包僵直，而薄弱处可有局部膨出。②心搏明显减弱或消失为本病的重要征象。③心包钙化为本病的特征性表现。国内报道占缩窄性心包炎的12.3％～15.6％，国外报道占50％。呈不规则的蛋壳状、带状、斑片状、结节状等。钙化最常分布在心脏的膈面和前面，其次为房室沟。④左心缩窄则出现左心房增大及肺淤血表现。⑤CT检查有较特异性诊断价值。

三、心包积气和液气心包

　　心包积气很少见，可发生在先天性心包缺如而同时有气胸时。如心包积气且伴有积液，即为液气心包，可发生在心包中有产气细菌的感染、胸部创伤、心脏术后、肺结核空洞以及由于异物或癌肿所引起的食管或其他含气器官穿破时。心包内液体可为浆液性、血性或脓性。

【X线表现】

　　心包积气的X线检查可明确诊断。透视或X线平片可见壁层心包清楚显示；与心脏分开；心脏搏动明显增强呈拍击样；如果有心包积液存在，可随心脏搏动而颤动。

四、心包脂肪垫

脂肪垫位于纤维心包与纵隔胸膜之间。左、右心包脂肪垫的上方都起源于心脏外缘,然后向下延伸至横膈。有些脂肪垫的外缘好像是心界的延长线;另有些脂肪垫沿着心界向下向外延伸,与心界一起构成弧形线。以上两种 X 线征象的共同点是脂肪垫的外缘恰好是心外界的自然延续,可以是直线状或弧状,故称之为延续型心包脂肪垫。另一种脂肪垫的外缘与心界构成一定角度,故称之为成角型心包脂肪垫。有时可伸入叶间裂,侧位片上与斜裂前下部呈三角影,酷似叶间积液。

延续型心包脂肪垫应注意同下叶肺不张和肺炎鉴别。不张者阴影内可见肺纹理聚拢,肺炎多可与心脏分开,且随呼吸与肺纹理一起移动可资鉴别。成角型心包脂肪垫多位于心膈角区,宽基底贴于心脏,且侧位位于心脏前下方、胸骨后下方。必要时可 CT 助诊。

五、心脏原发性肿瘤(概述)

心脏肿瘤是一种少见疾病,在心脏肿瘤中以转移性多见,是原发性肿瘤的16～40 倍。

原发性心脏肿瘤可来自心内膜和心肌。以良性较多,占原发性肿瘤的 75％～80％。还有文献将心包肿瘤亦作为心脏肿瘤论述。①来自心膜者:最常见为黏液瘤,还有纤维瘤及各种肉瘤等。②来自心肌者:有脂肪瘤、纤维瘤、平滑肌瘤、畸胎瘤及横纹肌肉瘤等各种肉瘤(表 3-3),以恶性肉瘤多见。

最多见的原发良性肿瘤成人为黏液瘤,儿童为横纹肌瘤。最常见的原发恶性肿瘤依次为血管肉瘤、横纹肌肉瘤及间皮瘤。

心脏肿瘤的诊断 CT 检查优于 X 线检查。

表 3-3　常见的心脏原发性肿瘤

部位	良性	恶性
心肌及心内膜	黏液瘤、横纹肌瘤、纤维瘤、脂肪瘤、血管瘤、房室结间皮瘤。其他:淋巴管瘤、平滑肌瘤、神经纤维瘤等	血管肉瘤、横纹肌肉瘤、纤维肉瘤、骨肉瘤。其他:脂肪肉瘤、平滑肌肉瘤等
心瓣膜	瓣膜乳头肌瘤、瓣膜血液囊肿	

六、心脏黏液瘤

本病为最常见的心脏原发性肿瘤,人群发病率为 0.5/100 万。左心房内占 75%,其次为右心房占 20%,而左、右心室各占 2.5%。

【病理】

大多起源于房间隔卵圆窝附近的原始内皮细胞和心内膜细胞。多为单发,偶可累及多个心腔,一般不会累及心瓣膜。肿瘤常有蒂,呈圆形或分叶状,质软,呈半透明胶冻状,可有出血、钙化。镜下瘤体内含大量黏液样基质,瘤细胞为多边星状细胞,还杂有纤维细胞、平滑肌细胞等。

【临床表现】

好发于 30～60 岁,女性多于男性。少数为家族遗传性,以青年男性多见,常多发,伴皮肤色素沉着、黑痣等。本病常见的表现为劳累后心慌气短症状,有间歇晕厥史、心衰,心尖部杂音可与体位有关。房室瓣口和(或)心室流出道的梗阻可有猝死的可能,需及时手术。有间歇晕厥史、心衰经内科治疗无效也是本病特点。

【X 线表现】

1.**左房黏液瘤**　如患者病程进展迅速,杂音多变,有晕厥史及无明显诱因的栓塞史。X 线平片类似于二尖瓣病变,但肺淤血程度轻,左房增大而左心耳不突出者(突出者多为风心病),应高度警惕左心房黏液瘤的可能。

2.**右房黏液瘤**　如合并卵圆孔未闭,可产生紫绀。X 线平片类似三尖瓣狭窄。

总之,本病确诊需造影、超声检查或 CT 检查。

七、心包原发性肿瘤(概述)

心包原发性肿瘤比心脏的原发性肿瘤少见,而心包转移性肿瘤要比心肌受侵犯常见。原发性心包肿瘤明显比转移性少见。原发性心包肿瘤中半数为恶性,其中以间皮瘤常见。心包良性肿瘤有心包囊肿、脂肪瘤、畸胎瘤、支气管囊肿、平滑肌瘤和血管瘤等(表 3-4)。

表 3-4　常见的心包原发肿瘤

良性	恶性
心包囊肿、脂肪瘤、心包内畸胎瘤、淋巴管瘤。其他:血管瘤、平滑肌瘤、纤维瘤、心包内支气管源囊肿等	间皮瘤、恶性畸胎瘤、血管肉瘤。其他:纤维肉瘤、横纹肌肉瘤、脂肪肉瘤等

八、心包间皮瘤

【病理】

心包间皮瘤可为单个或多个斑块状实质性肿块，发生于脏层和壁层心包，可并心包积液、积血和心包缩窄。本病除原发外，很多由胸膜间皮瘤转移而来，但有时确定原发部位较难，心包间皮瘤可不同程度侵及心肌，惟心内膜通常不受侵犯。并经常波及邻近的胸膜和纵隔结构，远处转移极少。

【临床表现】

缺乏特异性。多为胸痛、干咳、心力衰竭、心律失常、心脏填塞和缩窄性心包炎的症状。

【X线表现】

X线表现通常显示心影增大、心脏搏动减弱等心包积液的征象。平片多不能定性诊断，心包充气造影显示心包膜形态及心包内肿块，具有诊断意义。CT检查对于鉴别肿块来自心脏、心包或纵隔有较大帮助。

九、继发性心脏、心包肿瘤

继发性心脏、心包肿瘤远比原发性肿瘤多见。常见心脏与心包同时受侵，以心包受累尤为常见。最常见的原发灶在男性为肺癌（特别是左上叶肺癌），在女性为乳腺癌。其次为白血病和淋巴瘤。其他原发灶有纵隔内胸腺肿瘤和甲状腺肿瘤、泌尿生殖道肿瘤及皮肤黑色素瘤等。继发性心脏和心包肿瘤多数是从邻近淋巴组织直接蔓延而来，也有血行转移者。心包转移可产生血性心包炎、心包积液及心包增厚或两者兼有。

【临床表现】

可表现为心力衰竭、心包积液及心律失常等症状。

【X线表现】

无特征性。主要显示心包积液征象。有的病例可见心脏阴影呈局限性膨出。如发现胸部有原发或转移性肿瘤或身体其他部位的肿瘤，对诊断很有帮助。

第四章　消化系统

第一节　检查方法

一、钡餐造影

（一）常规造影检查

1.食管造影　透视时采用后前立位及左、右斜位，口服 70％～100％W/V 的钡剂，必要时可用 3～4∶1 之比较黏稠的钡剂。在病人吞服时，从不同角度观察食管于不同充盈状态下所显示的轮廓、黏膜皱襞形态以及蠕动、柔软度等。

（1）黏膜法：吞服少量钡剂，使之附着于黏膜表面，显示黏膜皱襞形态。

（2）充盈法：大口吞服钡剂，使之充盈食管管腔，显示管腔轮廓形态，观察扩张情况。

必要时增加卧位，如仰卧位，左、右前斜位及俯卧位。检查食管裂孔疝时，采取头低位并憋气及腹部加压等方法观察是否有食管逆流。

2.胃十二指肠造影　以往胃的常规 X 线检查方法采用黏膜法、充盈法及压迫法。自 1923 年由 Fischer 首先应用双对比造影法在显示结肠微小病变方面获得成功以后，1950 年以来，日本学者白壁彦夫教授进行了将此项技术运用于胃的 X 线检查方面的研究。1953—1954 年间，通过胃管向胃内注入气体，再口服硫酸钡的位双对比造影法获得成功。同样可显示胃内微小病变，甚至黏膜面的轻微凹凸不平都能得以清晰地显示。这样，就与 Berg、Bucker、Prevot 所发明的微黏膜法，Gutmann、Porcher、Hafter 所强调的胃充盈法，以及一直被大家认为有效的胃压迫法相结合，形成了较为完备的胃的 X 线检查程序。使用中等黏稠的钡剂，钡水比例为 1∶1～1.5。一次量 250～300ml。检查前日晚饭后禁食至当日清晨检查前。

（1）黏膜法：先给与少量（30～50ml）的钡剂，利用体位转动及压迫法显示胃各部黏膜皱襞形态，通过观察黏膜皱襞形态变化，如黏膜皱襞集中、变形（变细、肥大、融合等）、中断、消失等进行诊断的方法。于俯卧位显示胃前壁黏膜皱襞形态；仰卧位显示胃后壁黏膜皱襞形态。

(2)充盈法：上述检查后，将钡剂继续吞服，即给予足量钡剂(一般需要250～300ml)使胃充盈，根据充盈胃的边缘的变化进行诊断的方法。可于立位左、右前斜位观察食管，至服完全量钡剂，使胃及十二指肠充盈，显示胃及十二指肠的轮廓、形态、蠕动以及位置、张力等。

(3)压迫法：上述检查中，应于可能的部位用压迫器同时进行压迫检查，以更清晰地显示黏膜皱襞及病变形态。

3.小肠造影 于检查前日晚饭后禁食，次日清晨于检查前约1.5小时左右让病人服50％ W/V之钡剂300ml。之后于右侧卧位半小时，开始进行间隔的X线透视检查，根据情况间隔半小时～1小时，顺序观察各段小肠，直至钡剂充盈回肠末端，到达盲肠、升结肠为止。

4.结肠钡剂灌肠造影 应用较稀的钡剂，钡水比例约为1：3～4。

(1)充盈法：于清洁洗肠后，经肛管灌注充分量的钡剂，使之从直肠充盈至盲肠。观察结肠轮廓形态、舒缩功能等。

(2)黏膜法：充盈法检查后，将充盈之钡剂排出，以残留之少量钡剂显示结肠黏膜皱襞形态。

(3)压迫法：上述检查中，于可能范围内及可疑病变部位以压迫器进行适度的压迫，以更清晰地显示病变形态。

(二)双对比造影检查

1.对比剂 双对比造影对对比剂的要求比较严格，根据国内、外学者的研究，应具备以下条件。

(1)含量：硫酸钡含量应在95％以上。

(2)颗粒：硫酸钡颗粒应细小而均匀，一般认为粒径以0.5～1.0μm为宜。也有主张，不同粒径者对显示胃小区有利。

(3)黏度：要求硫酸钡在黏膜附着性好，又流动性好，理想的是它能薄薄地附着在胃肠道黏膜表面，多余的钡剂在变换体位时能平稳地在胃肠道内流动，这对小肠、结肠造影尤为重要。这就需要很好地控制硫酸钡的黏度，根据临床及实验室研究，当钡剂浓度为100％ W/V时，黏度为15～20CPS为宜。

(4)悬浮稳定性：要求硫酸钡浓度为100％ W/V时，静置3小时后，沉淀率小于10％。

(5)耐酸性：要求钡剂在pH1.5以下的弱酸中不凝固。这样，对胃酸高的病人进行造影时，就不会发生絮凝现象。

（6）浓度：检查部位不同，要求浓度不一。一般，食管、胃造影用硫酸钡浓度为160％ W/V，小肠为50％～60％ W/V，结肠为60％～65％ W/V。

2.低张药物的应用　双对比造影时，需用低张药物，以抑制胃肠道蠕动，减低张力，在充以适量的钡剂与空气后，能充分地扩张，使黏膜面展平，以显示出微细的黏膜结构和病变。同时，还具有减少胃液分泌，钡剂的黏膜附着好；减慢胃肠道的排空，减少检查部位以外肠道影像的重叠；以及消除功能性因素的影响，易于发现器质性疾病等优点。

我国常用的低张药物为盐酸山莨菪碱（654-2）。为胆碱能神经阻断剂，可使平滑肌明显松弛，副作用较小。可肌肉注射20mg，注射后5分钟左右产生低张效果。脑出血急性期及青光眼病人禁用。此外，还可用胰高血糖素、布司可潘等。

3.气体产生的方法　不同部位的双对比造影，气体导入的方法也不相同。总括起来有以下三种方法。

（1）经导管直接注入法：消化道任何部位双对比造影都可采用经不同导管直接注入空气法。如食管、胃双对比造影，将胃管插入至适当位置；十二指肠双对比造影，将十二指肠管插入至降部的上1/3或中部；小肠双对比造影，将B-D管进入至十二指肠空肠曲部位；结肠双对比造影则通过肛管直接注入空气，达到双对比目的。

（2）发泡剂：可制成粉剂、片剂，造影时服入，达到产气目的。用于胃及十二指肠双对比造影检查。

（3）空气吸入法：用于食管双对比造影。

4.食管双对比造影　为诊断早期食管病变，特别是早期食管癌的重要方法之一。造影方法比较简单，可让病人口中含一大口钡剂，再大吸一口空气，让钡和空气一起咽下，及时照立位正面及左、右前斜位照片。或者采用导管注气法，先将胃管经鼻插入至食管入口部。让病人口含一大口钡剂，吞咽钡剂同时经导管注入空气，同时摄影。需注意吞咽钡剂、注入空气及照片三者应配合一致。

5.胃双对比造影　检查前应尽量除去胃内滞留液，采用经胃管注气法者，于造影前，先经胃管将滞留液尽可能抽出，并用对比剂进行冲刷。肌肉注射低张药物后，进行如下程序检查：

（1）俯卧位检查（前壁黏膜及双对比）：病人服入30～50ml钡剂后，采取俯卧位照前壁黏膜相。怀疑前壁病变需作精细检查时，再经胃管注入250～300ml空气，取俯卧头低位，有时需腹部加一小棉垫压迫。行胃前壁双对比造影，为不遗漏病变，还需左、右后斜位检查。

(2)仰卧位双对比:让病人立位,继续服钡剂 200～300ml,服钡的同时进行左、右前斜位食管检查。服完后,让病人仰卧位,经胃管注入适量(300ml 左右)空气(或口服发泡剂),让病人反复向左、右翻转身体,并起倒台面,以达到钡剂充分冲刷胃黏膜、均匀涂布于黏膜表面之目的。主要用于观察胃体下部、角切迹及窦部的后壁黏膜。

(3)仰卧右前斜位双对比:仰卧位双对比造影时,胃窦部常有钡剂积存而显影欠佳,尤其是窦部背曲或肥胖型者更为明显。此时,可让病人右前斜位以达到胃窦部及角切迹部位清晰的双对比。

(4)半立位左前斜位双对比:升起台面 45 度,左前斜位观察胃体上部、胃底及贲门区。

(5)立位检查:包括三个内容。即:①胃底部双对比;②正位充盈相,观察胃体、胃窦及角切迹形态及边缘变化;并右前斜位 45 度观察胃后壁边缘改变;③压迫法检查胃体下部、胃窦、角切迹及十二指肠球部。

(6)半立位或水平卧位充盈法:观察胃底部黏膜皱襞,胃窦、角切迹及十二指肠外形。

胃底贲门区双对比造影贲门区周围是病变好发部位。由于其特殊的位置关系,无法应用压迫法检查。当贲门处于收缩状态时,黏膜表面的详细情况常被突出的黏膜皱襞的聚集所掩盖。若服大量钡剂使之展开,又常因密度过高而不易观察其微细结构。因此,贲门区一直被认为是普通的钡餐造影中难于检查的区域。而双对比造影法有重要意义。方法为:先肌肉注射低张药物,并服发泡剂让胃底部充以足量气体。再口服 2～3 口钡剂,卧位翻身转体 3～4 周,后取立位左、右前斜位,采用同时口服钡剂及吞咽空气方法达到食管下端,达到贲门区双对比目的。在胃底部充以足量气体的背景上,贲门区形态常显示得极为清晰。再取仰卧半立位左前斜位或俯卧半立位右后斜位,让病人脊柱尽量屈曲,边服钡剂边吞咽空气进行双对比观察贲门区形态。

6.低张力十二指肠造影

(1)十二指肠插管法:病人清晨空腹,经鼻或口导入带有金属头的十二指肠管,于透视下将导管尖端进至降部的上 1/3 或中部。之后,静脉或肌肉注射低张药物。病人仰卧,经导管缓慢注入钡剂 30～40ml,充盈至降部。再左侧卧位注入 100ml 左右的空气,然后仰卧位观察钡剂在十二指肠壁的附着情况。若附着不好,可再追加 20～30ml 的钡剂。之后,变换体位观察十二指肠各部的变化。①从仰卧位翻转至左侧卧位,以得到双对比造影相;②从仰卧位翻转至右侧卧位,可得到充盈相;

③俯卧左前斜位可得到乳头部正面相；④仰卧位可得到乳头部侧面相。

此法优点是可以调节对比剂及空气量，避免胃内对比剂的重叠，能得到比较满意的低张力十二指肠造影图像。缺点是插管本身操作复杂，增加病人负担。

（2）胃管法：空腹经鼻或口插入胃管，肌肉注射低张药物后，经胃管注入钡剂40～80ml，再注入500ml左右的空气，用右手加压，按摩胃窦部，使对比剂充盈至全部十二指肠。病人左侧卧位使十二指肠内的钡剂向空肠排出，空气则从胃进入十二指肠，显示出双对比。以后检查顺序同前法。

本法优点是插管容易，能注入足量空气。缺点是，有时胃影与十二指肠相重叠，而观察不满意。

（3）无管法（简便法）：于肌肉注射低张药物后，立即口服100ml钡剂及大量的发泡剂（约胃造影的3倍量）。以后检查顺序同前。

本法优点是不用插管，简便易行。目前多被采用。缺点是，在仰卧位有时十二指肠部分与胃相重叠而观察不满意。此时，可采用小棉垫加压法。或头低位，使胃内钡剂大部分移至胃底。胃窦部则由于充气而舒展开，附着淡薄的钡剂，减少影像的重叠。

　　7.小肠双对比造影　检查前两日开始进少渣饮食，检查前一日晚饭后服缓泻剂（蓖麻油30ml），检查当日晨禁食、禁水。这样使小肠、结肠处于空虚状态，即可缩短检查时间，造影效果又好。

操作步骤如下：

（1）对于某些对咽部刺激极敏感的病人可采用含嗽0.5％的丁卡因，达到咽部黏膜表面局部麻醉的目的。

（2）经口或鼻插入 B-D 管，当导管进入胃后，向导管内插入导丝，以控制导管在胃内前进的方向，防止盘曲。当尖端到达球部时，略向外抽出导丝，以利于向降部转弯。直将导管的尖端进至十二指肠空肠曲。

（3）经导管注入50％ W/V 的硫酸钡300～400ml。注意注入速度不可太快，采用每次注入100ml的分割注入法。并边注入钡剂，边于透视下用压迫法检查各段肠管。

（4）观察到钡头至回肠末端时，再注入空气，约500～1000ml。可因人而异，达到满意的双对比效果为止。

（5）空气达回肠末端部，下部小肠充分扩张时，注射低张药物。

（6）充分变换体位后，于仰卧位分别摄上、中、下部小肠照片。对病变部位应拍摄各体位照片以显示清楚病变。

8.结肠双对比造影程序中的要点

（1）造影前肠道准备：不用清洁洗肠法，而是采用饮水、饮食、泻药等综合方法，达到清洁肠道目的。主要于造影前一日进低脂、少渣饮食，大量饮水，给予盐类及接触性泻剂。根据此原则可安排一个适当的食谱。采用此法，除个别便秘及乙状结肠过长者外，约 90％以上可以达到检查要求。有的有少量小残渣而不妨碍诊断。与清洁洗肠法相比，此法节约检查时间。更重要的是，这种方法使造影剂在黏膜面的附着更好，易于显示结肠黏膜的微细结构或微小病变。因为，根据研究，灌入结肠内液体的回收率平均为 4/5 至 2/3。假若洗肠液体为 2000ml，约有 400～700ml 的液体残存于肠管内，肠管内有这样多液体残存，往往造成对比剂黏膜附着性不好，而不利于微细结构的显示。因此，要达到清晰的双对比造影目的，必须采用不洗肠的肠道清洁法。

（2）对比剂：要求流动性好，在黏膜面的附着性好，浓度为 60％～65％ W/V。灌入量约 300ml 左右。

（3）空气量：要使肠管达到充分扩张状态。一般约需 700ml 左右。

（4）低张药物：于造影前 5 分钟肌肉注射低张药物 654-220mg。

（5）检查时，应不断变换体位，达到各部位双对比造影目的。并及时摄片观察。又因结肠肠管相互重叠，屈曲较多。为避开其重叠，应用斜位观察，以避免遗漏病变。

（6）造影时间应控制在半小时以内，时间过长对比剂出现凝固，产生龟裂现象，妨碍细微结构的观察。

造影程序：

（1）插入肛管后取俯卧头低位（10～15 度），注入钡剂。

（2）钡剂灌至左结肠曲或横结肠中段（约为 300ml 左右），即可停止注入。

（3）缓慢注入空气，当病人诉有腹胀感时，应在透视下观察空气量，慎重注入。看到钡剂由于空气的压力移动至盲肠、升结肠，盲肠充气而扩张时，即可拔去肛管（一般空气量约为 700ml）。

（4）让病人向右侧转身，从俯卧位到仰卧位，再从仰卧位到俯卧位。反复 2～3 次，让钡剂充分附着于黏膜面，再回到俯卧头低位。即是从直肠、乙状结肠至降结肠中下部的双对比造影。

（5）让病人右侧卧位，进行腹式呼吸 2～3 次，回到俯卧位，使降结肠的钡剂大部分流到横结肠。升起台面至半立位，降结肠上部的钡向下移动。取左前斜位即是降结肠中上部，左结肠曲、横结肠左半部的双对比造影。

（6）放平台面，让病人仰卧位，再转到右前斜位，即是横结肠中部至右半部的双对比造影。再升起台面至半立位，即是以右结肠曲为中心的横结肠右半部，升结肠上半部的双对比造影。正位时，可显示全部横结肠双对比造影。

（7）放平台面，让病人俯卧位头低15度左右，让钡剂流至结肠曲。可为盲肠、升结肠下部及乙状结肠、直肠区域双对比造影。

二、CT 扫描

1.扫描范围　根据临床检查怀疑病变部位决定（直肠癌术后者从骶骨岬至耻骨联合）。层厚 10mm，层距 10mm。采用实时螺旋扫描，可选用 5mm 层厚，2～3mm 重建间隔。

2.消化道 CT 检查的技术要求　和其他腹部脏器相比，消化道是空腔脏器，生理状态下由于存在胃肠蠕动，经常处于收缩和舒张状态，胃肠道内容物的多少也使管腔充盈程度发生改变；管腔是否获得良好的扩张对病变的显示有相当大影响；呼吸和心血管的搏动也会对图像质量产生一定的影响。这种形态的不恒定性，对于以静态图像为基础的 CT 诊断而言，影像的理解和分析存在相当大的难度。胃肠道疾病影像表现的复杂多样也是困扰 CT 诊断的一个因素。消化管的 CT 检查有如下要求：

（1）低张药物：应用解痉剂抑制胃肠管蠕动，并使管壁充分伸展扩展。

（2）胃肠道内对比剂：为客观显示病变部位的管壁形态，应使腔内充满液体或气体，使之适度膨胀。因空气与活体组织的 CT 值相差甚大，一般以口服被稀释成 50～70 倍的水溶性碘制剂为宜。上消化管由于本身分泌消化液，仍有稀释作用。可用被稀释成 50～60 倍的水溶性碘剂。胃、十二指肠检查，于检查前口服 300ml 即可。小肠检查时，于检查前 1～2 小时口服 300ml，检查时再服 300ml，总量为 600ml。食管、胃检查也可采用充气法。结肠、直肠检查时，用被稀释成 60～70 倍的水溶性碘剂，也可用水或橄榄油。采用逆行性灌注法。注入量为 300～500ml。若检查盲肠部位，可适当增加量。

（3）注意肠管的扩张、伸展应适度。过度扩张会压迫周围组织，造成阅片分析诊断的困难。

（4）水、口服碘剂和空气共存时形成液平面，于此处形成干扰影。因此，需注意于口服造影剂时，尽量避免混入空气。

（5）根据病变部位决定患者的检查体位。是否需用俯卧位、侧卧位。

（6）造影增强，一方面可了解病变有无增强效果，一方面由于血管本身被浓染而易于判断其周围有无肿大的淋巴结。同时,还可了解病变与周围实质性脏器的关系。

一般采用静脉团注法。此外,还可并用动态扫描,有以下优点:①动态扫描可协助诊断肿瘤(尤其黏膜下肿瘤、腔外肿瘤)的组织学性质。②可鉴别有明显增强效果的血管丰富性肿瘤(血管瘤、平滑肌瘤、平滑肌肉瘤)、增强效果低的肿瘤(淋巴瘤、癌)以及无增强效果像奇静脉、半奇静脉及甲状腺下静脉,下部流入胃左静脉,然后入门静脉。

第二节　食管静脉曲张

食管静脉曲张是指食管黏膜下层的静脉丛异常迂曲呈瘤样扩张。

原因多为门静脉高压—代偿侧支分流—胃冠状静脉开放—食管胃底静脉丛迂曲扩张。曲张的食管静脉易受粗糙食物的损伤或溃烂而破裂出血,常是肝硬化患者致死的原因之一。

临床上随病变发展,食管静脉迂曲和扩张愈加严重,范围也自下往上,即从下段食管向中段和上段扩展。

1.X 线(图 4-1～5)

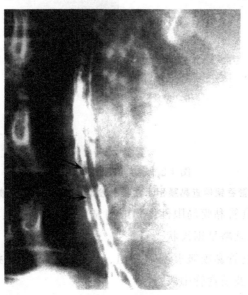

图 4-1　轻度食管静脉曲张

食管吞钡检查示食管下段黏膜增粗,呈曲张状改变,管壁边缘不光整

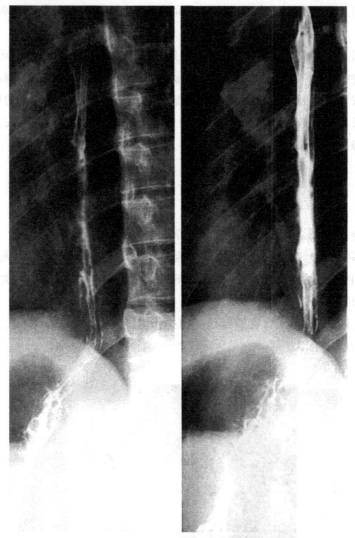

图 4-2　轻度食管静脉曲张

食管吞钡检查黏膜相示食管下段增粗、迂曲的黏膜皱襞

（1）轻度曲张：食管黏膜局限性增粗或稍显迂曲，管壁边缘不光整，有多发性小凹陷或结节，管壁柔软略呈锯齿状。

（2）中度曲张：食管黏膜皱襞明显增粗、迂曲，呈串珠状或蚯蚓状充盈缺损，管壁呈锯齿状改变，可波及食管中段。

（3）重度曲张：上述中度曲张的表现可波及食管上段，且在透视下食管蠕动减弱，钡剂排空延迟，管径扩大，但其管壁仍柔软，收缩自如，无局部的狭窄或阻塞。

2.血管造影

(1)多采用经肠系膜上动脉插管的间接门静脉造影。

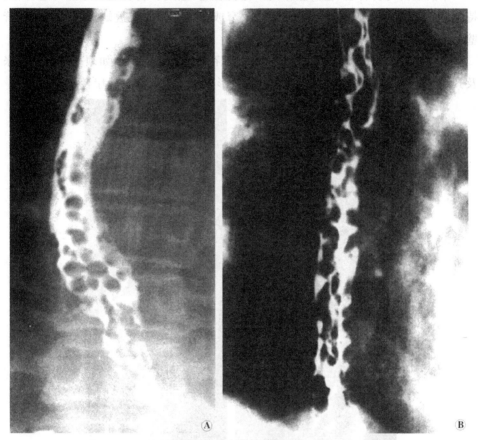

图 4-3　中度食管静脉曲张

　　食管吞钡检查黏膜相(A、B)示食管中、下段粗大的黏膜皱襞呈纵行条状或结节状影,管腔扩张,食管壁凹凸不平

(2)表现为门静脉的显影延迟、主干增宽,肝内分支呈枯树枝状。

(3)对比剂经胃冠状静脉逆行至迂曲扩张的食管静脉。

3.MRI

(1)MR 门静脉造影加 MIP 重建可显示曲张的食管静脉网,其效果近似于血管造影。

(2)典型者表现为食管下段周围静脉、胃冠状静脉、胃短静脉及奇静脉呈圆条状、蚯蚓状扩张、迂曲。

4.诊断、鉴别诊断及比较影像学　食管吞钡显示黏膜增粗、迂曲,呈串珠状,透视观察管壁伸缩自如,结合肝硬化门静脉高压病史、呕血等临床资料可以确诊。

本病主要与食管癌(包括静脉曲张样食管癌)鉴别。食管癌临床上有进行性、持续性吞咽困难,影像学检查可见环形狭窄或腔内龛影或充盈缺损、黏膜破坏、管壁僵硬,管腔恒久狭窄。

对食管静脉曲张的影像检查应首选食管吞钡及食管内镜。如须了解静脉曲张及其吻合静脉,可选择 MRA 检查。血管造影仅用于需行介入治疗者。

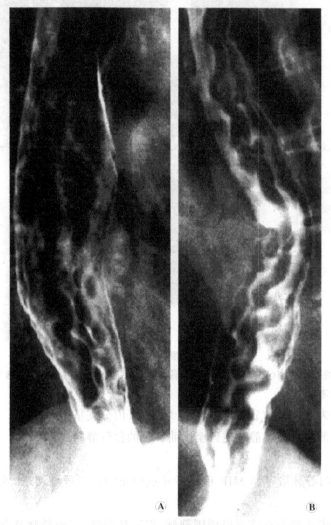

图 4-4　中度食管静脉曲张

食管吞钡检查黏膜相(A、B)示食管管腔增宽,中、下段黏膜明显增粗呈串珠状,食管收缩欠佳

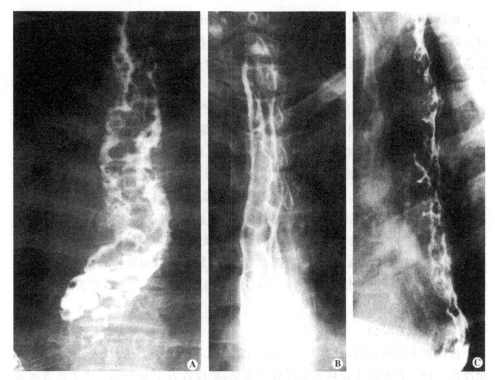

图 4-5　重度食管静脉曲张

食管吞钡检查黏膜相(A、B、C)示食管明显扩张,增粗的黏膜相互衔接如蚯蚓状或串珠状,病变累及食管全长,管壁不规则呈锯齿状

第三节　胃疾病

一、胃炎

(一)急性胃炎

急性胃炎的病因,可分为两大类:急性外因性胃炎和急性内因性胃炎,前者系由饮酒、过食,或服用药物、腐蚀剂等化学性或(和)物理性刺激所致之急性胃炎;后者系指胃部细菌感染所致之急性胃炎,如化脓性胃炎,为蜂窝组织炎等。病理改变轻重不一。可有充血、水肿、糜烂、黏膜剥离,乃至溃疡和出血等变化。胃壁常因炎性浸润而增厚、变硬。强酸强碱所致之腐蚀性胃炎,多深达肌层,甚至引起胃穿孔;晚期可导致纤维增生,胃腔狭窄。

根据病因不同,临床表现不一,了解发病前所服伤害物质至关重要。一般在进食后数小时突然发病,多有上腹剧痛、拒食、恶心和呕吐。呕吐物中可混有胆汁和血液。化脓性感染可有白细胞增多。一般急性胃炎,数日后可以缓解。

【影像学表现】

腹部平片常见胃内充气、胃壁增厚。如为产气性细菌感染或气体自破溃处进入胃壁,可见胃壁内黏膜下或浆膜下层排列和集聚的小气泡。穿孔时则见气腹征。

急性胃炎一般依靠临床症状、病史可以做出诊断,不需 X 线造影检查。近年来,通过胃镜与 X 线造影相印证.有报道钡餐造影表现可分为三型:①水肿型:胃角至前庭部黏膜高度增厚,胃窦缩窄,但加压时黏膜和胃壁仍可变形,与浸润型胃癌不同,此型恢复较快;②出血糜烂型:除水肿型所见外,胃壁硬化比较明显,在双对比造影时,黏膜内有散在的出血点,钡剂呈斑片状附着不良,随访观察一周左右可以恢复正常;③急性溃疡型:除上述两型表现外,加压和双对比检查可见多发不整性状的浅表龛影。此型恢复较慢,需一个月左右时间。应结合急性胃炎病史,注意与多发性胃溃疡鉴别。

(二)慢性胃炎

慢性胃炎病因不明,分类不一。通常按 Schindler 分类,分为浅表性、萎缩性和肥厚性三种。其中以浅表和萎缩性最为多见,肥厚性者十分少见。浅表性者可演变为萎缩性胃炎,后者又常伴有增生,形成萎缩增生性胃炎。X 线检查难以做出与病理分类一致的诊断。

萎缩性胃炎:病理上有胃腺萎缩、减少或消失。黏膜固有层有炎性细胞浸润、水肿,并常有淋巴滤泡肿大和肌板肥厚。根据固有腺、腺窝上皮的萎缩和增生情况不同,以及有无肠上皮化生,可分为三种类型,即萎缩性胃炎、萎缩增生性胃炎和肠上皮化生。多数情况三者混杂共存,并以胃窦部的改变最为明显。

临床上多无特异症状,其表现与病理改变程度并不一致。一般无疼痛,多有胃部胀满和不适感。可有胃液分泌量减少和低酸。

【影像学表现】

轻度萎缩性胃炎可无变化。中、重度者可有以下表现:①由于肌层肥厚,可见胃窦收缩、张力增高,窦腔狭窄,失去圆隆外观;②胃窦黏膜皱襞增粗或粗细不均及走行迂曲,可为环形或斜行;③多发增生性息肉,有时排列成行如玉米穗状;④胃小区增大,有者可达 5～6mm,大小不均,呈鹅卵石样,胃小沟增宽、模糊、毛糙。

【鉴别诊断】

加压和双对比造影检查如有上述③④两项改变,可提示本病的存在,结合胃镜活检,可以判明病变程度。胃窦收缩狭窄和炎症性黏膜增粗应与浸润型胃窦癌相鉴别。前者低张造影狭窄部可以扩张,黏膜虽迂曲紊乱但仍有连续性和可变性,以及狭窄与正常胃壁之间分界不清,呈逐渐移行表现等,与浸润性胃窦癌不同。

(三)胃黏膜巨大皱襞症

胃黏膜皱襞的宽度因人而异,并有一定可塑性。当胃腔充分伸展,而黏膜皱襞大于 10mm 时,称为巨大皱襞症。其中伴有胃液分泌过多和低蛋白血症者,称为 Menetrier 病。后者在组织学上可见上皮和腺体细胞增生及圆形细胞浸润,腺体基底部扩张,有时正常的主细胞和壁细胞可为分泌黏液的细胞所代替。病变多发生于胃底和胃体部,并以大弯部为主。胃窦部比较少见。

本症相当少见。多见于中年,男女之比约为 3:1。Menetrier 病,临床上可有胃部不适、隐痛、浮肿及消化道出血等。约半数以上血浆蛋白低于 5.9g/dl,多数有低酸或无酸。

【影像学表现】

可分为限局型和弥漫型,以后者多见。充盈像胃大弯呈粗锯齿状,蠕动和柔韧性基本正常。胃腔无狭窄。双对比像可见黏膜增粗、迂曲,状如脑回。低张、大量充气也不能展平。加压检查,因黏膜仍有弹性,可见迂曲的黏膜变形,这与浸润型胃癌不同。发生于胃底部者应与静脉瘤区别,后者多与食管静脉曲张并存,并有门脉高压。

(四)糜烂性胃炎

糜烂性胃炎为黏膜表面的炎性组织缺损。可分为两型:平坦型和隆起型。前者与周围黏膜等高或稍有凹陷,常为多发,外形多样,可为点状或不整形,低部发红或附有白苔;后者呈小圆形隆起,顶部因有糜烂而轻微凹陷,因而亦称疣状胃炎,可单发多数为多发,主要分布于胃窦部。两型也可混合存在,但以隆起型多见。

临床上以 30～60 岁多见,男性多于女性。常有烧心、胃胀、胃痛及出血等症状。合并溃疡者则多表现为胃或十二指肠溃疡症状。

【影像学表现】

平坦型者显示比较困难。在双对比造影像上,表现为边缘模糊的斑片状浅淡影,胃小区结构模糊或消失。糜烂境界不清,周围无黏膜纠集,与Ⅱc型早期胃癌不同;隆起型者在加压或双对比造影检查时,可见直径 5～10mm 的圆形透光区,其中心部有点状钡斑,为中心糜烂凹陷的投影,称为"靶征"(图 4-6)。病灶多集聚于胃窦部,在黏膜皱襞上呈串珠状,排列成行。多发的"靶征"和排列特点为本病特异性表现,据此可以做出诊断。经随访观察证明,此型糜烂可在数日内消失,亦可长期持续存在。

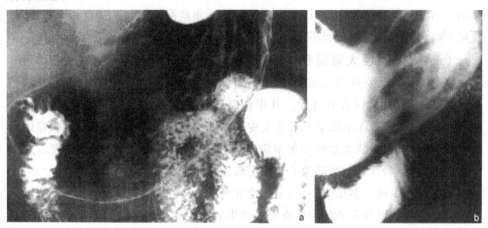

图 4-6　糜烂性胃炎

胃体、胃窦广泛圆形透光区,中央可见点状钡斑,压迫相显示更加清楚

二、胃溃疡

胃溃疡是消化道的常见疾病。发病机制不清,据说与胃酸水平有关。有报道,烟、酒、咖啡的嗜好、长期服用阿司匹林和激素类药物、高紧张职业以及过度精神刺激等,可能为诱发胃溃疡的因素。

病理改变主要为胃壁溃烂缺损,形成壁龛。溃疡先从黏膜层开始,逐渐累及黏膜下层、肌层和浆膜层,甚至穿透浆膜,通入游离腹腔,导致急腹症;若与邻近组织和器官粘连,可穿入其中,形成慢性穿孔。溃疡多位于小弯和胃角附近,其次为胃窦部,其他部位比较少见。多为单发,约 20%～30% 为多发。形态多样,但以圆形、类圆形和线状者多见。圆形者直径多在 2cm 以内。线装溃疡长短不一,可由数毫米至数十毫米。溃疡口部周围有不同程度的炎性细胞浸润、水肿和纤维组织增生,因而导致溃疡口部隆起和黏膜向口部纠集。圆形溃疡口部一般光滑整齐,底部也比较平坦;线状者因纤维组织增生广泛,致使胃壁短缩、胃腔卷曲,可形成显著变形。

多有长期上腹疼痛史。疼痛性质不一:急性者疼痛剧烈,慢性者常为钝痛、灼痛或胀痛。疼痛部位与溃疡位置有关:胃体上部的溃疡,疼痛一般在剑突下偏左侧;而胃窦部者往往偏于右侧;胃后壁溃疡可向背部放散。疼痛与饮食有一定规律,穿孔时则此规律发生变化。除疼痛外,可有恶心、呕吐、嗳气、反酸等症状。若有出血可有黑便或呕血。有的病人可有便秘或腹泻。查体多有剑突下压痛。胃酸改变无特异性。

【影像学表现】

因溃疡的形状、大小、数目、部位及病程不同,X 线上表现各异。

1.圆形溃疡 由于具有典型征象,早在 20 世纪初就应用 X 线进行诊断。

(1)壁龛:为造影剂充填胃壁缺损的直接投影,是诊断胃溃疡的依据。边缘部溃疡,在充盈像和双对比像上可见壁龛的侧位观。表现为突入胃壁的乳头状或半圆形龛影,位于胃轮廓线之外(图 4-7)。若为穿透性溃疡,则龛影较深,至少在 1cm以上;立位像有时可见气体、液体和钡剂呈上下分层现象。浅而小的溃疡可呈锥形。龛影的边缘锐利、整齐。

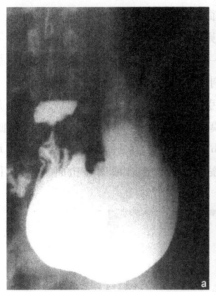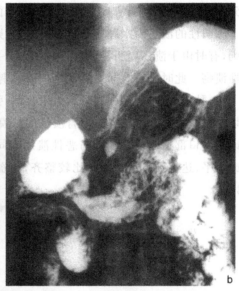

图 4-7 胃角小弯溃疡

a.充盈相,胃角溃疡呈乳头状向腔外突出的龛影;b.双对比相,胃角圆形龛影,边缘光滑整齐

远离大小弯部的溃疡,在加压像、黏膜像和双重对比像上,可见龛影的正面观。典型表现为圆形或类圆形钡斑。双对比造影检查,由于体位转换,造影剂可以从溃疡中流出,钡剂附着于溃疡内壁,则显示为环形龛影;有时其中也可残留少量钡剂,在环形龛影中见有不规则的钡影。新鲜的溃疡,钡斑或环形影边缘整齐,慢性溃疡因纤维组织增生,则失去圆形或类圆形外观,变得不规整。

溃疡若呈斜位观,其表现则介于上述两者之间。

(2)溃疡底:在溃烂缺损的底部,无论正面观或侧位观,大部光滑整齐,这是两性溃疡的特征之一。但在深而大的溃疡,有时因肉芽增生、凝血块或食物残渣的存在,可呈现小结节状透光区。

(3)溃疡口:在溃疡与胃壁的连接部,因有炎性水肿、纤维组织增生和黏膜肌的挛缩,口部周围常有不同程度的隆起,通常贲门端比幽门端更加明显,称为溃疡堤,侧位像表现为龛影的上下胃壁凹入。同时在龛影与胃腔的交界处,有时可见1～2mm宽的透光线,可出现于龛影上端或下端,也可贯穿整个口部,病理证实为溃疡壁的黏膜突入口部所致,称为Hampton线,一般认为是良性溃疡的特征。近来有报告个别恶性溃疡也有此征。侧位像在溃疡口部,常见一个数毫米宽的均匀透亮带,称为项圈征,为溃疡口部炎性水肿和收缩的侧面投影,也是良性溃疡的特征。

上述病理改变的正面观,显示为钡斑周围有一环形透光区,在加压检查时可以见到。双对比像则表现口部周围黏膜展平,微皱襞疏散或消失。

陈旧性的溃疡因水肿减少,代之以不规则的纤维组织增生,溃疡堤和口部多不规则,有时由于溃疡堤明显隆起,致使龛影一部或大部位于轮廓线之内,即所谓胼胝性溃疡。此时应注意同恶性溃疡加以鉴别。

(4)黏膜纠集:溃疡周围纤维组织收缩,引起黏膜皱襞呈放射状向口部纠集,是一切溃疡病变的常见征象。但胃溃疡的黏膜纠集比较规则,走向口部时逐渐变细,可以达到口部边缘,无中断,与恶性溃疡不同。伴有炎性水肿的黏膜,尖端可以增粗或展平,达不到口部。但仍比较整齐,无蚕蚀、狭窄、融合或明显扭曲等表现(图4-8)。

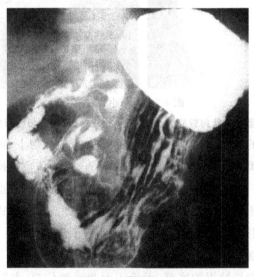

图 4-8　胃窦溃疡

胃窦后壁较大溃疡,边缘光整,周边可见黏膜纠集

(5)胃变形:瘢痕收缩或肌肉痉挛可引起程度不同的胃轮廓异常。圆形单发溃疡,一般表现比较轻微,可有胃壁限局性僵直、凹陷、胃角开大、小弯短缩以及痉挛切迹等。

(6)幽门梗阻:为胃溃疡常见的并发症,多由幽门部溃疡所致。X线可见排出障碍和胃蠕动异常。痉挛可造成暂时性梗阻,不引起排空迟延;若有瘢痕狭窄,则形成器质性梗阻,可见空腹潴留液增多,排空时间延长。服钡1小时后胃内可残留钡剂1/4以上,24小时胃内仍有钡剂。

2.线状溃疡　是以线状壁龛为特征的胃溃疡。因溃疡周围纤维组织显著增生,病理上称为线状瘢痕。自20世纪60年代应用双对比检查以后,线状壁龛才得以诊断。这种溃疡并不少见,据报导约占胃溃疡的17.7%～33.0%。多位于胃角部或胃体部,前庭和贲门部非常少见。溃疡长短不一,与病程长短成正相关,可在13～130mm之间。多单发,少数多发。常为线状亦可呈分支状。在线状溃疡上,可有点状或不整形的糜烂或溃疡。其走行方向多数与胃小弯垂直,并跨越小弯,伸向胃前后壁。少数也可斜行或与胃长轴平行。此种溃疡一般病程较长,修复较慢。

(1)线状壁龛:在双对比造影像上表现为光整或毛糙的线状沟影。因溃疡深浅、宽窄不一和附着钡剂多少不同,线状沟影浓淡和粗细不均,甚至表现为断续相连的不规则小点状影。在溃疡跨越小弯处,可见小尖状龛影。后者在充盈像、加压像和双对比像均可以发现。如结合双对比像仔细观察,可以证实这种尖状龛影是同胃前或(和)后壁的线状沟相延续的(图4-9)。

(2)胃变形:线状溃疡因有显著的纤维增生,常引起胃轮廓明显变形。因溃疡部位不同,外形改变不一。与小弯交叉的溃疡以形成小弯短缩、蜗牛胃或囊状胃为特征。溃疡越是接近幽门端,变形越明显。溃疡位于胃体部时,大弯可以凹入,形成B形胃。立位充盈像对发现胃变形最为敏感。频繁或强烈的蠕动可遗漏较轻微的变形。应强调在胃静止时观察和拍片。

(3)黏膜纠集:线状沟两侧,一般均可见黏膜纠集或行走异常。有者直达线状沟边缘,有者在其附近消失。黏膜尖端的表现与发生在圆形溃疡者相似。

3.多发溃疡　胃内同时存在两个以上溃疡时,称为多发溃疡。病理报告约占胃溃疡的20%～30%。多发溃疡通常较小,或因相互重叠,或因检查时常于发现一个溃疡就做出诊断,实际遗漏较多。溃疡数目多在2～4个之间,以2个较多见。多为圆形或不整形。大多分布于胃体部。少数病例圆形与线状溃疡并存。

X线检查可见多发龛影,黏膜纠集紊乱而不规则,但仍具有上述良性黏膜纠集的特征。体部前后壁的对吻溃疡多形成砂钟胃。小弯并列的溃疡,则引起胃壁憩室样突出,局部胃壁平直或凹入等变形。胃变形的多样化,认为是多发溃疡的特征。

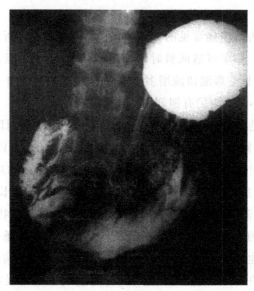

图 4-9　线状溃疡

胃窦后壁偏大弯侧见一斜行线状溃疡(箭头)

4.特殊部位的溃疡　胃溃疡如有上述征象,一般诊断不难。但因溃疡的部位不同,也可有不典型表现,应选择恰当的检查方法,才能明确诊断。

(1)胃远端溃疡:胃窦和幽门溃疡一般较小而浅,因伴有胃窦炎而黏膜增粗、迂曲,并易引起胃窦和幽门痉挛或瘢痕狭窄,导致胃潴留,因而给造影检查带来困难。这时清除胃液,采用低张双对比检查并用加压法,十分重要。在舒张的胃窦内易于区分粗大的黏膜皱襞和钡斑。前者仍具有连续性、可变性;后者则为一定形态的恒定龛影。幽门前区和幽门部溃疡,有时只显示为点状龛影,黏膜纠集比较少见。但有时可伴有幽门管偏位、延长或十二指肠球部变形。因瘢痕收缩可造成幽门狭窄或关闭不全。

(2)胃近端溃疡:位于胃底、贲门和体上部的溃疡,因钡剂通过较快,又无法进行压迫检查,小的溃疡容易漏诊。有时贲门痉挛或大弯切迹可能为溃疡存在的间接征象。此时拍取不同方向的贲门、胃底双对比像,至关重要。左前斜位像可以观察正常的贲门黏膜结构;右前斜位有助于显示贲门下胃体后壁情况。在满意的双对比照片上,可以显示直径为数毫米的龛影,并可见黏膜纠集。

(3)大弯溃疡:大弯溃疡一般较大,溃疡周围反应增生显著,常形成宽大的溃疡堤,因此龛影可以大部分或全部在胃轮廓之内,又因黏膜纠集常不典型,易误为恶性溃疡。但龛影比较整齐,溃疡堤也比较光滑,与胃癌不同。

5.溃疡的愈合与复发　龛影逐渐缩小,周围水肿消失,集中的黏膜尖端变细并相互接近,为溃疡走向愈合的标志,但完全愈合则为瘢痕形成。瘢痕的大小与肌板的断裂呈正相关。无肌板断裂的黏膜下层溃疡,可不留明显瘢痕,有时只在溃疡处见有胃小区呈花瓣状排列。肌板断裂者,可表现纠集的黏膜相互交叉,呈星芒状。较大的瘢痕区可形成轻微凹陷,其中有结节状影为再生上皮,附近黏膜尖端变细,终止于瘢痕周围。线状溃疡可以完全消失,或残留蜈蚣形瘢痕,其中也可见结节状上皮再生。追查中稳定的愈合,是良性溃疡的标志。

愈合的溃疡再次变为活动性溃疡,或又出现新的溃疡,成为溃疡的复发。有人报道溃疡复发可分为散发型和邻近型:圆形溃疡多为散发型,即在瘢痕以外的部位,发生新的溃疡;线状溃疡可为散发型或邻接型,后者在线状瘢痕处发生新的溃烂。复发的溃疡,多与原来的溃疡属于同一类型。

【鉴别诊断】

典型的胃溃疡,根据上述表现,一般诊断不难。有时由于瘢痕组织不规则增生或溃疡比较扁平,或溃疡同胃癌并存,须同胃癌加以鉴别。

1.不规则的圆形溃疡与溃疡癌　慢性溃疡口部和低部可不光滑,溃疡堤也不甚规则,易与溃疡癌混淆。归纳以下各项,可供鉴别(表4-1)。

表 4-1　良、恶性溃疡鉴别要点

	良性溃疡	恶性溃疡
部位	多在胃角附近	大弯侧多为恶性,良性少见
形状	圆形或椭圆形,较规则	不规则,周围指压痕,正位呈星芒状
大小	数毫米至2cm	较大,多在 2cm 以上
溃疡环堤	光滑整齐	不整齐,宽窄不均
深度	较深,突出于胃腔之外	较浅,在胃腔之内
Hampton 线和项圈征	阳性	阴性,极个别为阳性
溃疡底	平整,偶见小结节	多不规整,有结节性阴影
黏膜纠集	均匀规则,尖端变细,达口部边缘	不规则纠集,尖端增粗、融合、狭窄、蚕蚀、中断
随访复查	短期缩小、愈合、形成溃疡	增大,不易愈合

2.溃疡瘢痕与Ⅱc型早期胃癌的鉴别　见早期胃癌的鉴别诊断。

3.线状溃疡与早期胃癌　据报道线状溃疡同早期胃癌并存占4.4%。可存在于线状溃疡边缘的一部或其周围,因线状龛影比较醒目,若不注意其近旁变化容易漏诊,以双对比造影显示溃疡两侧的结构十分重要。若在线状溃疡旁见有浅凹陷钡斑,或纠集的黏膜尖端增粗,或远离线状沟而中断,应想到有胃癌的可能。可疑时应进行胃镜黏膜活检。

4.Zolinger-Ellison综合征　本症以胃分泌亢进、高酸、消化道溃疡和非B胰岛细胞瘤为特征。遇有多发胃溃疡,久治不愈或反复复发者,应注意检查胰腺有无肿瘤。同时可有食管、十二指肠和小肠溃疡。胃和十二指肠也可有异位肿瘤。

第四节　十二指肠疾病

一、概述

十二指肠疾病以溃疡、炎症、憩室等较为常见,且不难诊断,但在影像学诊断时应注意综合分析下列3类病变。

1.十二指肠球部隆起性病变　种类如下。①假性肿瘤:如外压性隆起、溃疡周围水肿、血凝块、结石、异物、缝线脓肿、黏膜松弛、胃黏膜脱垂、痘疹状糜烂、结核。②非瘤性肿块:如异位胰腺、异位胰腺开口、异位胃黏膜、布氏腺增生、黏膜下囊肿、静脉曲张、壁内血肿、良性淋巴组织增生症。③良性肿瘤:如腺瘤、平滑肌瘤、脂肪瘤、血管瘤、纤维瘤、错构瘤、胃息肉脱入、胃平滑肌瘤脱入。④恶性肿瘤:如腺癌、类癌、平滑肌肉瘤、淋巴瘤、纤维肉瘤、转移瘤。

2.成人十二指肠狭窄　原因有两类。①肠内原因:结核、克罗恩病、肿瘤和溃疡病。②肠外原因:十二指肠周围粘连、环形胰腺、肿大淋巴结压迫或肿瘤压迫。以肠内病变多见。应注意分析狭窄的部位、形态、长度,附近有无钙化,十二指肠圈的形态,有无受压推移,消化道其他部位有无病变,综合分析可以鉴别。

3.十二指肠淤张　原因如下。①麻痹性肠淤张:可见于十二指肠溃疡、胆囊炎、胰腺炎等。②神经肌性障碍:如迷走神经和交感神经功能紊乱所致十二指肠动力功能失调、迷走神经切除术后、维生素缺乏。③肠壁肌层神经节细胞减少或缺如:如十二指肠(空肠)肠壁肌层神经丛的神经节细胞缺如可致十二指肠(空肠)扩张,亦有文献将其与十二指肠膜式狭窄、既无器质性又无肠壁肌层神经节细胞缺如的特发性十二指肠扩张共同作为巨大十二指肠症的病因之一。④结缔组织疾病:

如系统性红斑狼疮、硬皮病、皮肌炎。⑤外压性：如肠系膜上动脉、十二指肠带、小肠系膜水肿、邻近脏器肿大的压迫。⑥肠管内狭窄：如先天性狭窄及梗阻、肿瘤及结核等炎症。⑦小肠旋转异常等。

二、十二指肠溃疡

十二指肠溃疡是常见病，较胃溃疡多见。两者之比为 3∶1。最好发于十二指肠球部，约占 92%，其次为球后部，很少见于十二指肠降部。

【病理】

溃疡可单发或多发。球部溃疡多位于后壁，大小深浅不一，小者如针尖，大者可与球等大。溃疡周围改变与胃溃疡相似。浅表溃疡愈合后可恢复正常，深度溃疡愈合后使球部变形。十二指肠球部溃疡一般不发生恶变。球变形的因素有功能性和器质性两种或两种并存：①黏膜水肿；②球部痉挛收缩；③瘢痕收缩；④球部浆膜炎性粘连和牵拉。

十二指肠球部至降部起始处一小段肠管的溃疡称球后溃疡，约占十二指肠溃疡的 10%。

【临床表现】

发病年龄多数为青、壮年。男女之比为 2∶1～4∶1。临床有反酸、嗳气及规律的反复发作性上中腹不适和半夜或饥饿时疼痛。进食后或服碱性药物后症状可缓解。严重的可引起出血，表现呕血或发生黑便。并发急性穿孔或幽门梗阻时，则出现相应症状。十二指肠溃疡大多数有胃酸增高。

【X线表现】

十二指肠溃疡多位于球部，少数位于球后或降部，分述如下。

1.十二指肠球溃疡

(1)龛影：为球溃疡的直接征象。正位呈圆形或椭圆形、边缘光滑的钡斑，周围常有一圈整齐的透光环(图 4-10)。切面观呈突向腔外的锥形、乳头状或半圆形龛影。穿透性溃疡较大较深，巨大者可达 2～3cm，可被误认为十二指肠球。

(2)球部变形：龛影是球部溃疡的直接征象，但由于痉挛、水肿等因素，显示率仅 20%。而球部变形则成为诊断球溃疡的重要征象。常见的表现形式有：①球部局限切迹；②球部分叶状、"山"字状、或花瓣状变形；③幽门管偏移及"假憩室"变形；④球部缩小或管状变形；⑤复杂变形。

对球部变形的认识多数情况由溃疡引起，但少数也可由其他病变或胆、胰等邻近器官的病变所引起。故若未显示龛影，仅依据球变形诊断溃疡时，应除外其他原因引起的变形。

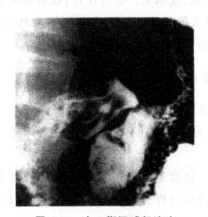

图 4-10　十二指肠球部溃疡

球体部中央可见近圆形龛影,球外侧缘可见局限切迹

　　(3)黏膜皱襞的改变:黏膜纹增粗、紊乱、变平或模糊。当溃疡伴纤维组织增生时,黏膜纹可呈放射状纠集。

　　(4)其他征象:①激惹征:本征钡剂灌肠造影时一种动态观察的 X 线征象。激惹征象只能在透视下观察到。当钡剂到达病变肠管时,钡剂很快通过该段肠管而不停留,一旦充盈即迅速排空。此征多见于十二指肠球部溃疡或炎症,亦可见于肠结核和结肠炎。激惹征出现的病理基础是由于钡剂到达病变段肠管时,对其产生刺激引起反射性痉挛所致。由于钡剂通过迅速,难以显示病变的本来面貌。②球部局限压痛。③常伴胃窦炎、胃窦痉挛、幽门痉挛、胃分泌增加、潴留。④少数可出现贲门痉挛等反射性反应。

　　2.十二指肠球后溃疡和降部溃疡　　主要表现为:①龛影。②球后狭窄:呈局限性、偏心性。③黏膜皱襞的改变:黏膜纹粗乱、纠集以至瘢痕形成。

　　降部溃疡十分少见。多在壶腹周围或降部上 1/3 的内后壁,易穿透至胰腺,此时易与胰腺癌侵犯十二指肠和降部憩室炎混淆,鉴别常有困难。但胰头癌常使十二指肠圈扩大及十二指肠内侧压迹。憩室多有狭颈、并见黏膜通入憩室内。

　　引起十二指肠狭窄的常见疾病除溃疡外,还有十二指肠结核、十二指肠癌、胰头癌,此外还可见于胰腺炎、结肠癌的十二指肠内浸润、克罗恩病、环形胰腺等,应注意鉴别。

　　3.十二指肠溃疡的并发症　　X 线表现并发症有 3 方面。①穿孔:有气腹表现。②幽门梗阻:胃排空时间延长,胃内可见潴留液。③瘘管形成:由于溃疡穿透邻近器官而形成瘘管,常见的有十二指肠-胆囊或胆总管瘘,X 线表现胆囊或胆总管有充气征。十二指肠与空肠和结肠形成瘘管亦时有报道。在十二指肠造影检查时，钡剂通过瘘管进入相应管道而显影。

4.胃幽门梗阻的病因与鉴别　胃幽门梗阻除十二指肠球性外，亦可由胃部疾病所致，应注意鉴别。①十二指肠球性梗阻：为球变形狭窄所致，绝大多数为溃疡。一般说服钡后 4 小时排出不到 50% 即可诊为幽门梗阻或半梗阻，如排出 50% 以上。但仍有排空受限表现，可诊为狭窄。6 小时有 20% 尚未排空可诊断为梗阻。②胃性梗阻：系由胃窦部幽门前区或胃幽门狭窄的病变引起。可为良性病变（胃窦炎多见）；也可为恶性病变（胃癌多见），胃窦部幽门前区狭窄性病变胃癌近占 50%。

5.溃疡愈合的 X 线表现　如溃疡浅小，无明显纤维组织增生，愈合后十二指肠可完全恢复正常。溃疡愈合过程表现为龛影变小变浅，以至消失，周围炎症水肿消退，这是判定溃疡转归愈合的主要依据。较深的溃疡大多伴有纤维组织增生，即使溃疡愈合，仍见黏膜纹纠集和球部畸形。所以说，前后胃肠片比较从正常球轮廓内有龛影发现到球变形和龛影缩小是愈合过程中的表现，不应视为球溃疡恶化。在没有显示龛影的情况下，仅根据一次检查看到的球变形来判断溃疡是否愈合是十分困难的，但十二指肠激惹征的有无和轻重具有一定的参考意义，必要时需结合病史、体征综合分析。

三、十二指肠球炎

对本病看法尚不一致，甚至有人反对作为单一疾病存在。十二指肠球炎和球溃疡的关系密切，两者互为因果，又可共同存在。十二指肠球炎常合并胃窦炎。

【病理】

主要表现为黏膜水肿、增生及炎性细胞浸润。球炎也可向下发展到降部。

【X 线表现】

十二指肠球炎 X 线表现黏膜纹增粗、紊乱，可呈网状黏膜增生。加压时形态尚可改变，细致检查无肯定的溃疡存在，球部常不能完全充盈，有激惹征和局部压痛。充盈时球轮廓稍毛糙，球内密度不均，但无固定畸形。

四、十二指肠布氏腺增生

十二指肠布氏腺增生是罕见的，多发生于十二指肠球部，也可累及降部。

【病因病理】

本病病因不明。有人认为是十二指肠炎症，有的认为是胃酸过高的反应性增生,但发现有的患者并无胃酸过高。

病理上是结节状黏膜增生,有多发型和单发型两种,以前者多见。单发型大小可达几厘米,甚至可以带蒂。

【X线表现】

①多发型:十二指肠球部或降部广泛卵石样充盈缺损,缺损如黄豆、绿豆大小,轮廓清楚,加压缺损形态不变,这与十二指肠球炎引起的网状黏膜增生可以鉴别。无激惹和变形。②单发型:表现为单个充盈缺损,与腺瘤极为相似,X线无法鉴别,靠病理才能确定,即腺瘤有完整的纤维结缔组织包膜而布氏腺增生无包膜。

五、十二指肠良性肿瘤

十二指肠良性肿瘤有腺瘤、平滑肌瘤、脂肪瘤、纤维瘤及血管瘤等,其中以腺瘤较为多见。

【病理】

与胃相反,发生于十二指肠的上皮性息肉大多数不是炎性的,而是腺瘤性息肉。腺瘤最大可达 7.0cm,恶变率较低(约 7%)。此外,发生于黏膜上皮的十二指肠腺瘤中尚有绒毛状腺瘤(较其他腺瘤大,且较发生于结肠者更易恶变)和家族性大肠息肉病(也易恶变)。发生于黏膜下的间质性良性肿瘤,依次为脂肪瘤、平滑肌瘤、血管瘤和错构瘤等。

【临床表现】

多见于老年人,多因肿瘤较小,常不引起症状。有的可出现恶心、闷痛,肿瘤长大或表面糜烂,可有梗阻或出血。

【X线表现】

①腔内充盈缺损,轮廓光整,边缘锐利,少数可呈波浪状;②肿瘤区黏膜纹变平,与周围正常黏膜纹分界清楚;③肠壁柔软,蠕动存在;④带蒂的肿瘤,可随蠕动及推压而移位;⑥肿瘤较大,可引起梗阻和套叠。

此外,各种肿瘤尚有一定的个体特点,简述如下:①十二指肠腺瘤多为单发,罕为多发。多发腺瘤位于十二指肠球部,则与布氏腺增生甚难鉴别。单发带蒂的腺瘤可移向胃窦幽门前区。②平滑肌瘤可有溃疡形成,表现为中央性不规则龛影。③平滑肌瘤、纤维瘤等从壁内生长。若向腔内发展,切面观呈半圆形充缺;若肿瘤向腔内生长又向浆膜下生长,可形成"哑铃"状改变,常可触及包块,并见肠曲推移。④脂肪瘤有时可见肿瘤区相对透亮,在强蠕动和手法推压下可显示变形,又称为

"挤压征",有一定特征。

六、十二指肠恶性肿瘤

对小肠恶性肿瘤来说,上皮性(癌)以十二指肠多见,其次为空肠,回肠最少发病;而间质性(肉瘤)则相反,十二指肠最少见,依次为空肠、回肠发病最多。总之,十二指肠恶性肿瘤最常见者为腺癌,其次为平滑肌肉瘤、恶性淋巴瘤,还有类癌等。

【病理】

①十二指肠腺癌是小肠最常见的原发性恶性肿瘤。约 40%~50% 的小肠腺癌发生于十二指肠,特别是壶腹部或在十二指肠乳头以下的区域。病理上分为息肉(可多发)、溃疡、浸润三型。按部位分为壶腹上区(约占 20%)、壶腹区(约占 65%)、壶腹下区(约占 15%)3 种。②平滑肌肉瘤是十二指肠间质性恶性肿瘤中最常见者。约占全部十二指肠恶性肿瘤的 10%,约 80% 发生于十二指肠的降部和水平部。多单发。肿瘤起自黏膜下层,易形成表面溃疡和坏死腔,故即使肿块很大也很少引起梗阻,而倾向于邻近结构侵犯。

【临床表现】

多见于老年人。临床症状无特异性,早期可无任何症状,也可有腹痛、上腹部不适等。随肿瘤发展可有腹痛加重、呕吐、出血、体重减轻,也可有黄疸、便血等。但平滑肌肉瘤梗阻与黄疸少见或较轻,腹部肿块触及率高。

【X 线表现】

十二指肠恶性肿瘤的共性表现有:①黏膜纹破坏;②腔内菜花样缺损;③管壁僵硬、蠕动消失、管腔不规则狭窄以及梗阻(图 4-11);④腔内不规则龛影,多较大。

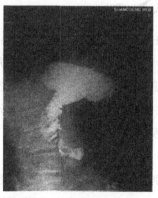

图 4-11　十二指肠恶性肿瘤

十二指肠降段不规则狭窄,局部黏膜破坏

此外应注意:①壶腹上区发生的恶性肿瘤,位于球部者罕见,很难与球溃疡鉴别。②壶腹区肿瘤侵犯乳头上下可出现反"3"字征。若肿瘤侵犯阻塞胆总管下端,可致胆总管扩张,而于球后形成"笔杆状"压迹。肿大的胆囊可在球顶部或降部外上方形成弧形压迹。亦可见胆道逆行充盈。③壶腹下区恶性肿瘤除上述共性表现外,无特殊之处。

【鉴别诊断】

十二指肠恶性肿瘤应注意与壶腹癌、胰头癌、十二指肠结核、乳头水肿等鉴别。

1.壶腹癌、胰头癌　很早就可侵犯十二指肠内侧壁,致十二指肠圈扩大或(和)十二指肠肠壁双重阴影即双边征,典型者表现为反"3"字征(图 4-12),胃窦大弯受压称"垫征",而十二指肠癌则很少出现。壶腹癌黄疸出现早。然而壶腹癌和胰头癌均可侵犯十二指肠黏膜,产生与十二指肠癌相同的 X 线表现而难以鉴别。

2.十二指肠转移癌　其他器官或组织的恶性肿瘤可直接侵犯或转移到十二指肠及其淋巴结而产生黏膜破坏,X 线表现类似原发性癌肿,但多查见原发灶。

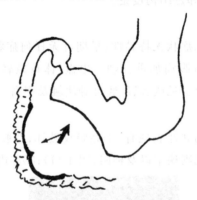

图 4-12　十二指肠反"3"字征(细箭)及"垫征"(粗箭)

3.慢性特异性炎症　十二指肠结核较少见,表现为管腔狭窄、黏膜破坏、息肉样增生与溃疡,偶可出现瘘道。但溃疡型结核龛影常较浅小而且常有激惹征,结合临床不难鉴别。克罗恩病往往呈节段性,局限于十二指肠者,可类似弥漫浸润型癌肿的表现,需结合全身表现及其他检查结果综合分析。

4.十二指肠乳头水肿　正常乳头小于 0.5cm×1.5cm,偶可大于 1.3cm×3.0cm。乳头增大可能为水肿或癌肿浸润的结果。胆总管下端结石特别是嵌顿结石、胰腺炎、溃疡均可致乳头水肿增大,但表面光滑,附近肠黏膜正常;而肿瘤浸润引起的乳头增大表面不规则,附近肠黏膜破坏常见。ERCP 检查对鉴别诊断有较大价值。

5.其他恶性肿瘤 大多数原发性平滑肌肉瘤、恶性淋巴瘤等恶性肿瘤与十二指肠癌 X 线表现相似,鉴别较困难,需病理组织学诊断。

七、十二指肠憩室

十二指肠憩室为肠壁局部向外膨出的囊袋状病变。比较常见,以单发多见。好发于十二指降段中部内后壁,尤其壶腹周围,升段次之,球部甚少见。

【病理】

分为内压和牵引两型,以前者多见。①内压性:为十二指肠局部肠壁存在先天性肌肉发育不全或缺损,且随着年龄增长逐渐产生一系列退行性变,使之更加薄弱,在肠内压增高或肠肌收缩不协调时形成憩室,憩室颈部多较窄。②牵引性:多因肠壁自身或周围组织炎症、溃疡或肿瘤等粘连牵引而形成,多呈幕状突出,开口较宽,憩室具有肠壁的全部结构。

憩室除并发炎症外,还可并发溃疡、结石、肿瘤或穿孔,但均较少见。十二指肠乳头区的憩室有时可有胰管和胆总管开口在内,故憩室炎可逆性侵及胆系和胰腺。有极少数巨大憩室可压迫胆总管和胰管,引起梗阻和炎症。

【临床表现】

多无明显症状而偶然发现。憩室并发炎症时,常出现上腹疼痛、出血、穿孔,乳头水肿从而出现黄疸与胆、胰感染等症状与体征。

【X 线表现】

①憩室充盈后显示向肠腔外突出的圆形、椭圆形或烧瓶形的囊状阴影,轮廓光滑、大小不一,憩室充满后多能收缩排空。②内压性憩室多呈狭颈,由于狭颈常排空延缓,甚至可潴留几天。牵引性憩室多较小,颈部较宽,轮廓不整,多位于十二指肠上部。③憩室内黏膜纹与肠腔内黏膜纹相连。④憩室并发炎症时,可见轮廓不整,憩室内及周围黏膜纹增粗,局部压痛伴有激惹征和排空迟缓。周围肠管以至胃部可伴有痉挛、激惹等功能性改变。⑤憩室口部或肠壁的痉挛以及食物阻塞时,憩室可不显影。⑥低张造影时,位于乳头区的憩室,钡剂可经憩室进入胆总管。

八、十二指肠淤滞症

十二指肠淤滞症是指肠内容物通过十二指肠,因动力障碍而表现淤滞扩张。

对本症的概念、病因和诊断还有许多不同的看法。

【发病机理】

本病的发病机制有两种认识:①十二指肠动力功能失调:特别是由于迷走神经和交感神经平衡失调,引起肠肌痉挛和肠肌功能紊乱。有时发现十二指肠、胃和附近脏器的多种疾病,都可反射性引起十二指肠的功能障碍。②肠系膜上动脉的压迫:十二指肠升段于第3腰椎水平,在腹主动脉和肠系膜上动脉之间通过。其远端被蔡氏韧带固定于后腹壁。一般腹主动脉与肠系膜上动脉之夹角>45°。当小肠系膜过短与腹主动脉成角变小,内脏下垂,肠活动度过大,腹肌过度松弛,腰椎严重侧突等因素,可使上述夹角变小,而压迫十二指肠升段产生郁张。因此又称为"肠系膜上动脉压迫综合征"。

【临床表现】

本症不少见,以中老年体弱者为多,其中女性多于男性。本病病程一般较长。轻者可无明显症状,重者多有上腹部闷胀、嗳气、疼痛、恶心、呕吐等。部分病人取俯卧位或右侧卧位,症状可得缓解。

【X线表现】

①十二指肠梗阻性表现:钡剂通过十二肠升段受阻,其上扩张。轻者仅为十二指肠舒张,蠕动活跃亢进,逆蠕动多次发生;严重者十二指肠明显扩张,蠕动及逆蠕动频繁,钡剂可反流入胃,甚至出现胃扩张。②十二指肠升段笔杆状压迹:这一征象并非常见。表现为升段有光滑整齐的纵行压迹,状如"笔杆",黏膜纹变平。③体位改变的影响:十二指肠梗阻、淤张现象,常于立位、仰卧位时显著,而于俯卧位、胸膝卧位或向上推压小肠时缓解或消失。

九、十二指肠结核

本病少见,术前确诊困难。在消化道结核中,以回盲部最多见,而十二指肠结核仅占消化道结核的2%～2.5%。

【病因病理】

结核菌进入十二指肠的途径与胃相似:①随痰液或食物咽入;②通过血液或淋巴侵入;③邻近淋巴结、腹膜结核的直接蔓延或胆道系统传播。

病理可分为增生型、溃疡型和增生溃疡型。十二指肠血运丰富,黏膜下层结缔组织疏松,且富有淋巴滤泡。结核菌进入黏膜下淋巴滤泡,并在其中繁殖、蔓延,形成干酪坏死灶,向黏膜面破溃形成多发浅小溃疡,个别溃疡破溃较深达浆膜面。也可形成结核肉芽肿,伴有大量纤维组织增生,形成结节状突起;或沿管壁周径蔓延,致管壁增厚、管腔狭窄,厚度可达 2.0cm。邻近淋巴结增大,为增殖性干酪性结核改变。

【临床表现】

好发于青壮年,10%～50%合并肺结核。多表现为上消化道慢性不全梗阻,如腹胀、腹痛,恶心、呕吐。可有结核中毒症状。腹部可触及包块等。因病变多在黏膜下,纤维肠镜活检多诊为慢性炎症。

【X 线表现】

主要表现为肠腔狭窄、黏膜改变和溃疡等,但均无特异性。①好发部位:多认为好发于第三、四段,亦有报道好发于第二段。②肠腔狭窄:为肠壁增厚或(和)周围增大淋巴结压迫所致。病变段与正常段肠管呈渐进性狭窄,肠管尚能轻微扩张,狭窄段较长,约 2.0～20cm。③黏膜改变:增粗紊乱,结节状隆起。④龛影:单发或多发,多浅小或无龛影,也有报道较大者。

第五节　胆道系统

一、胆系造影的方法

胆系平片可显示阳性结石、胆囊壁钙化、钙胆汁及胆道积气等,但胆系的普通 X 线检查主要靠造影。其造影方法如下。

1.口服法　常为胆系造影的首选方法,但目前随着 B 超的广泛应用,已基本被淘汰。此法简便、不良反应少,不需做过敏试验。主要用于观察胆囊的形态和功能(胆囊显影率高达 90%以上,胆管显影率可达 50%以上)。凡影响吸收造影剂的胃肠病变、严重肝功能损害和严重的甲状腺功能亢进症病人均禁忌造影。又分为常规口服法、快速口服法、胆石染色法。常用的口服造影剂有碘番酸、碘阿芬酸、胆毕露等。

常规口服法:一般成人用量为 3g,制剂每片 0.5g,共 6 片。造影前 1 天禁服泻药或在肠道内显影的药物。检查前 1 日中午进食高脂肪餐,使胆汁排空,有利于含碘胆汁流入胆囊,以后进无脂或少脂晚餐。于检查的前一晚八点开始服药,每 5 分钟吞服 1 片,服药后 12、14 小时各摄 1 片,如未见显影则不必再摄片;如显影则进食 3 个油炸鸡蛋的脂餐,然后再于 20～30 分钟后摄片观察胆管,1 小时观察胆囊浓缩、排空功能及胆囊内病变。

快速口服法、胆石染色法也已基本被淘汰,不予赘述。

2.静脉注射法　主要用于检查胆管疾病,观察胆囊切除术后肝内、外胆管的病变或口服法胆囊不显影者。分为常规静脉注射法和静脉滴注法,目前也极少应用。

(1)常规静脉注射法:常用造影剂为 30% 或 50% 胆影葡胺或胆影钠。成人一般剂量为 50%、20ml,儿童每千克体重 30%、0.6ml;加等量 5%～10% 葡萄糖,适当加温后用 5～10 分钟缓慢静脉注入。于注射完后 15～30 分钟、45～60 分钟、90～120 分钟及脂餐后 30 分钟、60 分钟各摄 1 片,胆管延迟显影时可延长至 240 分钟、360 分钟摄片。

(2)静脉滴注法:造影多采用 50% 胆影葡胺 40ml 加入 5% 葡萄糖溶液 50～60ml,于 20～30 分钟滴完(小剂量稀释法)。摄片时间为 30、45、60 及 120 分钟。也可用 50% 胆影葡胺 40ml 加入 5% 葡萄糖 250ml 于 1 小时内滴完,滴入结束时摄片(所谓大剂量稀释法)。

3.术中及术后逆行胆道造影

(1)术中胆道造影:主要用直接穿刺或经胆囊管、胆总管导管注入造影剂的方法,预先明确胆道病变情况,胆结石的分布、数目、形状和大小,术后残留胆石情况,胆道畸形,以及鉴别胆总管下端狭窄或梗阻的原因。严重黄疸、化脓性胆管炎及病情危重者不宜术中造影。

造影剂用 25%～35% 的泛影钠、胆影钠或 12.5% 的碘化钠、60% 或 76% 泛影葡胺甚至非离子型造影剂 10～20ml 缓慢注射后摄片。

(2)术后"T"型管造影:作为术后随访了解胆道情况,特别是残余结石或结石再形成、胆管狭窄及奥狄氏括约肌的开放情况,以及决定预后可否拔管等的重要方法。

现多用 60% 或 76% 泛影葡胺(亦可选用非离子型造影剂)20～40ml 造影。应常规摄正、斜位片。造影前应冲洗胆管及抽出胆汁,注射压力不要过大。亦应注意不要注入气泡,以免误诊。

4.经皮肝穿刺胆道造影(PTC)　主要适用于阻塞性黄疸。禁忌证为碘过敏、凝血机制异常、穿刺区感染及一般情况极差者。

穿刺方法较多,有经肋间穿刺法、经腹部穿刺法和经腹膜外穿刺法。过去常用造影剂为 50% 泛影钠或泛影葡胺,现常用非离子型造影剂 20～40ml,穿刺成功后立即注射并摄片。

5.内窥镜逆行胆胰管造影(ERCP) 主要适用于鉴别阻塞性黄疸,诊断胰腺或胆道的肿瘤、结石、慢性炎症等。

本法系将十二指肠纤维镜送入十二指肠降段,找到乳头插入乏特壶腹,由导管注入泛影葡胺或非离子型造影剂,造影在电视透视下观察并摄片。造影剂用量,胰管造影 2～5ml,胆管造影 10～20ml。造影后少数病人出现胰腺炎。

二、胆道系统的主要解剖结构

1.肝胆管和肝总管 肝内毛细胆管逐渐汇合成小叶间、肝段、肝叶和左、右肝管。左肝管长为 2～4cm,宽为 0.3～0.5cm;右肝管长约 1～3cm,宽 0.2～0.4cm。两者出肝门汇合成肝总管,长为 3～5cm,宽为 0.4～0.6cm。

2.胆囊管 长为 3～4cm,宽为 0.2～0.3cm,在距十二指肠上缘 2.5cm 处与肝总管汇合成胆总管。汇合点常以锐角相交。

3.胆总管 长 6～10cm,宽约为 0.5～0.8cm。分为 4 段:①十二指肠上段;②十二指肠后段;③胰腺段;④十二指肠壁内段。与胰管多汇合成乏特氏壶腹。胆总管出口的口径约为 0.2cm,有奥狄括约肌环绕。

4.胆囊 为一倒置的梨形囊状器官。分为 3 型:圆形、梨形和长形。胆囊长为 7～10cm,宽为 3～5cm,容积为 5～50ml。又分为底、体、漏斗和颈部。其主要功能为贮存、浓缩和排空胆汁。

正常胆道系统的有关径线见表 4-2,解剖图见图 4-13。

表 4-2 胆道系统的径线

	长(cm)	宽(cm)	厚(cm)
肝内胆管		0.1～0.3	
左肝管	2～4	0.3～0.5	
右肝管	1～3	0.2～0.4	
肝总管	3～5	0.3～0.6	0.15
胆总管	6～10	0.5～0.6	0.15
胆囊管	3～4	0.2～0.3	
胆囊	7～10	3～5	0.1～0.2

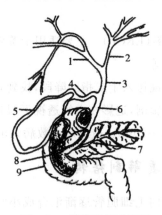

图 4-13　胆道系统解剖图

1.右主肝管;2.左主肝管;3.肝总管;4.胆囊管;5.胆囊;6.肝总管;7.胰管;8.Vater 壶腹;9.十二指肠降部

三、胆囊和肝外胆管的先天性变异

(一)胆囊的先天性变异

主要包括:①数目变异:胆囊缺如、双胆囊、三胆囊、胆囊闭锁。②体积变异:巨大胆囊、小胆囊。③形态变异:双房胆囊、叉状胆囊、葫芦状胆囊、三节胆囊、皱褶胆囊、扁平帽状胆囊及胆囊憩室。④位置变异:胆囊可位于肝右叶或肝左叶下方,以及肝后方(肝后胆囊常伴肝右叶萎缩或体积缩小);亦可埋于肝组织内(此型因胆囊收缩功能差,易感染并发结石);少数可呈游离胆囊(亦称漂浮性胆囊),是因胆囊支持韧带松弛,使胆囊呈游走状,多见于老年体瘦者,易发生扭转或通过网膜孔疝入小网膜囊内。

(二)肝外胆管的先天性变异

主要包括:①数目变异:副肝管、副胆囊管;②位置变异;③形态变异:先天性胆管狭窄、闭锁或发育不良、先天性胆总管囊状扩张症。

四、先天性胆管扩张症

又称为先天性胆管囊肿等。本病实际为先天性胆管的一部分囊状扩张。

【发病机理】

有 3 种学说:①胆管上皮增殖学说。②胰胆管合流异常学说:由于高浓度的胰液长期破坏胆管壁,引起炎性反应并逐渐扩张。③神经发育异常学说:类似先天性巨结肠改变,局部囊肿壁有神经节细胞缺陷。

【病理】

根据囊肿的形态、部位、范围等分为 5 型:Ⅰ型:最多见,约占 80%~90%。为胆总管呈囊状或梭形扩张,胆囊及胆囊管多无明显异常。Ⅱ型:此型少见。为胆总管单发性憩室,多发生于胆总管之外侧壁,憩室蒂与胆总管可相通或闭塞不通。Ⅲ型:也少见。为胆总管下端十二指肠壁内段囊状扩张。Ⅳ型:较多见,约占 18.9%。为多发囊状扩张,即肝内、肝外段多发囊状扩张,或肝外段多发囊状扩张。Ⅴ型:又称 Caroli 病(卡罗里病),属先天性常染色体隐性遗传病。为单发或多发的肝内胆管扩张,无肝外胆管扩张,即先天性肝内胆管扩张。其中 Caroli 病Ⅰ型多伴有结石和胆管炎,无肝硬化及门静脉高压;Caroli 病Ⅱ型非常少见,伴有肝硬化及门静脉高压,不伴结石和胆管炎。Caroli 病两型均可伴肾小管扩张.重者形成海绵肾。

【临床表现】

①先天性肝外胆管扩张:多见于 10 岁以下儿童,也可见于青年人,女性约为男性的 3~4 倍。黄疸、腹块及腹痛为本病的 3 大特征,但不一定同时出现。梗阻性黄疸多为间歇性,也可持续存在。②先天性肝内胆管扩张(Caroli 病):主要表现为腹痛、肝大,也可有肝硬化和门静脉高压的症状和体征。③先天性肝内外混合型胆管扩张:兼有上述两种类型的特点。

【X 线表现】

①腹部平片:可示右上腹显示密度均匀的巨大软组织块影,Caroli 病可显示肝影增大。②胃肠道钡餐检查:胆总管扩张因位置而异,可表现为胃窦及十二指肠球部推向前、上、左方;十二指肠降段可产生局限性压迹,并向右前方或左前方移位;位于胆总管下端开口脱垂入十二指肠降部的囊肿,表现为十二指肠降部有相应的边缘光滑的充盈缺损。③胆道造影(PTC 或 ERCP)可显示囊肿的部位、大小和形态,并可显示胆总管下端是否有狭窄。④术前可行穿刺造影。

胰头囊肿使十二指肠圈扩大,十二指肠降段无前移征象,且小儿少见,常有急性胰腺炎或外伤史可资鉴别。CT 或 B 超检查对诊断和鉴别诊断帮助较大(图 4-14)。

五、胆系结石

胆石症为胆道系统的最常见疾病,可发生在胆囊、肝内外胆管。

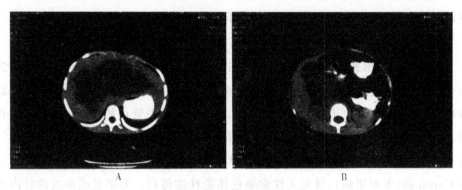

图 4-14 先天性胆管扩张症
肝内外胆管均显著扩张

【病因病理】

其形成原因尚不完全明确,主要有以下几方面:①胆道感染;②胆道蛔虫;③代谢障碍;④神经功能紊乱和胆汁滞留。

胆系结石的化学成分主要为胆色素、胆固醇、钙质及其他少量的无机盐类。按化学成分可分为三种。①胆固醇结石:以胆固醇为主,其含量占 80% 左右,并含少量钙、蛋白及胆色素。②胆色素结石:此类结石在我国较多,呈砂粒状或桑椹状,可有少量钙盐和有机物质为核心。③混合类结石:是由胆色素、胆固醇和钙盐分层混合而成。

【临床表现】

与结石的位置、大小、胆道有无梗阻及并发症有关。多表现为右上腹不适及消化不良等症状;急性发作时,可有胆绞痛、呕吐、黄疸等;合并急性炎症时,出现高热等症状。

【X线表现】

1.胆囊结石

(1)平片表现:胆囊阳性结石占全部胆石的 5%~20%,阳性结石常为多发。亦可单发。形态多种多样,大小不一,有逐步增大的倾向。诊断时应注意与下列情况鉴别:肾结石侧位片与脊柱重叠;肋软骨钙化位于前胸壁内随呼吸运动;肠系膜淋巴结钙化多随体位或推压而位置改变可资鉴别。

(2)胆囊造影:①因胆囊结石大多伴有慢性胆囊炎,所以大约 50% 的胆囊结石X线表现为胆囊不显影。②典型的胆囊阴性结石为多发或单发的均质透亮影,边缘多清晰。大多移动度大。③胆囊阳性结石造影时可显示为致密的阴影,有时可被浓密的造影剂所掩盖而需以加压法或脂餐后摄片发现。

胆囊阴性结石需与肠道胀气鉴别。其中后者随体位改变,可与胆囊分开,重新灌肠或动态观察可消失或变形。胆囊内良性肿物可表现为圆形负影,但位置固定不移,息肉与腺瘤常可带蒂,胆囊浓缩功能多正常,与胆囊结石不同。胆囊结石的诊断,以 B 超最佳。

(3)钙胆汁:胆汁中含有很高浓度的碳酸钙称为钙胆汁或石灰样胆汁。钙胆汁与胆石症有密切的关系。X 线表现为胆囊区有似口服胆囊造影时显影的胆囊。在胆囊管区和胆囊内可见结石影。立位摄片有时可见胆汁分层。CT 检查有可见胆汁密度明显增高,有定性价值。

2.**胆管结石** 胆管结石含钙量少,阳性者不及 5%。主要为继发性肝外胆管结石,显示脊柱右缘有数个较小的类圆形致密影。其排列常与胆囊管、胆总管走向一致。胆道造影主要为静脉法或静脉滴注法。

(1)肝外胆管结石:①胆总管和肝总管扩张为本症的主要 X 线表现;②肝外胆管内充盈缺损,多位于胆总管下端,也可分布于整个胆道系统,常为杯口状或蛋壳样,亦可呈泥沙样;③肝外胆管显影延迟;④胆系不显影或显影浅淡。

(2)肝内胆管结石:①肝内胆管扩张与狭窄;②肝胆管内充盈缺损,形态不一呈圆形、新月形、杯口状、串珠状充盈缺损,也可见结石铸型形成,多数细小结石可使胆管的密度不均;③肝胆管持续显影与延迟显影;④一支胆管不显影。

对有阻塞黄疸存在者,可行 PTC(经皮肝穿刺造影)检查。该方法可了解结石的位置和胆管梗阻的程度,并为鉴别诊断提供可靠的依据。对胆管结石尤其是胆总管下端结石的诊断,CT 优于 B 超(图 4-15)。

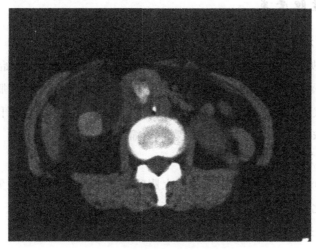

图 4-15 胆囊和胆总管下端结石

六、急性胆囊炎

【病因病理】

本病多由结石嵌顿于胆囊颈部、胆囊管或细菌感染所致。病理可分为 4 类。①急性单纯性胆囊炎:胆囊黏膜充血、水肿、炎性细胞浸润。②急性化脓性胆囊炎:炎症波及胆囊壁全层,胆囊壁水肿、增厚,浆膜面纤维素渗出,胆囊内充满脓液。③急性坏疽性胆囊炎:胆囊壁缺血坏死及出血,胆囊内充满脓液,并可穿孔。④气肿性胆囊炎:由产气杆菌(多为梭状芽孢杆菌、产气荚膜杆菌,其次为大肠杆菌等)感染所致,胆囊内及其周围可见气体产生;30%发生于糖尿病患者,50%不存在结石。

【临床表现】

主要为急性右上腹痛,向肩胛区放射。多伴有高热、寒战、恶心、呕吐、轻度黄疸。既往有胆绞痛发作史。莫菲征阳性。

【X 线表现】

①可见增大的胆囊影和右上腹反射性肠郁积征;②偶可见胆囊区阳性结石或胆囊积气(气肿性胆囊炎在发病 24～48 小时后胆囊内或胆囊周围开始积气);③有时可见膈肌升高、运动减弱,右侧胸腔少量积液及肺下部炎症;④胆系造影极少应用;⑤B 超可见胆囊增大,胆囊壁水肿增厚,甚至胆囊窝有积液表现。

七、慢性胆囊炎

【病因病理】

本病为常见的胆囊疾病,可为急性胆囊炎的后遗症。也可一开始就是慢性的,约有 70%并存结石。可因细菌感染、化学刺激、乏特壶腹的炎症和肥厚等引起胆汁淤滞,以及代谢异常等所致。病理上胆囊黏膜萎缩、破坏;胆囊壁纤维化增厚,并可钙化;胆囊浓缩及收缩功能受损;胆囊可萎缩变小,亦可积水增大。

【临床表现】

多见于 30～50 岁女性。主要为右上腹痛及反复发作性急性胆囊炎。其他有上腹不适、消化不良、饱胀等一般性症状。

【X 线表现】

1.平片表现　常无异常表现,约 10%～20%可发现阳性结石。少数见到肿大的胆囊影、胆囊壁钙化、钙胆汁或胆囊积气等。

　　2.造影检查　①口服法胆囊显影延迟、大而淡，浓缩排出功能差，诊断较为明确；②口服法胆囊不显影，结合临床排除其他因素后可考虑本症，必要时再行静脉法造影；③静脉法胆管造影胆囊不显影，应考虑有胆囊病变，常为胆囊或胆囊颈结石阻塞所致，常并有胆囊炎；④胆囊明显扩大或缩窄，边缘不整或平直，或呈固定的屈曲现象，有诊断意义；⑤显影的胆囊中有结石存在，常有诊断价值；⑥胆囊显影正常，脂餐后排空延迟、体积不缩小或胆囊显影淡而排空正常，均不应作为慢性胆囊炎的诊断依据。

　　B超显示胆囊壁均匀性增厚，厚度＞3mm，且回声增强，有定性意义。

八、急性化脓性胆管炎

【病因病理】

　　本病因胆管梗阻及感染引起，多见于胆管结石、胆道蛔虫，其次有胆管狭窄、肿瘤以及胰腺病变等。梗阻多位于胆总管下端。病理表现胆总管明显扩张，其内充满脓性胆汁，管壁炎性增厚，肝内可见多发脓肿。左肝管易使胆汁引流不畅、结石不易排出，而容易或加重感染，且感染可致肝实质萎缩。此外，所谓的复发性化脓性胆管炎是感染性胆管炎的反复发作，最终导致胆管狭窄、胆管梗阻和胆管结石。

【临床表现】

　　起病急骤，右上腹剧痛、高热、寒战，多数有黄疸，甚至昏迷及死亡。复发性化脓性胆管炎患者可出现反复发作的腹痛、脓毒症和黄疸。

【影像学表现】

　　本病一般不宜作X线造影检查，平片可能见到胆管内积气。积气量不同，显示胆管的范围也不同。CT可见肝内外胆管均明显扩张，其内充满脓汁，CT值高于胆汁。肝内胆管扩张常呈不对称性或局限分布，以左叶为著，扩张的胆管呈聚集状，是因左肝管易使胆汁引流不畅、结石不易排出所致。同时，扩张的胆管常局限在一、二级分支，而周围胆管因炎性纤维增生丧失扩张能力，表现为"中央箭头征"。胆管壁弥漫性增厚，其增厚可呈弥漫偏心性，增强扫描多于急性发作期呈明显强化。胆管内有时可见积气表现，常伴有胆管内结石。肝内可有多发性小脓肿。由于反复炎性阻塞、破坏，可有肝体积缩小或局限性萎缩，以左肝多见。

　　复发性化脓性胆管炎的基础疾病是肝内外胆管不规则扩张、胆系结石、胆囊炎、胆汁性肝硬化,典型的影像学表现是肝内胆管多房性囊性扩张并周边渐进性强化为特征(MR 平扫、增强和 MRCP 对本病的诊断具有重要意义)。

九、慢性胆管炎

本病常由急性胆管炎发展而来。

【病理】

胆总管下端纤维瘢痕组织增生及狭窄,胆总管明显扩张,管壁增厚。

【临床表现】

中上腹不适、腹胀。急性发作时与急性化脓性胆管炎相同,可有高热、寒战、黄疸三联征。

【影像学表现】

以 CT 检查为优。①肝内、外胆管明显扩张,内有多发结石,是其常见和主要的 CT 表现。结石密度从等密度到高密度不等。结石的形态多种多样。肝内大的胆管扩张,而分支不扩张或扩张不明显。②肝外胆管壁呈广泛性、不规则增厚,壁厚可达 2~3mm。

十、原发性硬化性胆管炎

又称狭窄性胆管炎。是一种少见的慢性胆管阻塞性疾病。其病因不明,可能为一种自身免疫性疾病,与细菌感染有关。

【病理】

以肝内、外胆管的慢性进行性炎症及纤维化,最终导致胆管的短段狭窄与扩张交替为特征的病变。80%的病变累及包括胆囊在内的整个胆系,20%仅局限于肝外胆道。受累的胆管壁增厚、管腔狭窄,外径变化不大,内径明显缩小或闭塞。后期可发生胆汁性肝硬化或门静脉高压,9%~15%合并胆管癌。

【临床表现】

好发于 40 岁左右,男女之比约为 2∶1。以慢性进行性黄疸为主要表现,一般无上腹绞痛史。合并肝硬化、门脉高压等并发症可有相应表现。87%伴发溃疡性结肠炎,13%伴发 Crohn 病。

【影像学表现】

典型 X 线表现为肝内外胆管呈节段性细线状狭窄,狭窄段可光滑或不规则,与正常管径或轻度扩张的胆管交替存在,在肝内胆管分叉处狭窄最明显。随着病情的进展,整个胆树从"修剪过的树枝状"表现,逐渐过渡到"串珠状"及至"枯树枝状"表现。

其主要 CT 征象为跳跃性扩张、串珠征和剪枝征。①病变局限于肝外胆管者,呈典型的低位梗阻表现,狭窄处远端的胆总管仍可见。狭窄处胆管壁增厚,管腔狭小,密度增高;增强扫描管壁强化明显。可有或无胆囊壁增厚。如某段扩张的肝外胆管不与其他扩张的胆管相连称为"跳跃性扩张",其形成基础是肝内胆管狭窄合并远段胆管扩张。②病变广泛者呈不连续的散在分布的串珠状或不规则状,反映了其多发性狭窄。段性分布的肝内胆管扩张也是其表现之一。在 1 个层面上见到3 处以上狭窄与扩张交替出现,称为"串珠征"。但此征也可见于恶性病变。③剪枝征:即某 1 层面上见到长度≥4cm 的肝内胆管或左右肝管,而无次级分支称为"剪枝征"。本病 25% 的可见此征,但 13%~15% 的恶性病变也可见此征。④晚期可见肝硬化、门脉高压表现,还可见大量的肝内胆管钙化影。

通常本病引起的肝内胆管扩张程度较轻,有明显扩张者要想到肿瘤性病变。

【鉴别诊断】

应注意结合病史与结石、胆系感染和手术等原因所致的继发性硬化性胆管炎相鉴别。

十一、胆囊胆固醇沉着症

本病是因胆固醇代谢障碍沉积于胆囊壁,在黏膜表面形成黄色小赘生物。

【病理】

根据其形态分为两种。①弥漫型或扁平型:病变广泛,黏膜增厚,表面粗糙,有多个类似绒毛状或草莓状小隆起。②局限型或息肉型:病变局限,多为单发或多发息肉样隆起,称为胆固醇息肉;大小多<1cm,有蒂或无蒂。

【临床表现】

一般无明显症状,合并胆石、慢性胆囊炎时可有相应临床症状。

【影像学表现】

与胆囊炎性息肉形态无法区别。①弥漫型:X 线胆囊造影表现为胆囊壁轮廓毛糙,呈锯齿状。②局限型或息肉型:X 线表现为胆囊壁上的固定圆形小充盈缺损,轮廓光滑,单发者多位于胆囊上中部交界处。

B超检查容易发现病变,并可初步定性诊断。一般 CT 检查难以发现,胆囊造影 CT 检查有助于病变的检出。

十二、胆囊腺肌增生症

本病命名有 20 余种,国内多称为胆囊腺肌增生症,国外多称为胆囊腺肌瘤病。本病比较常见,发病率为 2.8%～5.0%。

【病因病理】

病因尚不十分明了,有人认为与感染和结石有关;目前多认为与胚胎期胆囊芽囊化不全有关;也有作者认为与胆囊动力学障碍,胆囊内压力增高使黏膜伸入黏膜下层和肌层而形成罗-阿窦有关。病理表现主要是胆囊黏膜和肌纤维增生肥厚,增生的黏膜伸入肌层(甚至达浆膜面)形成罗-阿窦。这些窦腔与胆囊腔相通,窦内可有胆汁淤积、胆固醇沉积或小结石形成。窦腔多<0.8cm,>2.0cm 者少见。根据其病理改变、病变范围和影像学表现可分为 3 型。①弥漫型:侵及全部胆囊。②节段型:侵及胆囊体部或颈部的一节段。③局限型或基底型:此型多见,侵及胆囊底部的一部分,中心常可见一脐样凹陷。

【临床表现】

无特异性,少数无症状。一般病程较长,症状轻重不一。主要为消化不良、食欲减退及上腹饱胀,常有右上腹隐痛,尤以进脂肪餐时症状加重或产生胆绞痛。如伴有结石,类似胆囊炎、胆石症症状。还有报道患者出现不明原因的发热。

【X 线表现】

口服胆囊造影特征性表现为胆囊变形,囊壁内憩室,胆囊底部充盈缺损,胆囊浓缩及收缩功能良好或亢进。①弥漫型:胆囊边缘有许多小斑片状致密影,好似围绕胆囊的花环,即所谓的"胆囊花环征"。假憩室与胆囊之间隔有一层宽窄不等的透光带,代表胆囊壁肌层的厚度。②节段型:病变处呈环形狭窄,如憩室不显影,应与先天性胆囊分隔、皱褶胆囊相区别。其中后者囊壁较光滑。③局限型:胆囊底部块状或结节状充盈缺损;缺损中央有一致密点状影,系脐凹;缺损周围壁内小憩室。

CT 主要表现为胆囊壁增厚,以及伸入壁内的且与胆囊腔相通的多个小壁内憩室;增厚的胆囊壁内有结石影亦是其特征之一。增强扫描动脉期增厚的胆囊壁均表现为黏膜层和黏膜下区强化;门静脉期强化扩展;延迟期胆囊壁强化范围进一步扩大,胆囊壁全层呈不均匀显著强化或较均匀强化,这种强化方式其他疾病少见。

胆囊与肝脏界限清晰。

十三、胆囊腺瘤和炎性息肉

胆囊腺瘤和炎性息肉病理是截然不同的两个疾病，但影像学表现相似。

【病理】

胆囊腺瘤一般为单发，表面较光滑，也可不规则如小菜花状；多发生在体部，靠近底部；一般比炎性息肉稍大。炎性息肉为增生的纤维结缔组织，伴有淋巴及单核细胞等炎性细胞浸润，表面被覆增生的上皮；单发或多发，多位于胆囊底部，形态不规则，可有蒂。

【临床表现】

一般无明显症状，合并胆囊炎时可有相应临床症状。

【影像学表现】

两者影像学表现基本相同，普通 CT 检查难以发现。①薄层 CT 扫描有时可见小结节状病灶由胆囊壁突向腔内，CT 值介于胆固醇结石与胆色素结石之间。②胆囊炎性息肉常多发，直径多在 0.4～0.6cm；胆囊腺瘤常单发，直径 0.5～4.0cm，表面相对较光滑。③口服胆囊造影可显示胆囊内充盈缺损，变换体位病灶位置固定有别于等密度或低密度结石。

【鉴别诊断】

两者均无胆囊壁浸润增厚有别于胆囊癌，但与早期胆囊癌难以鉴别，一般认为息肉和腺瘤直径＞1cm 者有恶性变可能。胆囊的其他良性肿瘤如肌瘤、脂肪瘤、黏液瘤、纤维瘤、混合瘤甚少见，但难以鉴别。

十四、胆囊癌

胆囊癌占恶性肿瘤的 0.3％～5％，是胆道最常见的恶性肿瘤，65％～90％合并胆囊结石和慢性胆囊炎。早期预后好，但诊断困难。

【病因病理】

病因不明，多认为与胆石症和慢性胆囊炎对胆囊黏膜的长期刺激导致黏膜上皮细胞的突变有关。病理组织学以腺癌最常见，占 70％～90％，鳞癌占 10％，其他如未分化癌、肉瘤和类癌等罕见。腺癌又分为：①浸润型：约占 70％。早期局限性胆囊壁增厚，晚期形成肿块、囊腔闭塞。②乳头状型：约占 20％。肿瘤呈乳头状或菜花状从胆囊壁突向腔内,肿瘤易坏死、溃烂出血和感染。③黏液型:约占 8%。胆囊壁往往有广泛浸润,肿瘤呈胶状易溃破,甚至引起胆囊穿孔。

转移途径:主要有直接侵犯、淋巴转移、血行转移、胆管内转移及腹腔内种植等,其中以直接侵犯及淋巴转移为主,而血行转移不常见。

【临床表现】

以 50 岁以上女性多见,早期症状多系伴发结石所致,无特异性。后期有进行性体重减轻、恶变质及右上腹持续性疼痛,甚至出现黄疸、发热和腹水。半数病人右上腹可扪及肿块。

【X 线表现】

胆系造影时,胆囊如显影多可见不规则充盈缺损。胆囊底、体部的充缺>1cm,应首先疑诊胆囊癌,胆囊颈部的病灶即使较小应首先考虑为胆囊癌。对壁厚型(胆囊壁经侵蚀增厚)及肿块型(胆囊呈一肿块),胆系造影无意义。

B 超和 CT 尤其 CT 增强扫描对胆囊癌诊断、分型与鉴别诊断明显优于 X 线检查。

结合有关资料,我们认为以下几点可作为其 CT 诊断标准:①不均匀增强的团块状肿块或胆囊壁增厚>1cm,且伴有病灶扩散或周围受侵可确诊为胆囊癌。②病灶>1cm 不伴有扩散或周围受侵为胆囊癌可能。③病灶≤1cm 不伴有扩散或周围受侵,基本排除胆囊癌。

十五、胆管癌

本病在胆道恶性肿瘤中的发病率仅次于胆囊,居第二位。

【病因病理】

(1)按位置通常分为 3 型。①肝内胆管癌:又称周围型胆管癌。②肝门区胆管癌:指起源于肝总管分叉和左、右主肝管胆管上皮者,约占 67%。③远段胆管癌。还有人将其分为肝内、肝外型,肝外型包括肝门型、肝外胆管型和壶腹型。

肝门区胆管癌近年来有上升趋势,其发病与慢性胆道感染、结石、溃疡性结肠炎、Caroli 病、硬化性胆管炎、胆管内乳头状瘤、华支睾吸虫感染及钍放射线损伤等多种因素有关。

(2)按病理形态通常分为 3 型:①肿块型;②管壁浸润型;③管内型。其中以管壁浸润型多见。

（3）本病病理组织学多为中或低分化腺癌,其中硬癌占 87%～94%,乳头状癌占 6%～13%。罕见的有鳞状上皮癌、腺鳞癌。

【临床表现】

本病多发生于 50～70 岁,以男性多见。起病隐袭,发病初期右上腹和上腹胀痛。随着病情发展,出现梗阻性黄疸,且进行性加重。可伴有胆管炎的症状。

【X 线表现】

胆管癌和壶腹癌 PTC 和 ERCP 甚有价值。因肠道气体干扰,B 超检查多难以显示。CT 可显示胆管截断及胆管内软组织密度灶。

PTC 和 ERCP 可见位置固定的不规则充盈缺损,一般<1.0cm;或为不规则局限性管腔狭窄,呈向心性或偏心性;阻塞端不规整,管壁僵硬;阻塞端上部的胆管多扩张。壶腹癌常伴有主胰管扩张。

肝内胆管大小分支普遍性扩张,纡曲延长,形态柔软,好像树上的软藤,称为软藤征。软藤征是左右肝管分叉部或肝外胆管梗阻,病期较短,发展较快的征象,以恶性梗阻多见。但并非恶性所特有,也见于良性梗阻(如结石嵌顿)。其定性及病因诊断主要靠 PTC 或 ERCP 等。

胆管的良性肿瘤极少见,其中较多见者为乳头状瘤,与恶性肿瘤鉴别困难。

十六、阻塞性黄疸的病因和鉴别诊断

【病因】

引起阻塞性黄疸的常见病因有:结石,肝外胆管内、外肿瘤(胆管癌、胰头癌、十二指肠腺癌、肝门转移性肿瘤等),原发性硬化胆管炎,单纯胆管炎性狭窄,慢性胰腺炎,肝门淋巴结结核,先天性闭锁,先天性囊状扩张性病变。总之,阻塞性黄疸的常见原因为结石、炎症、肿瘤,其次为先天性疾患。

【鉴别诊断】

胆总管下端良、恶性阻塞的鉴别以 PTC 和 ERCP 检查为佳。CT 对诊断和鉴别诊断亦很有价值。

1. 结石 表现为边缘光滑、圆形杯口状或多面形充盈缺损。杯口边缘常略向外扩展,易与呈杯口状边缘、僵硬不能张开的恶性梗阻鉴别。而且前者胆总管增粗,而肝管管径多正常,胆囊多不增大,此为胆总管下端结石阻塞的特点。

2. 炎性狭窄 胆总管下端逐渐变细,呈锥形。边缘光整,走行自然。胰腺炎患者如胰头肿大,可见管壁受压推移,但曲度自然,管壁柔软、光整,可有乳头水肿。可有反"3"字征,但无黏膜破坏。

3.恶性阻塞　可见不规则充盈缺损,阻塞端不规整,管壁僵硬、偏心性狭窄。胆囊增大,肝内、外胆管及胆总管均扩张。这些征象综合起来,是恶性胆道梗阻的特点。如为胰腺癌或胆管周围病灶浸润所致,常可使胆管走行不自然、僵直、成角,十二指肠乳头部可有反"3"字征,伴黏膜破坏。

十七、胆道蛔虫症

胆道蛔虫系肠道蛔虫经十二指肠乳头开口钻入胆总管引起的一种急腹症。

【临床表现】

主要表现为胆绞痛。呈阵发性,时发时止,突然发病,疼痛难忍。

【X线表现】

①蛔虫部分钻入胆道时,十二指肠造影可见匀滑的圆柱状充盈缺损,一端固定于乳头部,另端游离于肠腔内,可蜷曲、上下摆动。②当蛔虫全部进入胆总管时,静脉胆道造影可见胆管内的长条状、蜷曲状充盈缺损。③如并发 Oddi 括约肌功能障碍,可见胆道积气,并相应显示蛔虫影。死蛔虫萎缩、节裂成块与结石鉴别困难。

十八、胆道功能障碍

亦称胆道功能紊乱。是指由于肝外胆道动力功能受到干扰,引起胆囊的排空功能受到干扰,而导致胆囊的排空功能和 Oddi 括约肌舒张功能不协调,称为胆道系统功能紊乱。胆囊已切除者所见的功障碍属于"胆囊切除术后综合征"范畴,但也有人将其作为胆道功能障碍的病因之一。

【病因病理】

本病大多是继发性的,原发者少见。前者常为继发于胆道炎症、结石和胆道狭窄所引起之交感与副交感神经失平衡,亦可继发于自主神经功能障碍、溃疡和胰腺炎等。还可能为胆囊对脂肪餐或其他利胆剂的收缩反应减退而使胆汁排空延迟。因胆囊的排空功能和 Oddi 括约肌舒张功能不协调,使胆汁流入十二指肠受阻,胆管内的压力增高,甚至反流至各级胆管。括约肌功能的障碍可为开放延迟,以至持续性痉挛,随后可产生器质性改变,如括约肌肥大、纤维化和胆总管末端狭窄等。另外,十二指肠降部的痉挛也可压迫胆总管的末端而使其不能张开。

【临床表现】

本病女性多见。易在进油脂饮食后发病。当胆囊收缩将胆汁排入胆管时,因下端受阻,胆管内压力增高、胆汁反流,从而引起胆绞痛和上腹不适等,如胃肠道胀气、消化不良和上腹痛;一般无发热或黄疸。

【X线表现】

口服胆囊造影显示胆囊浓缩功能正常。口服或静脉胆道造影均显示有不同程度的胆囊收缩功能减退,表现为脂肪餐前后胆囊的体积变化小。胆总管增粗,左右肝管扩大,有时胆总管下端变尖细,但无占位性病变表现。

缩胆素胆囊造影有较高诊断价值。注射缩胆素后可诱发类似发病时的右上腹疼痛;15分钟后摄片胆囊体积缩小<20%,且其形态变圆、张力增高,胆总管扩张、造影剂反流充盈肝胆管而肠道内无造影剂。

十九、胆囊切除术后综合征

该征是一种临床情况,包括一些比较复杂有时甚至不甚明确的症状。它并不代表一个明确的病症,而且多数病例的病理基础在胆囊切除前已经存在,确实由手术引起的并发症或后遗症相当少见。胆囊切除术后胆道功能障碍属于该征范畴。

【临床表现】

轻者右上腹不适;重者可有胆总管梗阻症状,如胆绞痛、发热、黄疸等。

【X线表现】

X线检查主要采用静脉胆道造影,如有黄疸可采用PTC和ERCP检查。主要X线征象有:①胆总管部分梗阻:是最多见和主要征象,表现胆总管增粗和造影剂流通不畅。造影剂流通不畅表现为时间与密度关系的异常,即胆总管的显影密度在90~120分钟片上并不减退,有时反而较为浓密(正常30~60分钟片胆管密度最高,90分钟以后密度明显降低)。但胆总管的增粗必须排除术前即已增粗,并注意随访观察术后是否有逐渐增粗的倾向,综合分析做出胆总管的扩张是否与手术有关。②胆总管狭窄:可位于上中部或其末端显示尖细,狭窄的上部胆管增粗。但必须综合术前资料,排除术前即已存在。③胆管内结石:可为术后残留结石或于术后形成,结石可位于肝内、外。④胆囊管残端膨大:又称"重新形成的小胆囊",但它并不是胆囊切除术后产生症状的原因,只有残端发生急性炎变或结石引起胆管或胆管周围炎症后才出现相应的症状。

二十、胆道积气

【病因】

①胆道内瘘：胆系与腹腔脏器相通，如十二指肠穿孔至胆道或胆道结石穿孔至十二指肠或手术损伤等形成瘘。②Oddi 括约肌松弛：分暂时性和永久性，其中后者常发生胆道感染。③胆道十二指肠吻合术或 Oddi 括约肌成形术等所致。④产气菌感染：称气肿性胆囊炎或胆管炎。

【X 线表现】

①平片示肝胆区见管状和枯树枝状透亮影，密度均匀，边缘清晰，一般可诊断。②造影：口服或静脉造影时，常常不显影或显影浅淡，因胆囊或胆道功能损害或造影剂不断外流之故。③钡餐可见钡剂逆行充盈胆系。

【鉴别诊断】

1.门静脉积气　胆道积气应注意与门静脉积气鉴别，门静脉内气体的宽度大于胆管，常分布于肝脏边缘。

2.假性胆道积气　在肝胆区平片上偶见管状或树枝状透亮影，由肝门区的脂肪呈袖状包绕胆总管的分枝所致，即该透亮影是胆管周围脂肪的投影，甚似胆道积气，称为假性胆道积气。该阴影密度稍高于气体，宽度大于正常胆管，可使肝下界清楚显示。钡餐造影钡剂不能进入。CT 检查可进一步排除胆道积气。

第六节　胰腺、肝脏及脾脏

一、胰腺的 X 线检查方法

胰腺是腹腔内实质性器官，X 线检查有很大限度，但是 B 超检查，尤其是 CT 的应用为胰腺疾病的诊断开拓了新局面。

常用的 X 线检查方法如下。①胰区平片：对证实胰腺结石、钙化和积气有一定价值。②间接检查法：包括胃肠道钡餐造影、低张十二指肠造影、脏壁造影、腹膜后充气造影加体层摄影等。③逆行胆胰管造影（ERCP）。④选择性动脉造影。⑤胆管造影等。

二、急性胰腺炎

急性胰腺炎为最常见的胰腺疾病,也是常见的急腹症之一。

【病因】

①胆源性:在国内半数以上伴胆管疾病如结石、炎症和狭窄等。由于壶腹部梗阻,胆汁反流,胰液外溢导致胰腺无菌性炎症;胆盐激活脂肪酶导致脂肪坏死。②酒精性:酗酒和饱餐后引起胃肠道充血水肿、十二指肠乳头括约肌痉挛,胆汁和胰液反流,同时胰液分泌增加等导致胰腺炎。③十二指肠梗阻、ERCP术后、胃肠和胆道术后及腹部创伤。④感染性:如腮腺炎、病毒性肝炎、内毒素和外毒素作用等。⑤药物性和代谢性:后者如高血脂症、高血钙症。⑥特发性:即原因不明。

【病理】

可分为两型:①单纯水肿型(轻型):又称为急性间质性胰腺炎,多见。主要表现为胰腺间质性水种及胰腺周围坏死,没有胰腺实质的坏死。此型可演变为出血坏死型。②出血坏死型(重型):约占10%~20%。表现为胰周及胰腺广泛的脂肪组织坏死,胰腺实质的坏死及出血可以局限或弥漫。胰腺坏死是由于胆囊收缩素-促胰酶素高于正常,促使胆囊收缩及胰液大量分泌,使胰腺组织自身发生消化作用,急性胰腺炎含胰酶的液体渗出物累及胰腺间质、胰周围间隙脂肪组织。但两型并无截然分界线,且也并非完全是一个病症的两个发展阶段。CT也难以作出明确诊断。

【临床表现】

多见于成年人,起病急骤。主要症状有:①上腹部疼痛,通常为持续性,程度剧烈,常放射到胸背部;②发热及白细胞计数升高;③恶心、呕吐等胃肠道症状;④重者有低血压和休克;⑤腹膜炎体征;⑥其他如黄疸、多器官功能衰竭和各种并发症;⑦化验除白细胞升高外,多伴有血和尿淀粉酶升高及胰蛋白酶升高。

【X线表现】

急性胰腺炎并无直接X线征象,但应注意认识以下间接X线征象。

1.**反射性肠郁积** 表现为胃、十二指肠、空肠及横结肠的扩张、胀气,立位可见小液平。

2.**压迫和痉挛现象** ①十二指肠环内缘压迹:在十二指肠郁积同时出现内缘平直压迹,具有确诊价值。②结肠截断征:胰腺炎常导致横结肠的右侧或全部胀气,而在脾曲呈截断现象,是炎性渗出物扩散波及横结肠所致。

3.炎性浸润及扩散征象　胰腺区软组织密度增高,边缘模糊;还可出现左侧腰大肌及左腹脂线增宽、模糊或消失;也可出现左膈升高、运动受限,左胸腔积液,左下肺炎症和盘状肺不张。

4.钡餐检查　主要表现为胃、十二指肠受压移位,在胃部出现"垫征",以及黏膜增粗和胃肠道功能改变等。

三、慢性胰腺炎

其病因和发病机制比较复杂,意见尚不统一。

【病因病理】

最常见的是胆道疾病及酒精中毒,其他还有急性炎症反复发作、营养不良、高钙血症(甲状旁腺功能亢进)、遗传性因素和结石等。偶尔也可由胆管硬化、胰腺特发性纤维化或肾功能衰竭引起。病理特点为胰腺纤维化,质地变硬、体积缩小、正常小叶结构丧失;晚期腺体完全萎缩,被纤维和脂肪组织取代,胰岛组织也遭受破坏。其改变可为局限性、节段性或弥漫性,伴有胰管不同程度的扩张。

【临床表现】

上腹痛向背部放射,其疼痛可以很严重,也可以完全无痛。视其功能受损的不同其临床表现也不同,常伴有胰腺功能不全的症状如糖尿病、消化不良、脂肪泻、吸收不良和消瘦等。

【X线表现】

慢性胰腺炎急性发作时,急性胰腺炎表现均能见到。如胰腺肿胀或纤维增生不显著,而又无发作的情况下,胃肠道钡餐造影多无异常发现。而在胰腺肿胀明显时,可出现"垫征",胃部前移,十二指肠圈扩大等。有时可见胰腺部有多少不等的,散在点状或不定形钙化影。慢性胰腺炎胆道造影时可见胆总管胰段僵直、成角(多轻微)、狭窄,但边缘光滑,呈漏斗状。ERCP:慢性胰腺炎可见胰管有不规则狭窄与扩张,有时呈串珠状,分支端扩大如棍状,并可有假囊形成(即扩大的腺管分支),类似囊性支气管扩张。

四、胰腺囊肿

【病理】

依病理性质和来源分为3类。①真性囊肿:内壁衬有胰腺上皮层,囊内含有胰腺分泌物。又分为先天性囊肿(可单发或多发)、潴留囊肿、囊性肿瘤(如皮样囊肿、囊性畸胎瘤、囊性腺瘤、囊性腺癌等)。②假性囊肿:囊肿缺乏上皮层,代之以腹膜、网膜或纤维组织。主要病因为外伤和急、慢性胰腺炎。③寄生虫囊肿:主要为包虫囊肿。

【临床表现】

小的胰腺囊肿多无临床症状,大的囊肿常有上腹部钝痛或绞痛、恶心、呕吐、消化不良等表现。可触及光滑柔软的肿块。

【X线表现】

胰腺囊肿小者平片常无阳性发现,大者可显示软组织块影,边缘光滑,有时可见囊壁环形钙化。钡餐检查X线表现大致分为以下4型。

1.胃十二指肠型 囊肿位于胰头,表现为十二指肠曲扩大,胃窦上移。压迹边缘光滑,肠腔变窄,黏膜平直,钡剂通过缓慢。若囊肿发生于胰头右侧,则十二指肠球、降部向左前移位。

2.胃肝型 来源于胰腺网膜结节或胰体,右上缘。囊肿位于胃肝间,表现为肝脏上移,胃体、窦小弯侧呈弧形向左下移,十二指肠空肠曲下降。

3.胃横结肠型 囊肿来源于胰颈或体部,位于胃体、窦与横结肠之间,倾向于向下发展,使胃体大弯呈弧形向前上移,黏膜变平直或纵行,横结肠中段下移。

4.胃脾型 囊肿发生于胰尾,位于胃体上部大弯侧与脾脏之间,使胃体上部向右前移。大弯出现光滑的弧形压迹,黏膜伸直、变细。胰尾部囊肿少数可使胃、结肠上移,有人称为肠系膜型。CT对胰腺囊肿的定位与定性优于B超,有特异性价值。

五、胰腺癌

本病近年来有明显上升趋势。

【病理】

主要为导管细胞源性的导管细胞癌(好发于胰头),其次为腺泡细胞癌(好发于胰体尾),两者均属于腺癌。其他为少见的囊腺癌等。胰腺癌胰头部占60%～70%,体部约10%～15%,胰尾部约占5%;有时弥漫性分布于胰腺各部属弥漫性胰腺癌,约占15%～20%。病灶呈坚硬的结节样肿块,与周围胰腺组织界限不清,较大时易变性坏死。因胰腺癌通常发生于胰管上皮,且具有围管式生长和嗜神经性生长(向后方)的特性,因此常伴胰管及胆管阻塞,造成梗阻远端胰管局限扩张和胰腺萎缩,有时可在胰内形成潴留性囊肿。胰腺癌常侵及邻近血管结构,甚至侵及胃、十二指肠等脏器。

【临床表现】

多见于中老年人，男女之比约 1.8：1，偶见于儿童。①腹痛：约半数以腹痛和腹部不适为最早出现的症状。②黄疸：无痛性黄疸为其最突出的症状，黄疸呈持续性、进行性加重，也可有波动。少部分早期甚至中、晚期亦无黄疸。③其他：消瘦、纳差、乏力和恶心呕吐等，脏器转移者可出现相应临床症状。

【X 线表现】

钡餐检查病变早期无明显异常。晚期肿瘤较大时主要表现为胃肠道的压迫和侵蚀。

1.压迫性改变　①肿瘤长到一定大小，可使胃肠道发生不同方向的移位；②胃窦区或胃体出现"垫征"，个别胰头上部癌肿可出现十二指肠球部"垫征"；③胰头癌可使十二指肠曲出现"双边征"及反"3"字征；④胰头癌引起胆系梗阻，使胆总管扩张、胆囊增大，出现球后"笔杆征"、球后及球部右上出现弧形压迹。

2.侵蚀性改变　①受累的胃、肠壁局部僵硬、固定、边缘毛糙呈锯齿状或毛刷状；②管腔内息肉状或结节状充盈缺损；③不规则溃疡龛影。

此外，ERCP 及 PTC 可见胰管和胆管不规则变形、狭窄、梗阻等表现。CT 增强扫描对本病的诊断优于 X 线和 B 超检查。

六、肝、脾的 X 线检查价值

当前由于 B 超和 CT 以及 MR 的广泛应用，对肝脾 X 线检查已极少使用，故本书不予赘述。

肝脾 X 线检查多采用腹部平片、血管造影及腹膜后空气造影检查。血管造影的价值较大，但操作不便，不良反应大，仍不及 B 超和 CT 等影像检查方法实用。

X 线检查可以发现明显的肝脾大及其所致的邻近胃肠道的受压移位等表现。对肝脾肿瘤血管造影有较高诊断价值。正确认识肝、脾的正常解剖和 X 线表现，对指导进一步检查有重要意义。

第五章 泌尿与生殖系统

第一节 检查方法

一、泌尿系统检查前的准备

泌尿系统检查前应做到如下几点：①检查前两天不吃产气和多渣食物，禁服吸收 X 线的药物如铋剂、碘剂、钡剂等；②检查前一晚上用番泻叶 10～15g 开水冲服或服蓖麻油 20～30ml，亦可于检查前 1～2 小时清洁灌肠；③检查当日晨禁食；④检查前排小便或导尿；⑤造影检查应做碘过敏试验。

二、泌尿系造影检查的适应证和禁忌证

1.常规法静脉尿路造影　造影剂（60％或 76％泛影葡胺）成人 20～40ml，儿童以 0.5～1ml/kg 体重静注。①适应证：肾、输尿管疾病，如肾结核、结石、肿瘤、先天畸形等；不明原因的血尿、脓尿等；腹膜后肿瘤，观察肿瘤与肾脏的关系；泌尿系损伤，了解肾损伤程度和范围。②禁忌证：碘过敏者；泌尿系急性炎症病人；严重血尿及肾绞痛发作者；严重心血管疾患及肝、肾功能不佳者；急性传染病及高热病人。

2.大剂量静脉尿路造影　本法将 100～140ml 有机碘液快速滴入静脉。①适应证：常规法造影不满意者；肾功能衰竭者（尿量＜50％）；疑输尿管、膀胱疾病者；高血压病人，需观察肾脏情况者。②禁忌证：骨髓瘤伴肾衰者；严重肝、肾疾病，肝、肾同时受损，造影剂排出困难又无透析设备者。

3.逆行肾盂造影　造影剂每侧肾一次注射 5～10ml，可重复注射。①适应证：IVP 不能达到诊断目的者；需了解肾、输尿管与相邻器官间的关系者；证实尿路结石的部位。②禁忌证：尿道狭窄者；严重血尿、肾绞痛发作者；急性全身感染及严重心血管疾病患者。

4.顺行肾盂造影　亦称直接肾盂造影。是将穿刺针经背部穿入肾大盏的检查方法。①适应证：无法进行静脉及逆行肾盂造影者；确定异位输尿管口及输尿管瘘

的部位;输尿管梗阻而肾功能不良者。②禁忌证:肾脏不肿大,又无肾盂积水者;疑有肾脏恶性肿瘤又有出血倾向者;严重心血管疾病患者。

5.膀胱造影　常用经稀释的造影剂(浓度约5%～10%),成人150～300ml,小儿酌减;空气用量一般为250～300ml,逆行注入膀胱,不可用碘油。①适应证:膀胱、盆腔占位,以及前列腺肿瘤与肥大等。②禁忌证:大出血病人,大量血尿者不宜膀胱充气造影,以免发生气栓。

6.尿道造影　用于男性尿道狭窄、结石、肿瘤、憩室等。急性炎症、出血等不宜造影。

7.肾动脉造影　①适应证:肾性高血压,如肾动脉狭窄、肾动脉硬化等;肾动脉畸形;肾脏占位性病变;肾外伤。②禁忌证:碘过敏者,严重肝、肾功能衰竭者,血压过高、主动脉硬化明显者,穿刺部位有感染者。

三、静脉肾盂造影的摄片时间和膀胱造影方法的改进

现静脉肾盂造影可采用40ml(双倍法)60%或76%泛影葡胺或泛影钠静脉注射,摄取7、15、30分钟片即可。但对显影不良者,应加摄45、60分钟片。仍不满意者(即由肾分泌功能减退所致者)松压迫带待2小时后,甚至更长时间摄取延迟片,多数可达到诊断需要。双倍法或中等量(60ml造影剂)有利于肾实质显影,对观察肾形态及部分肾内病灶有一定价值。对肿瘤、结核等有血尿的患者应摄取5、7、10分钟片,有利于对肾盏形态、边缘的观察分析。小儿患者可不用压迫带,注入造影剂后摄取1、3、5分钟片多可达到诊断需要。正常情况下1分钟即可见肾盂显影。

膀胱造影时,经充分混合药液后,一次30ml分次注入,动态观察并分次摄片,有利于观察膀胱壁的形态、柔软度。

四、精路造影

常规会阴部消毒,局麻后切开阴囊皮肤,暴露并分离输精管,用4号头皮针分别插入双侧输精管注入60%或76%复方泛影葡胺3～5ml,电视透视下观察精路显影情况,并点片。

五、妇科的X线检查方法

随着B超的普及,妇科的X线检查已基本淘汰。但对某些疾病(如输卵管疾患)X线检查仍有其独到之处。过去,X线检查妇科疾病的方法主要有盆腔平片、子宫输卵管造影、盆腔充气造影、盆腔血管造影,以及淋巴管造影。此外,还有泌尿

系造影和消化道造影,对鉴别诊断均有重要作用。CT 对妇科病的诊断不及 B 超,但 CT 对卵巢囊性病变,尤其对卵巢畸胎瘤的诊断有独到之处并优于 B 超。因为成熟的卵巢畸胎瘤内含有脂肪组织,CT 多可精确地测量脂肪组织的密度,即使未见典型的钙化骨化影,亦可进行较为准确的诊断。总之,CT 可清楚显示位居盆腔内的子宫、膀胱、直肠、淋巴结,对确定盆腔病变的部位、子宫附件肿瘤的周围浸润情况优于 B 超,并可对盆腔病变的囊实性、良恶性诊断提供有力的佐证。

六、子宫输卵管造影

造影时通常选择油剂 5～10ml 或有机碘剂(如泛影葡胺)10～20ml 注入宫腔行子宫输卵管造影。

1.适应证 ①用于计划生育方面;②诊断不孕症的原因;③诊断子宫输卵管结核;④寻找子宫不正常出血原因;⑤寻找与内生殖器相通的尿瘘或粪瘘。

2.禁忌证 ①月经期或子宫出血时;②妊娠期;③生殖道有任何急性或亚急性炎症;④任何原因所致的发热或严重心、肺疾病等;⑤对造影剂过敏者;⑥患子宫癌或绒癌。

3.造影前准备 ①应在月经后 4～10 天内进行;②造影前做过敏试验,必要时灌肠或前日晚服缓泻剂;③造影前排尿并清洁外阴。

4.优缺点

(1)油剂。优点为:①刺激性小,腹痛少;②受孕率高(即造影时可使不通畅的输卵管通畅);③密度高,显影清晰。缺点为:①黏度大,不易通过狭窄的细管腔;②易遮盖小的病变;③由于水油不溶,分泌的黏液可形成假象;④进入血管形成栓子;⑤24 小时后复查(拍第二张片),时间太长;⑥形成肉芽肿。

(2)有机碘剂。优点为:①使用安全;②弥散快(可随即观察腹腔内弥散情况),吸收快;③黏稠度低,易通过细腔隙;④可根据病情调配不同浓度;⑤因弥散快,管的内膜、管壁及周围情况观察清楚。缺点为:渗透压高,腹痛率高。

第二节 泌尿系统与肾上腺

一、肾脏钙化及结石

肾脏钙化位于肾实质内,即肾钙质沉着,也可发生于囊肿或肿瘤等非正常组织内或者发生于肾集合系统,即肾结石病。

（一）结石

5％的人口可发生肾结石，通过尸检发现率为20％，复发率为50％，其中50％的患者具有临床症状。发病原因为尿路梗阻、感染、异物、肾盏憩室、克罗恩病、支架、肾小管酸中毒、高钙血症、高尿钙等。X线密度取决于结石含钙量。

1.钙结石（属不透光的结石，占75％）　①草酸钙。②磷酸钙。

2.磷酸镁胺结石（不透光的结石，占15％）　磷酸镁胺：感染性结石，70％的鹿角样结石属此类，这种结石常含有磷酸钙的成分。

3.胱氨酸结石（不透光性较前两者差，占2％）　胱氨酸在尿中出现。

4.透光性结石　①尿酸，占10％。②黄嘌呤，极少见。③黏蛋白基质结石，常发生于功能较差并受到感染的尿路，极少见。

5.影像学表现

（1）X线平片：①X线不透光性结石占90％。②可被腹部平片和螺旋CT所发现。

（2）超声：①超声可清楚显示肾结石，表现为强回声灶，后方有声影。②等于和小于3mm的结石超声可能漏诊。

（3）静脉肾盂造影：①对于透光性结石，最好是通过静脉肾盂造影进行观察。②输尿管梗阻可导致肾脏延迟或持续显影。③不透光尿液呈柱形从肾盂直达结石处，为蠕动减弱或消失所致。④结石远端输尿管狭窄（由水肿或炎症所致），易与单纯输尿管狭窄相混淆。⑤结石近端输尿管扩张，呈柱状，管壁僵硬，扩张程度与结石大小无对应关系。⑥输尿管多发结石可呈串珠状，常见于碎石术后。⑦输尿管入膀胱处因水肿可形成晕环征，类似于输尿管疝或膀胱癌表现，应注意鉴别。

（4）CT：①无论结石成分如何，CT一般均能发现，基质性结节例外。②连续性扫描十分重要，以免遗漏较小的结石，螺旋CT更有优势。③应选用CT平扫检查结石，增强扫描可用于结石与静脉石的鉴别诊断。

（5）结石位置：①肾盂输尿管结合部。②输尿管经过髂血管处。③输尿管进入膀胱处。

6.并发症　①肾乳头撕裂，慢性尿液外渗可导致输尿管周围或腹膜后纤维化。②慢性结石性肾盂肾炎。③鹿角样结石可导致黄色肉芽肿性肾盂肾炎。④鳞状上皮化生，即黏膜白斑病，肾盂肾盏和上输尿管较下段输尿管及膀胱多见，角化上皮的脱落可导致胆脂瘤形成。

7.治疗　①较小的肾结石（小于2.5cm）：体外碎石。②较大的肾结石（大于2.5cm）：经皮穿刺取石。③上段输尿管结石：体外碎石。④下段输尿管结石：输尿管镜。

8.体外碎石　①禁忌证:输尿管梗阻。②并发症:出血诱发高血压。

（二）肾皮质钙质沉着症　（图5-1）

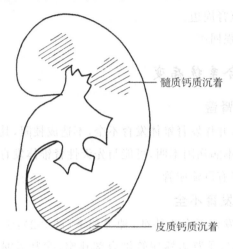

髓质钙质沉着

皮质钙质沉着

图5-1

常为营养不良性钙化。

1.原因

(1)慢性肾小球肾炎。

(2)缺血所致的肾皮质坏死,缺血原因包括:①妊娠,②休克,③感染,④毒素。

(3)艾滋病相关性肾病:①肾小球硬化,②点状钙化。

(4)不常见原因:①肾移植排斥反应,②慢性高钙血症。

2.影像学表现

(1)肾周边性钙化。

(2)铁轨样钙化,典型表现,为坏死皮质与包膜下皮质交界区钙化形成。

(3)肾柱也可发生钙化。

(4)超声:皮质强回声。

（三）肾髓质钙质沉着症　（图5-1）

1.原因

(1)甲状旁腺机能亢进,占40%。

(2)肾小管酸中毒,占20%。

(3)髓质性海绵肾,占20%。

(4)肾乳头坏死。

(5)其他原因:①肾药物性中毒,②慢性肾盂肾炎。

2.影像学表现

(1)双侧肾髓质锥体点状钙化。

(2)钙化可扩展至肾周边。

(3)超声:肾髓质强回声。

二、肾盂、集合系统病变

(一)先天性巨肾盏

肾盏先天性增大,并伴发肾锥体发育不全,不造成梗阻,其余集合系统正常,肾实质与肾功能正常。本病病因不明,可能与先天性肾锥体发育不良、集合系统分支不正常有关,本病常伴有巨输尿管。

(二)肾盂漏斗发育不全

以上部集合系统发育不全为特征,种类如下(图 5-2):①肾盏憩室,②肾盂囊肿,③多发漏斗部狭窄,④肾盂输尿管结合部狭窄,⑤肾盂漏斗狭窄,⑥多发性肾囊肿。

(三)肾盏憩室 (图 5-2)

憩室常向外位于皮髓质交界区,也可来自肾盂或漏斗部,患者常无症状,常可伴发结石。影像学表现特征:与集合系统相连的囊性病灶;如颈部未堵塞,在静脉肾盂造影时可见造影剂进入憩室;可伴发结石或钙乳症;体外碎石后的结石碎片因憩室颈部狭窄不能通过,此时应行经皮穿刺取石。

(四)肾乳头坏死(RPN)

肾乳头坏死是一种缺血性凝固性坏死,本病累及肾椎体和髓质乳头,从不波及肾皮质。

1.病因

(1)缺血性坏死:①糖尿病;②慢性梗阻,如结石所致;③镰刀红细胞性贫血;④镇痛剂使用。

(2)感染性坏死:①结核,②真菌。

2.影像学表现(图 5-3)

(1)乳头:①乳头增大(早期);②少量造影剂由部分坏死的肾乳头间渗入肾实质;③造影剂扩展至乳头中央部;④造影剂沿乳头周边呈弧状,称为"龙虾爪"改变;⑤坏死乳头在集合系统内所形成的充盈缺损,称为"环征";⑥组织坏死导致肾盏模糊或呈棒状。

　　(2)85％患者可见多个乳头受累。

　　(3)坏死乳头边缘钙化。

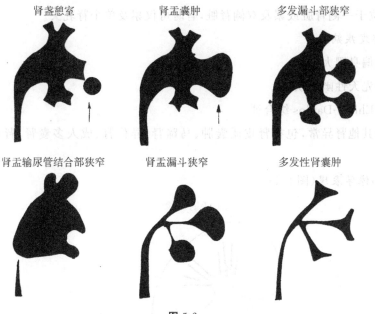

肾盏憩室　　　　　　肾盂囊肿　　　　　　多发漏斗部狭窄

肾盂输尿管结合部狭窄　　　肾盂漏斗狭窄　　　　多发性肾囊肿

图 5-2

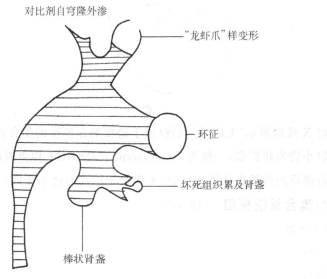

对比剂自穹隆外渗

"龙虾爪"样变形

环征

坏死组织累及肾盏

棒状肾盏

图 5-3

（五）髓质海绵肾（良性肾小管扩张）

本病为肾集合小管发育不良性扩张，发病原因可能与发育有关，多偶然发现于20～40岁青壮年。临床常无症状，可出现血尿，10％的患者可发生进行性肾衰竭。本病可位于一侧肾脏或累及双侧肾脏，有时可仅累及单个肾乳头。

1.伴发疾病

（1）偏身肥大。

（2）先天性幽门狭窄。

（3）Ehlers-Danlos 综合征。

（4）其他肾异常，包括肾皮质囊肿、马蹄肾、异位肾、成人多囊肾、肾小管性酸中毒。

2.影像学表现（图 5-4）

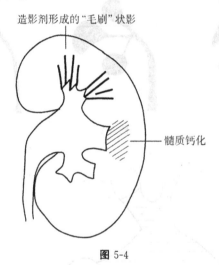

造影剂形成的"毛刷"状影

髓质钙化

图 5-4

（1）肾 X 线造影示"毛刷"样表现（由于造影剂在扩张的集合管内所形成）。

（2）肾小管囊状扩张，一般为 1～3mm，由于太小，CT 检查难以发现。

（3）肾髓质内弥散点状钙化（钙化主要位于扩张的肾小管内）。

（六）集合系统梗阻　（图 5-5）

1.常见原因

（1）结石。

（2）肿瘤。

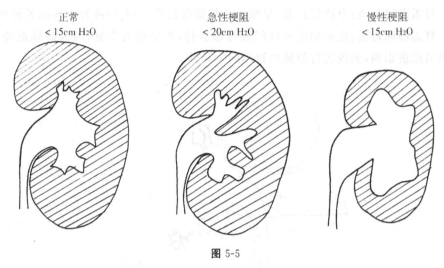

正常
< 15cm H₂O

急性梗阻
< 20cm H₂O

慢性梗阻
< 15cm H₂O

图 5-5

（3）手术（结扎，水肿，凝血块）。

2.影像学表现

（1）静脉肾盂造影：

①肾脏：A 肾脏显影延迟（静脉注入造影剂后，肾脏显影峰值时间大于30min）；B 延迟显影肾脏密度高于正常肾脏；C 肾脏造影可见微细条纹影；D 肾盂、肾盏显影延迟；E 肾盏与肾实质间可见细环或新月形影（造影剂位于扩张的集合系统所致）；F 慢性梗阻可导致肾实质萎缩。

②集合系统：A 穹隆角模糊；B 肾盂及输尿管扩张，蠕动减弱或消失；C 返流。

（2）超声：①发现慢性梗阻的敏感性为 90％。②发现急性梗阻的敏感性为60％。③假阳性结果常见原因：A 肾外肾盂；B 肾盂旁囊肿；C 血管，应通过彩色多普勒加以鉴别；D 膀胱输尿管返流；E 速尿等所致尿量增加；F 梗阻解除后集合系统残存的扩张状态。④假阴性结果常见原因：A 在集合系统扩张前行超声检查；B 远端扩张。

（七）肾盂肾返流　（图 5-6）

肾盂肾返流指造影剂由集合系统向肾或肾周间隙内返流，通常由逆行造影或输尿管梗阻引起集合系统内压力增高所致。

肾盂肾窦返流：沿肾小盏、肾盂和输尿管返流。

肾盂肾小管返流：返流入终末集合管，可见细小条纹由肾乳头向外呈放射状排列。

肾盂间质返流：向肾实质和包膜下结构外渗，多呈不规则形。

肾盂淋巴返流：淋巴管扩张，呈细小不规则带状影，由肾门或肾小盏向外延伸。

肾盂静脉返流：造影剂进入叶间或弓形静脉，此型较为少见，因为静脉血流会很快清除造影剂，表现为肾静脉由肾门向上延伸。

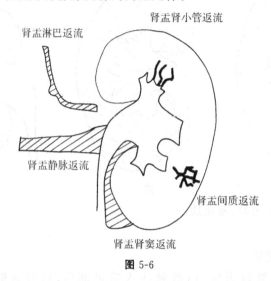

图 5-6

三、肾损伤 （图5-7）

1.分类

(1)肾梗死：①段分支损伤，②血管蒂撕裂。

(2)出血(肾裂伤所致)：①肾实质内，②肾实质外。

(3)集合系统撕裂。

2.引发机制　①钝伤，占70%～80%。②穿透伤，占20%～30%。

3.分度

(1)轻度损伤(行保守治疗)，占85%：①血肿，②挫伤，③小裂伤，④亚段肾梗死。

(2)中度损伤(近半数需手术治疗)，占10%：①尿漏；②裂伤，常伴有集合系统损伤。

(3)重度损伤(需手术治疗)，占15%：①多发肾裂伤；②血管蒂撕裂，血栓形成。

4.影像学表现

(1)出现肾周血肿时，X线平片表现为肾轮廓增大、模糊不清，腰大肌模糊。

(2)静脉肾盂造影示肾盂肾盏变形，受压移位，双肾显影可排除血管蒂撕裂。

（3）超声表现为肾体积增大,局部实质呈小片状低回声或无回声区。

（4）CT示肾实质不均匀性低密度区,边界不清,增强后病灶区轻度或不强化。

（5）MRI有助于出血的检出。

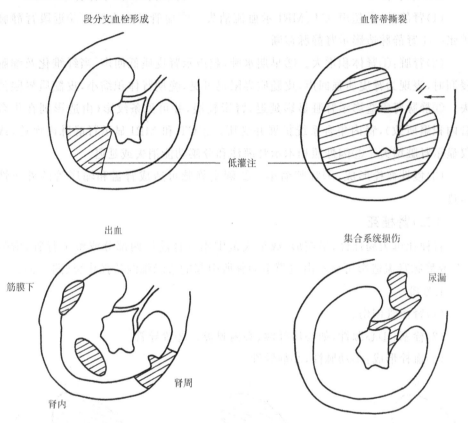

图 5-7

5.血管造影适应证

（1）腹部外伤后静脉肾盂造影肾不显影。

（2）腹部外伤后持续性血尿。

（3）高或低血压。

四、血管畸形

（一）肾静脉血栓形成

1.原因

（1）成人:主要为肿瘤,其次为肾脏疾病及其他,如肾病综合征、产后、高血凝状态等。

(2)婴儿:脱水,休克,创伤,败血症,镰刀细胞性贫血。

2.影像学表现

(1)肾静脉:①超声、CT、MRI 示血流消失。②血管腔内血栓。③近段肾静脉扩张。④肾静脉造影示肾静脉截断。

(2)肾脏:①肾体积增大。②早期水肿,超声示肾皮质低回声,当纤维化及细胞浸润时,表现为肾皮质强回声,皮髓质界限仍可见,晚期肾体积缩小,皮髓质界限消失。③静脉肾盂造影示肾脏显影延迟,肾影较淡,并可见条纹影(由造影剂在集合管内积聚所致),肾内集合系统扩展并受压。④CT 和 MRI 显示肾静脉内血栓,或仅显示肾脏增大。⑤闪烁照相术示肾灌注和分泌功能消失或延迟。

(3)慢性血栓形成:①肾脏缩小。②侧支静脉可造成肾盂和输尿管的外压性压迹。

(二)肾梗死

肾梗死可为局灶性,呈楔形,或呈大范围累及肾前后两部分或整个肾脏,增强CT 或静脉肾盂造影可显示由包膜小动脉所引起的边缘细线状强化影(图 5-8)。

1.原因

(1)肾血管创伤。

(2)栓塞:①心源性,如心房纤颤、心内膜炎。②置导管。

(3)血栓形成:①动脉性,②静脉性。

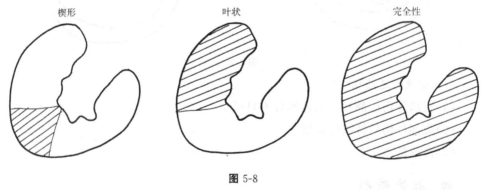

楔形　　　　　　　叶状　　　　　　　完全性

图 5-8

2.影像学表现

(1)平片示肾脏大小正常或缩小。

(2)静脉尿路造影示受累肾实质不显影。

(3)肾动脉造影示肾动脉分支完全或部分中断,有时可见栓子造成的充盈缺损。

(4)超声检查示肾实质内三角形低回声区,边界清楚,尖端指向集合系统。

(5)彩色多普勒超声动脉腔内无彩色血流。

五、肾脏移植

(一)正常肾移植

1.正常肾移植形态学表现　①肾轮廓清楚,呈椭圆形外形。②可见皮髓质界限,但不如正常肾清楚。③肾皮质回声应与肝脏回声近似。

2.移植肾功能评价　闪烁照相术可显示肾脏灌注和分泌正常;多普勒超声示阻力指数小于 0.7。

3.肾移植常见并发症　①急性肾小管坏死;②排异;③感染;④动脉或静脉闭塞;⑤尿漏;⑥尿路梗阻。

(二)急性肾小管坏死

肾移植患者易发生急性肾小管坏死及急性可恢复性肾衰竭,且最常发生于肾移植的前 24h 内。

1.原因

(1)肾缺血,占 60%,可由以下原因引起:①外科手术、肾移植、其他原因;②妊娠相关。

(2)肾毒素,占 40%,可由以下原因引起:①使用放射性造影剂,特别是糖尿病患者使用造影剂;②氨基苷类药物;③抗癌药物;④血红蛋白和肌红蛋白所致;⑤化学物质:器官溶解剂、氯化汞。

2.影像学表现

(1)肾脏增大且光滑。

(2)肾灌注正常。

(3)静脉注入造影剂后肾脏显影较差或不显影。

(4)肾脏造影呈持续性显影。

(5)超声表现:①肾皮质回声增强,皮髓质界限正常;②肾锥体回声增强。

(三)排异

1.影像学表现

(1)肾体积增大,但慢性排异反应时,肾体积缩小。

（2）肾皮质增厚，超声呈低回声或强回声。

（3）肾锥体增大。

（4）皮髓质界限显示不清。

（5）肾皮质和（或）肾髓质呈局灶性低回声。

（6）肾皮质回声增强。

（7）彩色多普勒示阻力指数大于 0.7。

2.与其他肾疾病比较

（1）急性肾小管坏死的肾血流正常但分泌功能降低。

（2）超急性排异时肾血流降低而分泌正常。

（3）环孢霉素中毒性肾损害与急性肾小管坏死有相似的表现，但发生于肾移植后的晚期。

（4）急性肾小管坏死很少发生于肾移植 1 个月以后。

（5）环孢霉素中毒性肾损害在肾移植后 1 个月内较少发生。

（四）血管性并发症

肾静脉血栓形成：多发生于肾移植后的前 3 天。

肾动脉阻塞或狭窄：吻合口狭窄应行血管成形术治疗。

肾梗死。

吻合口假性动脉瘤：需外科手术治疗。

动静脉瘘：常由肾活检所导致，如有症状应行栓塞治疗。

因水肿、狭窄、缺血、排异、外压或肾位置异常可导致输尿管膀胱吻合口梗阻。

（五）肾周积液

肾移植患者肾周积液发生率为 40%。原因如下。

淋巴囊肿：其中 10%～20% 肾移植患者在肾移植后 1～4 个月时可发生淋巴囊肿，通常位于肾内下方，有 80% 病变内可见分隔。多数淋巴囊肿不会引起严重后果，假如囊肿较大并且出现症状时或出现梗阻时，应行经皮穿刺注入四环素或聚维酮碘硬化治疗。

脓肿：发生于肾移植后的数周内，可同时出现局部积液、发热。

尿性囊肿：发生于肾移植后的第一周内，常位于近输尿管膀胱结合部处。核医学检查常呈"冷"结节表现，可伴有肾积水。

血肿：超声表现为强回声，局部疼痛，红细胞压积降低。

第三节　女性生殖系统

女性生殖系统常见疾病包括肿瘤、炎症和先天性畸形。影像检查对于发现这些疾病,确定其位置、大小、范围乃至性质,均具有重要价值。此外,影像检查还常用于评价妊娠、胎儿异常及节育环异常。

一、检查技术

(一)X 线检查

1.子宫输卵管造影　子宫输卵管造影是经宫颈口注入 40%碘化油或有机碘剂以显示子宫和输卵管内腔的检查方法,可观察输卵管通畅情况。

2.盆腔动脉造影　经皮穿刺股动脉插管,将导管顶端置于腹主动脉分叉处行造影检查,可显示子宫动脉;若置于肾动脉起始处稍下方,可显示卵巢动脉。

(二)超声检查

超声是女性生殖系统最常用的检查方法。采用实时灰阶超声或彩色多普勒超声诊断仪。可用线阵、扇扫或凸阵探头及阴道探头,经腹或阴道进行扫查。经腹超声探头频率为 3.0~5.0MHz,以凸阵探头显示效果最佳,检查时膀胱需适度充盈,以推开肠管,使子宫附件能清楚显示;经阴道的探头频率为 5.0~7.5MHz,检查前无需特殊准备。

(三)CT 检查

1.平扫检查　在空腹状态下,检查前 2~3 小时分多次口服 1%泛影葡胺 800~1000ml,以充盈和识别盆腔肠管。检查应在膀胱充盈状态下进行。扫描范围通常自髂嵴水平至耻骨联合,层厚 10mm 或 5mm,连续扫描。

2.增强检查　常规平扫后进行,尤其是肿块性病变。方法是静脉内快速推注对比剂后,即对病变区进行扫描。

(四)MRI 检查

1.普通检查　常规行 SE 序列 T_1WI 和 FSE 序列 T_2WI 并脂肪抑制技术检查。其中 T_2WI 检查非常重要,不但能显示子宫各部解剖结构,且能显示卵巢,有助确定盆腔病变的起源部位和范围。

2.增强检查　普通检查发现病变后,通常需行增强 MRI 检查。方法是静脉内快速注入顺磁性对比剂 Gd-DTPA,注毕后即对病变区行脂肪抑制 T_1WI 检查。

二、正常影像表现

(一)子宫输尿管造影

正常宫腔呈边缘光整的倒置三角形:底边在上,为子宫底;两侧角为子宫角,与输卵管相通;下端与宫颈管相连,后者为柱形,边缘呈羽毛状。输卵管自子宫角向外下走行,为纤曲柔软的线状影,依次分为间质部、峡部、壶腹部和伞端(图 5-9)。复查片显示对比剂进入腹腔内,呈多发弧线状或波浪状致密影,提示输卵管通畅。

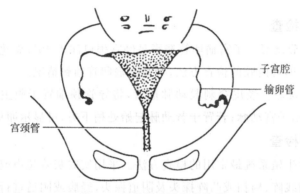

图 5-9　正常子宫输卵管造影

(二)超声检查

正常子宫:纵向扫查时,前倾或水平位子宫一般呈倒置梨形,位于充盈膀胱的后方。子宫体为均质中等回声,轮廓光滑;宫腔呈线状高回声;内膜为低回声或较高回声,其回声和厚度与月经周期有关。宫颈回声较宫体回声稍强且致密,内可见带状高回声的宫颈管。阴道内因有少量气体而呈片状高回声带。横断扫查,子宫底部呈三角形,体部为椭圆形。正常子宫大小随发育、未产、经产、绝经及体型而异。子宫体与子宫颈长度之比,在青春期约为 1:1,生育期约为 2:1,老年人又成为 1:1。

正常卵巢与输卵管:卵巢通常位于子宫体两侧外上方,但有较多变异,位置也不一定对称。卵巢断面呈杏仁状,大小在成人为 4cm×3cm×1cm,内部回声强度略高于子宫,所含卵泡呈圆形液性无回声区,成熟的优势卵泡直径可达 1.5~2.0cm。双侧输卵管呈边缘高回声的管状结构,内径小于 5mm,一般难以分辨。

(三)CT 检查

普通检查,子宫体为横置椭圆或圆形的软组织密度影,边缘光滑,中心较小的低密度区为宫腔。宫颈在子宫体下方层面上,呈梭形软组织密度影,外缘光滑,横径小于 3cm。宫旁组织位于宫体、宫颈和阴道上部的外侧,为脂肪性低密度区,内含细小点状或条状软组织密度影,代表血管、神经和纤维组织。子宫前方为膀胱,呈水样密度;后方为直肠,内常有气体。育龄妇女的正常卵巢常表现为子宫旁双侧性低密度结构,输卵管则难以识别。

增强检查,子宫肌层呈明显均一强化,中心低密度宫腔显示更为清晰。

(四)MRI 检查

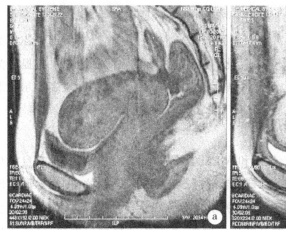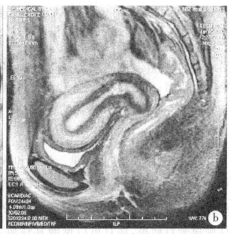

图 5-10 正常子宫

a.T_1WI 矢状面,子宫呈一致性较低信号,膀胱内尿液为明显低信号;b.T_2WI 矢状面,
子宫内膜和宫腔内分泌物呈高信号,联合带呈低信号,子宫肌外层为中等信号

普通检查,T_1WI 上,正常宫体、宫颈和阴道显示清楚,表现为一致性较低信号。T_2WI 上,能清楚显示宫体、宫颈和阴道的解剖结构:①宫体自内向外有三层,中心高信号为子宫内膜及宫腔分泌物,中间薄的低信号带即联合带为子宫肌内层,周围是中等信号的子宫肌外层(图 5-10);②宫颈自内向外分为四层,即高信号的宫颈管内黏液,中等信号的宫颈黏膜,低信号的宫颈纤维基质,中等信号的宫颈肌层;③阴道只有两种信号,即高信号的阴道内容物和低信号的阴道壁。这种信号分层表现与生理状态有关,绝经期后分层不再明显。绝经期前,正常卵巢可以识别:在T_1WI 上为低信号;T_2WI 上其内卵泡呈高信号,中心部为低至中等信号。

增强检查,子宫强化表现与检查方法有关。常规增强检查时,子宫内膜和子宫肌外层强化,而联合带强化程度低;动态增强检查,子宫各层强化程度随检查时间而异。

三、基本病变表现

（一）子宫异常

1.子宫大小、形态异常　超声、CT 或 MRI 检查易于发现子宫大小、形态改变。单纯子宫大小、形态异常者较为少见，主要为各种类型先天性子宫发育异常，例如幼稚子宫、双角子宫、双子宫等，同时可伴有宫腔改变。更常见的子宫大小和形态异常是合并有子宫肿块。

2.子宫肿块　表现为子宫内局灶性异常回声、密度或信号强度改变，常并有子宫大小和形态改变，也可仅有子宫增大而无形态异常。子宫肿块主要见于各种类型良、恶性肿瘤。其中边界清楚、含有钙化、呈低等回声或低信号的肿块常提示为良性子宫肌瘤；而边界不清、无包膜的混杂性低回声或中等信号的肿块多提示为恶性子宫肿瘤。

（二）盆腔肿块

女性盆腔肿块常来自卵巢。超声和 MRI 检查对确定盆腔肿块是否来自卵巢有很大帮助，当双侧卵巢显示正常时，即能除外肿块来自卵巢，反之，则提示肿块源于卵巢。超声、CT 和 MRI 检查时，卵巢肿块常有一些特征性表现，不但能进一步确认肿块来自卵巢，而且可以推断其性质。例如，类圆形或椭圆形肿块、壁薄而均一、呈均匀液性回声或水样密度或信号强度，常为各种类型的卵巢囊肿；边缘不规则或分叶状肿块，呈多房状表现，同时含有液体和实性成分，为卵巢囊腺瘤或囊腺癌常见表现；肿块呈混杂回声、内有"脂-液"分层，或 CT、MRI 显示肿块密度或信号混杂，其中有脂肪性低密度区或高信号灶，是卵巢囊性畸胎瘤的表现特征。

四、疾病诊断

（一）卵巢囊肿和卵巢肿瘤

【临床与病理】

卵巢囊肿和卵巢肿瘤均较常见。临床上，均表现为附件区肿块。病理上，卵巢肿块可为良性或恶性。良性者常为卵巢囊肿、卵巢囊腺瘤和卵巢囊性畸胎瘤；恶性者多为卵巢囊腺癌和卵巢转移瘤。

【影像学表现】

1.卵巢囊肿　有多种类型，包括滤泡囊肿、黄体囊肿和黄素囊肿等。超声和

CT 检查常表现为边缘光滑、壁薄且均一的圆形病变,分别呈液性无回声或水样密度。MRI 检查,视囊液成分,T_1WI 上可表现为低、中或高信号,而 T_2WI 上信号强度明显增高。表现典型的卵巢囊肿诊断不难,但多不能鉴别其类型。部分囊肿壁较厚或为多房性则难与卵巢囊腺瘤鉴别。

2.浆液性囊腺瘤和黏液性囊腺瘤　超声、CT 或 MRI 检查,浆液性囊腺瘤和黏液性囊腺瘤一般较大,直径常超过 10cm。浆液性者壁薄而均一,可为单房或多房性;黏液性者壁较厚,常为多房性。肿瘤内囊性部分的回声、密度和信号强度均类似卵巢囊肿。

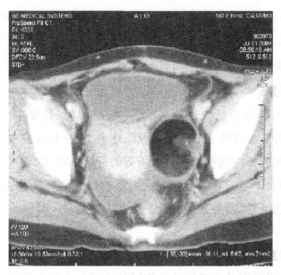

图 5-11　卵巢囊性畸胎瘤

CT 平扫,盆腔内偏左类圆形混杂密度肿块,内有脂肪性低密度灶和高密度钙化灶

3.囊性畸胎瘤　囊性畸胎瘤由三个胚层组织构成。超声、CT 或 MRI 检查均能显示囊性畸胎瘤特征:超声表现液性无回声区内有明显强光点或光团,有时可见"脂-液"分层表现;CT 和 MRI 检查呈混杂密度或信号肿块,内有脂肪性密度或信号强度灶,CT 还可发现其内有钙化、牙或骨组织(图 5-11),易于诊断。

4.浆液性囊腺癌和黏液性囊腺癌　浆液性囊腺癌和黏液性囊腺癌是最常见的卵巢原发恶性肿瘤。超声、CT 和 MRI 检查时,肿块边缘多不规则,同时具有囊性和较明显的实性部分;CT 和 MRI 增强检查,实性部分强化;CDFI 还显示肿块内有丰富的血流信号,均为诊断依据。此外,肿瘤常发生腹膜转移,表现为腹水及大网膜增厚形成扁平状肿块(常称为"网膜饼征"),有时还可见腹膜和肠系膜多发结节状肿块,从而可确定肿瘤转移情况,有助于临床分期。

5.卵巢转移瘤   卵巢转移瘤常称为克鲁肯贝格瘤。超声、CT 或 MRI 检查,表现为双侧或单侧卵巢区肿块,常呈混杂回声、密度或信号强度;CT 和 MRI 增强检查,肿块呈不规则强化;CDFI 显示肿块内及周围血流丰富。常并有胸水和/或腹水。

【诊断与鉴别诊断】

卵巢囊肿和各类卵巢肿瘤,当影像检查具有上述典型表现时,结合临床资料常有可能做出正确诊断。然而,当肿块表现不典型时,例如单房性浆液性囊腺瘤与卵巢囊肿的鉴别、卵巢囊腺瘤与囊腺癌的鉴别、原发瘤不清的卵巢转移瘤与囊腺癌的鉴别,常常很困难,这是影像学检查的限度。

(二)子宫肌瘤

【临床与病理】

子宫肌瘤是子宫最常见的良性肿瘤,在绝经期前,其发生率为 20%～60%。临床上主要表现为月经改变、邻近器官受压、疼痛、不孕和盆腔肿块。病理上,子宫肌瘤由旋涡状排列的平滑肌细胞和数量不等的纤维结缔组织分隔所构成。当肌瘤逐渐增大,血供相对不足时,可发生多种变性,包括透明样变性、黏液样变性、囊性变、脂肪变性、红色变性、乃至发生钙化。根据位置,子宫肌瘤分为浆膜下、壁内和黏膜下型。

【影像学表现】

X线:平片仅能发现子宫肌瘤的堆积颗粒状钙化或较大肌瘤产生的盆腔肿块。

超声:子宫肌瘤可表现子宫增大,形态不规则,尤见于多发者;肌瘤结节呈圆形低回声或等回声,周边有假性包膜形成的低回声晕;子宫内膜在壁内肌瘤时移向对侧且发生变形,黏膜下肌瘤时内膜显示增宽、回声增强或显示出瘤体。

CT:同样可显示子宫增大,呈分叶状改变。然而,肌瘤的密度常常类似正常子宫肌而不易识别,当肌瘤发生变性时则呈较低密度。增强检查,肌瘤有不同程度强化。若瘤内发现钙化,则能确诊为子宫肌瘤。

MRI:能发现小至 3mm 的子宫肌瘤。典型肌瘤在 T_1WI 上信号强度类似子宫肌,在 T_2WI 上呈明显均一低信号,边界清楚,具有特征;肌瘤发生变性时,依变性类型不同,在 T_1WI 和 T_2WI 上,瘤内可有等、高或混杂信号灶(图 5-12)。增强检查,肌瘤常为不均一强化。

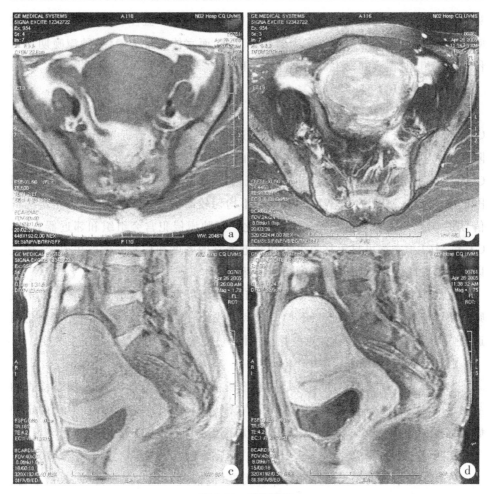

图 5-12 子宫肌瘤

a.T$_1$WI 检查,子宫底不规则增大,呈一致性较低信号;b.T$_2$WI 检查,子宫内有一类圆形中等

信号肿块,肿块内有代表退变的高信号灶;c、d.T$_1$WI 脂肪抑制矢状位增强前后检查,

宫体上方巨大稍低信号肿块,宫腔受压呈弧形下陷

【诊断与鉴别诊断】

超声和 MRI 检查,子宫肌瘤常有典型表现,诊断不难,其中 MRI 检查还能确定肌瘤有无变性和变性的类型,因而有助于临床选择合适的治疗方案。

（三）子宫癌

【临床与病理】

子宫癌是女性生殖系统最常见的恶性肿瘤,分为宫体癌和宫颈癌,以后者多见。临床上,子宫癌表现为不规则阴道出血,白带增多并血性和脓性分泌物,晚期时发生疼痛。病理上,宫颈癌多为鳞状上皮癌,而宫体癌常为腺癌,肿瘤晚期均可侵犯邻近组织、器官并发生盆腔淋巴结转移。

【影像学表现】

1.宫体癌　　宫体癌又称子宫内膜癌,当早期肿瘤限于子宫内膜时,无论超声、CT 或 MRI 检查均难以发现病变。肿瘤,进展侵犯肌层后.表现为子宫对称性或局限性增大;超声检查呈不均质回声肿块,内有出血、坏死形成的不规则低回声区,CDFI 显示肿瘤内部和周边有丰富的血流信号;CT 增强,瘤灶的强化程度低于周围正常子宫肌;MRI 的 T_2WI 上,肿块呈不均匀较高信号,并中断了邻近正常的低信号联合带,增强检查肿瘤呈不均匀强化。当肿瘤侵犯宫旁组织和邻近器官时,CT 和 MRI 检查均可显示宫旁组织和邻近器官的密度和信号强度发生改变,代之以肿块影。此外,还可发现盆腔淋巴结转移。

2.宫颈癌　　宫颈癌时,超声、CT、MRI 检查均可发现宫颈增大,甚至形成不规则肿块,分别呈不均质低回声、不均一低密度或长 T_2 高信号病变。当肿瘤侵犯阴道、宫旁组织、膀胱或直肠时,这些结构的回声、密度和信号强度随之发生改变。

【诊断与鉴别诊断】

宫体癌和宫颈癌的诊断尤其是早期诊断主要依赖细胞学检查.影像学检查的主要目的是显示肿瘤的侵及范围和确定有无转移,以利分期和治疗。对于确定肿瘤局部侵及范围,MRI 检查要优于 CT 和超声检查,应做为首选方法。

(四)先天性异常

女性生殖系统的先天性异常有多种类型,包括:①双子宫、双宫颈、双角子宫、纵隔子宫、半隔子宫、鞍状子宫、单角子宫、子宫发育不良等(图 5-13);②单侧或双侧卵巢发育不良或缺如;③输卵管重复畸形、先天性憩室和管腔闭塞等。

子宫输卵管造影可显示大多数子宫输卵管畸形并能确定其类型,但不能发现卵巢异常;超声检查可诊断出多数子宫畸形,并能发现卵巢细小或缺如;MRI 对各种类型子宫畸形的发现和诊断有较高的准确率,要优于超声检查。

五、妊娠与计划生育

超声检查易行,可行动态观察,对胎儿和母亲均无损伤,因而广泛用于产科领域。超声检查能确定早期妊娠,鉴别胎儿是否存活,通过一系列参数测定还可估计胎儿生长、发育情况,对某些胎儿先天性畸形和胎盘位置异常也常能做出诊断,因而对于优生优育工作的开展具有重要意义。

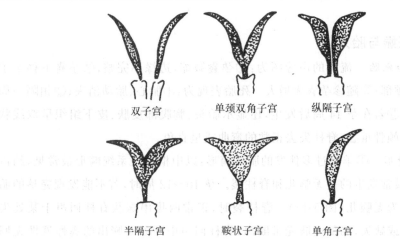

双子宫　　　　　单颈双角子宫　　　　纵隔子宫

半隔子宫　　　　鞍状子宫　　　　单角子宫

图 5-13　子宫先天性畸形

（一）早期妊娠

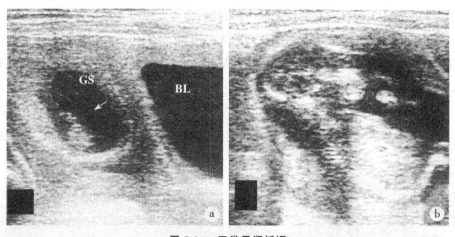

图 5-14　正常早期妊娠

a.超声检查,显示孕囊(GS)及其内胎儿回声;b.超声检查,显示宫腔内胎儿回声(孕 12 周)
依据增大的子宫内有孕囊回声能做出早期妊娠的诊断,需与宫腔内积液或积血的假性
妊娠鉴别,应结合临床资料或行超声随诊观察。

　　早期妊娠指受孕至第 12 周末。超声检查有如下表现:①子宫随孕龄而逐渐增大;②孕囊于闭经后第 5 周显示,为宫底部较高回声的环状影,内为无回声;③孕第6 周时显示胚胎,表现为孕囊内点状或不规则小块状回声,孕 6～7 周可见原始心管的搏动,孕 7 周时出现胎动,孕 10 周时能辨认胎儿,孕 11～12 周显示胎儿躯干、脊柱和长骨(图 5-14);④胎盘于孕 8~9 周显示,为半月形光点区,附着在孕囊的侧壁。

(二)妊娠与胎儿

1.流产和死胎　流产的声像图为:①孕囊皱缩,边缘不完整;②孕囊下移至子宫下段或宫颈部;③随诊孕囊无增大。死胎表现为:①胎心、胎动消失;②相隔一周孕囊无增大;③若在孕 14 周后发生,还显示胎头、胸腹部皮肤、皮下组织呈双线状回声;④胎儿颅骨重叠,脊柱失去正常的弯曲或呈直角。

2.胎儿畸形　①羊水过多伴发的胎儿畸形:以中枢神经系统畸形最常见,约占 45%。其中最常发生的是无脑儿和脊柱裂。孕 10~12 周时,若不能发现完整的胎头光环,提示为无脑儿(图 5-15)。脊柱裂时,正常两排串珠状脊柱回声于某处失常,间距增大或缺失,局部皮肤光带断离;脊柱回声中断处有膨出的囊性液性无回声区,代表脊膜膨出。脑膜膨出表现为胎儿颅顶部有外突的囊状物,内为液性无回声脑脊液,其内也可有实性回声的脑组织。②胃肠道畸形:约占 30%;先天性食管闭锁,表现胎儿上腹部没有液性无回声的胃泡,并可发现胎儿异常吞咽及反吐。十二指肠闭锁时,胎儿上腹部有两个并列的无回声区,分别代表扩张的胃与十二指肠球部。③羊水过少伴发的胎儿畸形:在肾缺如时,肾脏不显示,此外,盆腔内亦无膀胱显示。

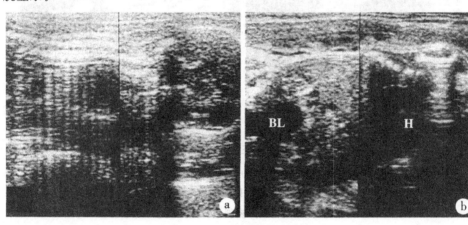

图 5-15　正常胎儿和无脑儿
a.超声检查,正常胎儿显示有完整胎头光环回声;b.超声检查,无脑儿未见胎头光环回声显示

(三)前置胎盘

正常胎盘呈特殊回声结构,附着在子宫前壁、后壁或侧壁上,其下缘距子宫颈

内口尚有一段距离。超声检查,若胎盘下缘达子宫颈内口,为边缘性前置胎盘;子宫颈内口有部分胎盘覆盖时,为部分性前置胎盘;当子宫颈内口完全为胎盘覆盖,则为中央性或完全性前置胎盘。

(四)节育环检查与节育环异常

子宫腔内放置节育器是简单而有效的避孕方法,在我国已普遍应用。目前用的节育器是金属性或含金属成分的节育环。影像学检查可确定宫内有无节育环、节育环的位置和形态,以及有无异常。检查方法包括常规 X 线、CT 和超声,其中超声是最常用的方法。

超声:节育环种类不同,其声像图各异,多表现为宫腔中央近宫底处的高回声影,后伴"彗星尾"征,其上缘距宫底<1.7cm。根据节育环与子宫的相对位置,超声检查易于判断节育环有无下移、脱落、嵌入肌层、穿透宫壁等异常,准确率优于常规 X 线检查。

X 线:平片易于确定有无节育环及其位置。立位检查,正常节育环位置一般在耻骨联合上方 2～6cm 和中线两旁 3cm 范围内。若不在此范围内,应考虑发生位置异常。

CT:能直接显示节育环、宫体、宫颈和阴道,因此对节育环位置异常的诊断非常准确。X 线和 CT 检查有一定辐射性,使用时应慎重。

六、各种影像检查的比较与优选

女性生殖系统疾病,各种影像检查技术有不同的适用证。其中,超声检查易行、价廉,无辐射性损伤,是目前首选的检查方法。MRI 检查对女性生殖系统先天性畸形及良、恶性肿瘤的诊断、分期具有很高价值,无损伤性,是重要的检查方法,但检查费用较高。CT 检查虽图像清晰、解剖关系明确,但具有一定辐射性,应慎用,尤其是对育龄期妇女。X 线检查,除非临床为检查不孕症而行子宫输卵管造影、及盆腔介入性治疗而行血管造影之外,由于其提供的诊断信息少,特别是对性腺有辐射作用,目前已极少应用。

对于妊娠和计划生育,超声检查基于其各种优势而为主要检查方法。

第四节　男性生殖系统

对于男性生殖系统,影像学检查具有很高的诊断价值,不但能敏感地发现前列腺、精囊腺和睾丸病变,且多能确定病变的性质,明确肿瘤性病变的分期,这对指导临床治疗和疗效评价具有重要意义。良性前列腺增生和前列腺癌是男性生殖系统最常见的疾病,为本章重点讲述内容。

一、检查技术

(一)超声检查

前列腺和精囊腺超声检查可经腹部或经直肠途径进行。经腹部超声检查需充盈膀胱,取仰卧位进行检查。经直肠超声(TRUS)检查需清洁直肠并适度充盈膀胱,检查时采用膀胱截石位或左侧卧位。TRUS 检查前列腺和精囊腺较经腹部超声清晰,并能准确引导前列腺穿刺活检。

男性外生殖器检查用高频探头,无需特殊准备。

(二)CT 检查

1.平扫检查　空腹状态下,检查前口服 1%泛影葡胺 800～1000ml,以充盈和识别盆腔肠管。需在膀胱充盈状态下检查。常规行横断面扫描,重建层厚一般为 5mm。

2.增强扫描　平扫不能确定病变有无或发现病变后常需要行增强扫描,对于病变发现和定性有较大帮助。经静脉按一定速率注射对比剂后,进行双期(动脉期和静脉期)或多期扫描。

(三)MRI 检查

1.普通检查　常规行 SE T_1WI 和 FSE T_2WI 横断面检查,必要时辅以矢状面、冠状面检查和脂肪抑制技术 T_2WI 检查。常选用体部相控阵线圈,联合应用直肠内线圈可提高图像质量,有利于前列腺疾病诊断。层厚一般选择 5mm,间隔 1mm。前列腺的 MRI 检查应在活检前进行,以避免活检后出血造成的干扰。

2.增强扫描　平扫发现病变后,常需进行增强扫描,方法是静脉内快速推注顺磁性对比剂 Gd-DTPA 后对病变区进行脂肪抑制前、后的 T_1WI 扫描。

3.磁共振功能成像　磁共振波谱成像(MRSI)是利用不同化合物中氢质子具有不同的共振频率,以检测正常组织和病变组织的代谢产物,从而进行疾病诊断的方法。磁共振弥散成像则通过测定组织内微观环境中水分子弥散特性,反映正常和病变组织的空间结构信息。这两种磁共振功能成像对良性前列腺增生与前列腺癌的鉴别具有较高价值。

二、正常影像表现

（一）超声检查

经腹部横向扫查,正常前列腺呈三角形,包膜呈线状强回声,实质为略低回声,内部为均匀分布细小点状回声,中央可见强回声尿道;纵向扫查,尿道的前列腺段呈斜行强回声带。经直肠的矢状扫查,能显示直肠前壁、前方的精囊、前上方的膀胱和前下方的前列腺,于前列腺中央可见后尿道和汇入其中的射精管;横断面可清楚显示前列腺与膀胱的毗邻关系。

正常睾丸为椭圆形,呈均匀中等或稍低回声,边缘光滑,纵径、横径和前后径分别为 5cm、3cm 和 2cm。附睾头呈半圆形回声,紧邻睾丸上极;附睾体较薄,位于睾丸后方;尾部毗邻睾丸下极,较体部稍粗。

（二）CT 检查

平扫检查,正常前列腺和精囊为低密度脂肪组织围绕,能够清楚显示。前列腺紧邻膀胱下缘,横断面上呈横置椭圆形软组织密度影,内部密度均匀,其大小随年龄而增大。CT 平扫不能分辨前列腺各区,也难以区分前列腺包膜与前列腺组织。多期增强扫描动脉期中央腺体密度增高,随时间延长,中央腺体和周围区密度趋于一致。精囊位于膀胱底的后方,呈八字状对称的软组织密度影,边缘呈小的分叶。两侧精囊于中线部汇合,精囊前缘与膀胱后壁之间为尖端向内的锐角形低密度脂肪间隙,称为精囊角。

（三）MRI 检查

在 T_1WI 上,正常前列腺呈均匀低信号,类似肌肉信号,不能识别前列腺各区。T_2WI 上,前列腺各区由于组织结构和含水量的差异而可分辨:移行区和中央区呈低信号;周围区为较高信号;前纤维基质位于点状高信号的尿道前方呈低信号;前列腺包膜为细环状低信号影。前列腺周围静脉丛在 T_1WI 和 T_2WI 上为蜿蜒状或细线状低或高信号。MRS 检查,正常前列腺组织内含有高浓度的枸橼酸盐(Cit),由腺体组织产生和分泌。此外,前列腺组织内还含有中等量的胆碱(Cho)复合物及肌酸(Cre)。由于前列腺的腺体组织在周围区与移行区和中央区分布量不同,这些代谢物的含量存在差异:周围带的腺体含量最丰富,其 Cit 波峰最高,(Cho＋Cre)/Cit 比值约为 60％;中央区腺体含量相对少,Cit 含量较低,但其波峰不应低于 Cho。

精囊位于前列腺后上方和膀胱后方，由卷曲的细管构成，内含液体，呈长 T_1 低信号和长 T_2 高信号，精囊壁为低信号。

正常睾丸为卵圆形结构，T_1WI 上信号强度低于脂肪而高于水，T_2WI 上则高于脂肪低于水。

三、基本病变表现

男性生殖系统影像检查时，基本病变表现主要为前列腺增大、精囊肿块和睾丸肿块。

（一）前列腺增大

超声、CT 和 MRI 检查均易显示前列腺增大，可为对称性增大或非对称性增大。对称性增大常见于良性前列腺增生（BPH）和炎症，少数见于前列腺癌。非对称性增大多为前列腺癌，表现局部结节状膨隆或分叶状改变。增大前列腺的内部回声、密度、信号强度以及代谢物等亦常发生改变，有助于提示增大的病因。

（二）精囊肿块

精囊肿块可为精囊囊肿，脓肿或原发、继发肿瘤，多引起单侧精囊增大。这些病变具有不同的回声、密度、信号强度和增强表现，常可据此明确诊断。

（三）睾丸肿块

睾丸肿块表现为睾丸增大，超声和 MRI 检查能够发现睾丸肿块，多为肿瘤，不同类型肿瘤的回声和信号强度各异，有助于定性诊断。

四、疾病诊断

（一）良性前列腺增生

良性前列腺增生是由于前列腺腺体和基质增生导致前列腺体积增大，常见于中、老年男性，发病率随年龄而上升，60 岁以上高达 75%。

【临床与病理】

良性前列腺增生（BPH）常见症状为尿频、尿急、夜尿及排尿困难，直肠指诊可触及前列腺体积增大，但无硬结。血清前列腺特异性抗原（PSA）水平可略高于正常水平。病理上，增生主要发生在仅占前列腺体积 5% 的移行区。

【影像学表现】

超声：显示前列腺均匀对称性增大，径线超过正常值。内部回声均匀减低或稍强,有时内部可见高回声钙化影。

CT:前列腺对称性增大,横径大于 5cm,常突入膀胱底部。增大的前列腺密度均匀,边缘清楚。前列腺内钙化形态呈圆形、小片状、小砂粒状。多期增强扫描,增生的中央腺体在早期为对称性显著强化(图 5-16a),延迟扫描全部前列腺趋于均匀强化。

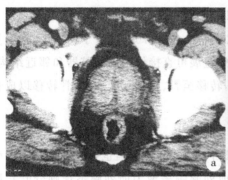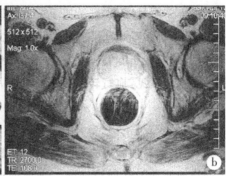

图 5-16　良性前列腺增生

a.CT 增强扫描,动脉期显示增生的中央腺体呈对称性明显强化;

b.MRI 检查,T_2WI 显示前列腺增大,增生结节呈略高信号,周围区受压变薄

MRI:在 T_1WI 上,增大的前列腺呈均匀低信号,边缘光整,形态对称。在 T_2WI 上,显示中央区和移行区体积明显增大,增生结节依增生组织成分而有不同信号强度:若以腺体增生为主则为高信号;若以基质增生为主则主要为低信号;两种成分混杂存在时,则为高低不等混杂信号。增生结节周围可见菲薄而光滑的低信号环,为假包膜,以脂肪抑制的 T_2WI 显示较好。周围区仍呈较高信号,并显示受压变薄(图 5-16b)。在增大的移行区、中央区与变薄的周围区之间可见环形线状低信号影,代表外科包膜。增大的前列腺压迫并突入膀胱颈部,推移精囊。

【诊断与鉴别诊断】

在超声、CT 和 MRI 上,BPH 主要表现为前列腺体积对称性增大,以移行区即中央腺体增大为主,伴有增生结节形成。需要鉴别的疾病有前列腺癌、前列腺脓肿和膀胱癌等。结合临床体检、实验室检查和影像检查尤其是 MRI 表现,通常不难鉴别。

（二）前列腺癌

前列腺癌是老年男性常见的恶性肿瘤,在欧美各国发病率高,是男性第二位恶性肿瘤。在我国随着老龄化社会的到来和生活方式的改变,前列腺癌的发病率正处于快速上升阶段。

【临床与病理】

前列腺癌可与 BPH 有相似的症状,如尿频、尿急、排尿困难,甚至出现尿潴留或尿失禁。晚期可有膀胱和会阴部疼痛及前列腺癌转移引起骨痛、脊髓压迫和病理骨折等表现。直肠指检可触及前列腺硬结,表面不规则。血清前列腺特异抗原(PSA)水平多明显增高,且游离 PSA/总 PSA 比值减低。

前列腺癌约 95% 为腺癌,并以高分化腺癌最多见,70% 发生于周围区,20% 发生于移行区,起源于腺管和腺泡上皮。肿瘤进展可直接侵犯周围脏器和邻近结构,淋巴结转移较常见,血行转移可早期发生,转移至骨、肺、肝等。其中骨转移以成骨性者常见。

【影像学表现】

超声:早期前列腺癌典型表现为周围区内低回声结节,但也有少部分前列腺癌为等回声或非均匀性回声增强。进展期前列腺癌表现为前列腺不规则分叶状增大,局部包膜突起,包膜不完整,回声连续性中断,病变部位回声强弱不均。CDFI显示局部血流增加。

CT:平扫对于早期前列腺癌诊断价值不大,可表现前列腺增大而密度无异常。多期增强扫描动脉期,显示前列腺癌病灶强化程度高于正常组织(图 5-17)。进展期前列腺癌,CT 表现为前列腺不规则分叶状增大。侵犯精囊时,造成精囊增大和精囊角消失。膀胱受累及时,膀胱底壁增厚并可形成分叶状肿块。还可发现盆腔淋巴结转移及远隔器官转移或骨转移,为前列腺癌分期提供依据。

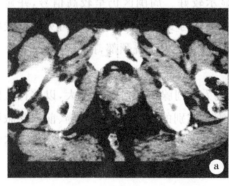 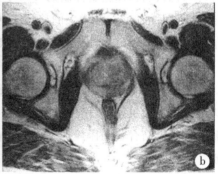

图 5-17　前列腺癌

a.CT 增强扫描动脉期,显示位于周围区(左后外侧)的前列腺癌呈现明显增强,中央增强的为 BPH;

b.MRI 检查,T_2WI 显示前列腺略增大,前列腺癌病灶位于周围区偏左侧,呈低信号

MRI:对前列腺癌诊断、分期及随访有较高价值。早期前列腺癌在 T_1WI 上难以分辨;在 T_2WI 上典型表现为在正常较高信号的周围区内出现低信号病灶,边界清楚(图 5-17);T_1WI 增强动脉期有明显强化;有少数前列腺癌起于移行区和中央区,其信号强度类似周围组织而难以发现。进展期前列腺癌,判断前列腺包膜是否受侵犯对于准确分期至关重要,包膜局部隆起而表面光滑提示包膜受侵,包膜变形、不规则或中断时多提示包膜穿破。精囊受侵表现 T_2WI 上高信号的精囊内出现低信号肿块。此外,MRI 还可检出盆腔淋巴结转移和骨转移。

MRS 对于早期前列腺癌及位于移行区和中央区的前列腺癌的诊断有较高价值,表现为病变区域的 Cit 峰明显下降或消失,Cho 峰则显著升高,两者波峰可呈现倒置,(Cho+Cre)/Cit 的比值显著高于正常。DWI 检查,前列腺癌由于水分子弥散受限而表现为高信号灶。

【诊断与鉴别诊断】

典型前列腺癌影像诊断的主要依据是超声或 T_2WI 上在周围区发现低回声或低信号结节,结合直肠指检和 PSA 检查多可做出正确诊断。与早期前列腺癌需进行鉴别的疾病有 BPH、慢性前列腺炎及血肿,而需与进展期前列腺癌进行鉴别的疾病有直肠癌和前列腺肉瘤。

(三)睾丸肿瘤

睾丸肿瘤比较少见,几乎均属于恶性。以 20~40 岁青壮年多见。

【临床与病理】

睾丸肿瘤表现为一侧睾丸肿块,也可起自隐睾。当肿瘤较小时,临床症状不明显。肿瘤逐渐增大,表面光滑,质硬而沉重,有轻微坠涨和钝痛。以精原细胞瘤最常见,约占 40%~50%,其次为胚胎癌、畸胎癌等。多数恶性睾丸肿瘤早期即可发生淋巴转移,最先转移到肾门附近的腹主动脉及下腔静脉旁淋巴结。

【影像学表现】

超声:表现为睾丸增大,失去睾丸正常回声特征。不同类型的肿瘤的超声具有一定的特点:精原细胞瘤回声强弱不均,光点粗大,边界清楚,少有坏死、出血及钙化等继发改变,CDFI 显示血流丰富,呈动脉血流频谱;胚胎癌为混杂回声实性肿块,边界不清,1/3 胚胎癌有囊变区域。成熟畸胎瘤为良性肿瘤,为混杂回声肿块,内有不规则强光团,后方伴有声影,代表钙化、牙齿和骨质。

CT:很少用于检查睾丸局部肿块,常用来检查恶性睾丸肿瘤的腹膜后淋巴结转移和远隔器官转移。

MRI：MRI 检查可发现睾丸肿块，不同类型的睾丸肿瘤还有一定的信号特征。精原细胞瘤表现为一侧睾丸或起自隐睾的肿块，边界清楚，质地均匀，很少有坏死和出血，在 T_1WI 上与正常睾丸组织成等信号，在 T_2WI 上为低信号。成熟畸胎瘤表现为含有脂肪成分的混杂信号肿块。大多数睾丸肿瘤 MRI 增强有明显强化。腹膜后淋巴结转移在 T_2WI 上为略高信号。

【诊断与鉴别诊断】

睾丸肿瘤诊断依据主要是超声和 MRI 发现实性或囊实性肿块，结合临床症状和体征，不难诊断。部分类型肿瘤在影像学上有一定特异性表现，可提示肿瘤性质。单纯依靠影像学表现不能对睾丸肿瘤进行准确分类。睾丸肿瘤应注意与睾丸内血肿和局限性睾丸炎等鉴别。

五、各种影像检查的比较与优选

对于男性生殖系统疾病，超声、CT 和 MRI 检查的诊断价值因病变类型和病期而异，此外，亦与选择的具体检查技术相关。在前列腺疾病，常以超声做为初查方法，其中 CDFI 和 TRUS 引导下的穿刺活检对诊断有较高价值；CT 多期增强检查，尤其是 MR 多种成像技术包括常规 MRI、MRS 和 DWI 的综合应用常可提供有价值信息，有助于 BPH 和前列腺癌的诊断、鉴别诊断以及肿瘤分期。而对于睾丸肿块病变，影像检查应以超声、MRI 为主要方法。

第六章　神经系统

第一节　检查方法

一、头颅平片

头颅平片检查操作简单,比较经济,又无痛苦,是常规的检查方法。近年来,DR 和 CR 技术的发展,使平片技术完全实现了数字化,便于图像的保存和传输,也有利于提高诊断的效率。头颅平片检查对头颅外伤、头颅先天性畸形和颅骨疾病等的诊断较为合适,对颅内疾病也有一定诊断价值。但在没有颅骨的改变和颅内可以观察到的异常密度时,颅骨平片的诊断价值不大。

头颅平片一般用正、侧位,以显示颅骨和颅腔全景。后前位片应使大脑镰所在的矢状面垂直于胶片,而侧位片应使蝶鞍骨皮质显示清晰,左右前床突、后床突重叠,眶板投影为一条线。根据病情的需要,也有加摄其他位置或体层摄影等特殊的方法来帮助诊断的。为了显示局部颅骨的详细情况,有时需补充一种或几种特殊投照位置,包括颏顶位、额枕位、眼眶位、局部切线位等。体层摄影主要用以检查颅底部骨质和钙斑情况。立体摄影用以检查颅内钙斑或异物与颅腔的空腔位置关系。放大摄影用以显示局部骨结构的细节。

二、气脑和脑室造影

1.气脑造影　是过去诊断颅内疾病常用的方法之一,现已极少应用。造影时将气体引入颅内脑脊液的通路上,使脑轮廓在气体对比下显示出来;同时也能使脑室和蛛网膜下隙显影。适用于脑退行性、萎缩性病变,颅内占位病变,颅脑损伤和颅内炎症疾患后遗症的诊断。造影一般取腰穿途径。应注意颅内高压、颅内急性出血及炎性感染者可有严重的并发症。

2.脑室造影　是将造影剂直接注入侧脑室后进行 X 线检查的方法。造影剂通常为阴性造影剂如空气、氧气及阳性非离子性水溶性碘造影剂如 Ominipaque、Isovist 等。经眶、经囟门或颅骨钻孔行侧脑室前角、后角或下角穿刺。用以诊断明显颅压增高且有脑疝前驱症状者、阻塞性脑积水、中线或后颅凹占位病变。可出现穿刺损伤组织、颅内出血、脑水肿加重等并发症。

3.脑池造影　是将造影剂经腰椎或小脑延髓池穿刺注入蛛网膜下隙,通过调节体位将造影剂导入脑池。所用造影剂可分为阴性造影剂如空气和阳性水溶性含碘造影剂(Ominipaque、Isovist 等)。当造影剂充满脑池后,可以多轨迹薄分层或 CT 检查方法来显示脑池及与邻近结构的关系。也可通过脑池造影的方法来明确脑池受压或阻塞的程度。通过调节体位,还可显示脑池和蛛网膜下隙与颅外交通的情况。适用于颅内占位病变、颅脑损伤、脑脊液鼻漏和颅内炎症疾患后遗症的诊断。

三、脑血管造影

脑血管造影是将含碘对比剂注入颈内动脉系统和(或)椎动脉系统,使脑血管系统显影,根据脑血管的分布、形态、位置变化来判断颅内疾病。现有的脑血管造影设备绝大部分都可以进行数字减影造影、双向连续造影和旋转动态造影等。对改善造影效果,提高诊断正确率都有极大的帮助。现代的脑血管插管造影技术已不单纯用于脑内病变的诊断,更多的是用于介入诊断和治疗。因此,了解和掌握脑血管造影的检查方法和诊断十分重要。

脑血管造影技术中直接的穿插颈动脉或椎动脉的方法由于危险性大,成功率低,已经被淘汰。现代的脑血管造影技术均采用经股动脉的穿刺插管造影法(Seldinger 技术),如双侧股动脉均无法插管,也可采用经肘动脉的穿刺插管造影。

由于 CT 和 MRI 的普及,颅内大部分病变已经不再需要脑血管造影进行诊断,因此脑血管造影的使用大为缩小,目前下列情况可能还需要脑血管造影进行诊断,它们包括:

1.颅内各种血管性疾病:如动脉瘤、动静脉畸形、动静脉瘘、血管闭塞和烟雾病等。

2.了解外伤性血肿和外伤后颅内血管的损伤情况。

3.颅内占位病变的辅助诊断。

用于脑血管造影的造影剂种类很多,为安全起见,临床上常用的主要都已是非离子型造影剂。尽管非离子型造影剂不良反应比较少,但还是有些情况是属于禁忌证的,如:造影剂过敏;心、肝、肾功能严重不全者等。由于造影剂的变态反应可能引起严重的后果,因此在脑血管造影过程中,必须严密观察病人的情况,及时处理各种变态反应的预兆或早期的反应,避免产生严重的后果。

四、CT(computed tomography 计算机体层摄影)

自 1895 年伦琴发现了 X 线以来,X 线就被广泛应用于医学影像诊断。随着科学技术的不断发展,医学影像诊断的技术和设备也不断改进和提高,特别是 1969 年 Hounsfield 等发明的计算机横断体层摄影装置,即计算机体层摄影(简称 CT)的问世,使医学影像诊断发生了重大突破,大大地促进了医学影像诊断学的发展。

CT 检查简便、迅速、安全、无痛苦。CT 图像是断层图像,密度分辨率高,解剖关系清楚,病变显示良好,对病变的检出率和诊断的准确率均较高。此外,可以获悉不同正常组织和病变组织的 X 线吸收系数,以进行定量分析。因此,CT 得到越来越广泛的临床应用。

CT 检查方法

CT 有很多的检查方法,有的简单快速,有的复杂且费时较多。因此根据病情的需要,选择合理的检查方法是临床医师和技术人员在实际运用 CT 时的重要步骤。也是获得理想检查结果的重要保证。

(一)CT 平扫

不用造影剂增强的 CT 扫描称为 CT 平扫。绝大多数的 CT 检查都需先进行 CT 平扫,有些病变仅需要 CT 平扫即可做出初步的诊断,如脑外伤、脑梗死和脑出血的鉴别等。CT 平扫的技术比较简单,通常有两种因素决定扫描的方式:扫描的平面和扫描的分辨率。扫描的平面一般有横断面(即轴位扫描)和冠状面,施行矢状面扫描的机会极少。横断面扫描应用最为广泛,在横断面扫描时可根据病变的需要改变扫描的角度进行斜位扫描,如椎间盘的扫描,眼眶的扫描等。冠状面扫描主要用于垂体和鞍区病变的诊断。矢状面扫描很难进行,只有在很小的婴儿头颅检查时有机会使用。扫描分辨率有普通分辨率和高分辨率两种(有的机器还有超高分辨率)。绝大部分的 CT 扫描采用普通分辨率已经足够作出临床诊断。高分辨率扫描因为图像的信噪比下降,应用的范围有限,主要用于内耳、岩骨和其他颅底骨的扫描。

CT 平扫的速度快,方法简单,因此它的用途主要在急症病人的病情诊断,如脑外伤、颅骨骨折、脑梗死和脑出血的鉴别等。CT 平扫的另一个主要用途是作为CT 增强扫描的基础,它既可为进一步的增强扫描提供准确的定位,又是病灶强化程度的根据。

(二)CT 增强扫描和动态增强扫描

因为 CT 平扫仅能反映病灶的密度与正常组织之间有无差别,有些疾病其病灶的密度与正常组织非常接近,CT 平扫时往往容易漏诊。所以绝大部分的神经系统疾病都需要 CT 增强扫描来明确病变的性质。CT 增强扫描是利用 X 线造影剂在通过神经系统各种正常组织结构和病变组织时,它的分布、浓集和扩散的规律不同而产生不同的增强效果的原理来诊断病变的。正常脑组织因为有血.脑脊液屏障,造影剂是无法通过的,也就是说在造影剂通过时不会有增强效果的。没有血-脑脊液屏障的组织结构如垂体、脉络膜丛、鼻黏膜等是可以增强的。当有病灶破坏了血-脑脊液屏障,造影剂就可通过破坏的血-脑脊液屏障进入病灶,结果就有了病灶的增强。造影剂进入的越多,强化就越明显。病灶的增强除了造影剂进入的多少之外,还和血流的循环规律有关。开始增强后不同时相扫描,得到的结果是不一样的。因此在增强的不同时相连续进行扫描就可了解病灶的循环规律了,这种扫描方法称为 CT 动态增强扫描。CT 动态增强扫描比 CT 普通增强扫描提供的诊断信息量大得多,它除了反映造影剂进入病灶内的数量,还反映了造影剂在病灶内的浓集和消退的过程,可以更加深入地反映病灶的病理本质。CT 动态增强扫描对鉴别病灶的性质,了解病变的良恶性程度和血供的情况都有很大的帮助。

(三)CT 灌注扫描

CT 灌注扫描与 CT 动态增强扫描虽然都是在造影剂增强后进行不同时相的扫描,但两者的侧重点是不同的。CT 动态增强扫描主要反映造影剂在病灶内的浓集和消退的过程,它对时间分辨率要求不高。CT 灌注扫描反映了造影剂从进入组织或病灶的瞬间开始一直到大部分离开组织或病灶为止。它反映的是组织或病灶内造影剂的灌注规律,也即在这些组织或病灶内的血流微循环规律。CT 灌注扫描对时间分辨率要求很高,每次扫描之间的间隔不能大于 $0.5\sim1$ 秒。造影剂的注射速度也要比 CT 动态增强扫描快,以保证造影剂在短时间内集团通过需检查的靶器官,避免后处理时的分析错误。CT 灌注扫描可以更直接地反映病变组织的循环规律,更加精确地计算组织的灌注量和描绘灌注曲线。对鉴别良恶性肿瘤和了解脑缺血病灶的血供情况都有很大的帮助。

（四）CT 血管造影

CT 血管造影术是一种利用计算机三维重建方法合成的非创伤性血管造影术。它利用螺旋 CT 的快速扫描技术,在短时间内,即造影剂仍浓集于血管内时完成一定范围内的横断面扫描。将采集的图像资料送到图像工作站或 CT 机的图像重建功能区进行图像重建。重建技术一般采用 MIP 法或 VR 法,通过图像显示阈值的调整即可得到只有连续清晰的血管影而无周围的组织结构影。如果选择合适的重建方法和显示阈值还可获得同时显示血管和组织结构的三维图像,并可利用计算机软件对其进行任意角度的观察和任意方向的切割。

CTA 的优点是非创伤性的血管造影术,虽然 CTA 需要注射造影剂但它不需要穿刺和血管插管技术,危险性极小,除造影剂的不良反应外几乎无其他的并发症。CTA 在了解血管情况的同时,还可了解血管和周围组织或病灶的关系,这是普通血管造影所无法实现的。但是 CTA 也有它的不足,如小血管的显示仍不清楚、有时有图像重建的伪影和动静脉的连续动态显示仍不能实现等。

近来,多层 CT 的出现和图像工作站的性能改善,使 CTA 的质量水平不断提高。虚拟现实技术也已用到了图像重建的工作中。利用虚拟现实技术和导航技术,我们可以在 CTA 的基础上进行模拟血管内镜的图像重建工作。模拟血管内镜使我们能沿着血管腔做一番旅行,可以发现血管腔内的粥样硬化斑块和动脉瘤内的血栓等。

（五）三维图像重建

CT 三维图像重建的目的是在二维平面图像的基础上进一步详细地显示组织结构或病灶的三维空间分布情况。三维图像重建一般都在图像工作站中进行。重建最常用的方法是最大强度投影法(简称 MIP)、表面显示法和容积再现法三种。最大强度投影法是一种三维重建技术。选择观察的视角后,从该视角发出假定的投影光线,使该投影光线穿行轨迹上的兴趣结构信号强度以上的像素编码,形成二维投影影像。必要时还可切割掉明显高于兴趣结构的信号强度,以避免遮蔽兴趣结构。MIP 可变换投影角度连续施行,使观察者得到旋转的兴趣结构的立体显示。表面显示法也是三维重建技术之一。多用于对比强烈的组织结构的三维重建,如骨骼、明显增强的血管等结构的三维成像。它的基本方法是先确定选择兴趣区的 CT 阈值,根据阈值取得成像容积内的二维影像,然后将 CT 阈值以上的连续性像素构筑为三维结构模型,再以一假想的光源投照于三维模型表面,以灰阶的方式或伪彩的方式显示三维结构模型的表面影像。此种三维显示方式赋予明确的立体感,尤有利于显示重叠结构的三维空间关系。容积再现法是三维重建技术中较新的一种。在图像重建时,使假定的投影线从给定的角度上穿过扫描容积,对容积内的像素信息作综合显示的方法。该方法首先确定扫描体积内的像素一密度直方图,以直方图的不同峰值代表不同的组织,然后计算每个像素内各种组织的百分比,继而换算成像素的不同灰度。该重建技术显示容积的所有结构,故需结合多种三维图像重建技术共同施行。显示时,可赋予图像以不同的色彩与透明度,给人以近于真实三维结构的感觉。

五、MRI(magnetic resonance imaging 磁共振成像)

近年来核磁共振成像作为医学影像学的一部分发展十分迅速,已在世界范围得到推广。我国也开展了这方面的工作。MRI 提供的信息量不但大于医学影像学中的其他许多成像术,且它提供的信息也不同于已有的成像术,所以用它诊断疾病具有很大的优越性。

(一)脑常规磁共振成像

常规磁共振成像包括各个成像平面的 T_1WI 和 T_2WI 成像。也包括增强前后的 MRI 成像。

(二)脑功能磁共振成像

脑功能磁共振成像(简称 fMRI)是近几年来 MRI 硬件和软件技术都有迅速发展后出现的一项新的检查技术。脑功能磁共振成像技术,顾名思义,它不再是单纯的形态学检查方法,而是能反映脑功能状态的 MRI 技术。fMRI 所指的 MRI 技术各家的说法不一,有包括弥散加权成像(DWI)、灌注成像(PWI)、血液氧饱和水平检测(BOLD)和磁共振波谱分析(MRS),也有仅指 BOLD 的。

1.弥散加权成像(简称 DWI)　是建立在 MR 成像要素之一——流动效应上的一种成像方法。MRA 观察的是宏观的血流流动现象,而弥散加权成像观察的是微观的水分子流动扩散现象。在均质的水中,如不设定水分子活动的范围,水分子的流动扩散是一种完全随机的热运动。但在人体组织中,由于存在各种各样的屏障物,水分子的自由流动扩散活动就会受到影响。这些屏障不单来自组织液本身的组成,也来自各种细胞结构的影响。在这样的环境下,水分子就不能自由自在的随机活动,而是只能在有限的环境和范围内活动。进一步讲,水分子的活动可能在某一方向上活动较多而在另一个方向上活动受到限制较多。例如,在脑白质的髓鞘中,水分子沿着髓鞘的流动扩散明显要多于横跨髓鞘的流动扩散。水分子的这种强烈依赖于扩散方向的活动称为各向异性。即在水分子活动的各个方向上其扩散规律不是随机均等的,而是有扩散方向上的不均匀性。在非均一的磁场(空间上不均匀的磁场)环境下,因水分子弥散而产生的质子随机活动会造成 MR 信号的下降。因为 MR 成像机必须有一个用于空间定位的梯度磁场,它在空间上一定是不均匀的磁场。所以在 MR 图像上由于水分子的弥散可造成 MR 信号的下降,但是在梯度磁场较小时,它的作用是很微弱的。当在三维空间(X、Y、Z 轴)任一方向上使用一预先准备的高场强梯度磁场时,水分子的弥散造成的 MR 信号改变就不再是微不足道的了,而是"可见的"了。MR 弥散加权成像实际时是在 MR 原有图像对比上出现的一种新的独特的图像对比。

对水分子弥散活动敏感的 MR 脉冲序列是 1965 年 Steijskal 和 Tanner 提出的脉冲梯度 SE 技术(PGSE),PGSE 的特点是在 180°重聚集脉冲的两侧各对称放置一梯度场。这对梯度场具有加速质子失相位的作用,对水分子的弥散特别敏感。

弥散加权成像在临床上主要用于早期诊断脑梗死,它可在脑梗死发生后 1～6 小时内即可显示病灶所在,而常规 SET_2-W 要到 6～10 小时后才能显示病灶,所以它要比常规 SE 方法敏感得多。

2.灌注成像(简称 PWI)　灌注过程是指血流从动脉向毛细血管网灌注然后汇入到静脉的过程。一般我们仅指涉及细胞外液的液体交换的灌注过程,而不涉及细胞内液的液体交换。为了测定这个过程,我们必须有一种媒体来代替血液,使我们能通过外部的仪器设备来跟踪媒体的流动过程。CT 上常用的是碘造影剂,在 MRI 灌注成像时常用 Gd-DTPA 造影剂作为媒体。当造影剂在短时间内高浓度通过某一区域的毛细血管网时,我们认为它基本上可代表血流通过的情况。由于顺磁性造影剂 Gd-DTPA 的磁化率效应,它不但大大缩短 T_1 时间,也缩短 T_2^* 时间。用对磁化率效应敏感的梯度回波成像序列进行检测时,不难发现组织内 Gd-DTPA 的分布和浓聚情况。可获得时间—浓度变化线性相关的曲线。定量观察到正常脑白质内的血容量(CBV)、平均通过时间(MTT)和相对局部血容量(rrCBV)。

在测定血流的灌注时,需要 MRI 机有快速成像的性能。常用的成像序列为 RF spoiled CE 即 SPCE 和 FAST 等梯度回波序列。但它们都必须在 EPI 技术的基础上进行,时间分辨率必须达到每 1～3 秒一次,每次 6～8 层,连续 50 次以上。只有这样才能获的较为理想的结果。

灌注成像的定量分析比较复杂,一般都需在工作站上进行。在连续分析一系列不同时相获得的图像(大约有 400～500 幅图像)中 MR 信号改变的规律后,才能获得灌注的定量数据。一般地讲,当局部区域单位时间内通过的造影剂越多,即灌注量越大,信号下降就越多;反之亦然。在定量分析灌注时,一般用指示剂(媒体)扩散理论和技术来计算相对局部血容量(rrCBV,振幅-时间曲线内的区域)和平均通过时间(MrrT,浓度-时间曲线的第一相)。

灌注成像在临床上用于脑梗死的预后推测,脑梗死的溶栓治疗效果和脑肿瘤的定性诊断等。

3.血液氧饱和水平检测(简称 BOLD)　许多年前就有科学家发现在不同的活动刺激后,相应的脑皮层局部血流量会明显增加。他们把这归因于局部脑神经组织新陈代谢增加的缘故。在局部脑神经组织新陈代谢增加时,该区域的毛细血管和引流静脉的氧饱和度就会下降,而二氧化碳水平会升高。这将使局部的血流动力学有所反应,通过调节,局部的血流量将增加。1～2 秒后局部有关的区域会产生过度的血供,氧饱和度明显升高。总的结果是:在有局部过度血供发生时,局部区域内的小供血动脉和毛细血管,引流静脉中氧合血红蛋白水平升高而去氧血红蛋白水平下降。血流动力学的反应并不是瞬间的,需要一段时间逐渐形成。这就要求基于血容量改变的 MRI 成像必须以每 4～5 秒一次或更快的速度进行,以覆盖整个血流动力学反应期。

用于探测局部血流量的 MRI 方法较多,应用比较广泛即是 BOLD 技术。BOLD 技术是建立在局部去氧血红蛋白水平下降的基础上。去氧血红蛋白是一种强有力的顺磁性物质而氧合血红蛋白是抗磁性物质,与周围的脑组织相似。因此去氧血红蛋白就像内源性造影剂一样,在用对 T_2^* 敏感的 MRI 成像序列时,因成像体素内失相位的原因,可造成局部信号降低的结果。在刺激活动后,相应的脑皮层局部血流量增加,去氧血红蛋白水平降低。降低的去氧血红蛋白水平也减少了成像体素内失相位的程度,最后出现局部信号升高的结果。

BOLD 主要用于探测脑内各功能区的位置和对各种刺激反应程度。在可能涉及脑功能区的手术前,用 BOLD 技术可以预先知道是否会损伤相应的功能区。同时,BOLD 技术也是非损伤性评价和了解脑功能的最重要的方法之一。

4.磁共振波谱分析(简称 MRS)　MR 波谱分析与 MR 成像技术有较大的区别,它是以化合物或单质的频率分布曲线来表达的检查技术而不是以图像对比显示病变的方法。MRS 是一种测定人体内化合物的非损伤技术。尽管 MRI 和 MRS 采用了类似的基本原理,但两者间仍有许多重要差异。对临床医师来讲,最大的不同是 MRI 中得到的是一幅幅解剖图像,而从 MRS 中所获得的则是定量的化学信息,后者是以化合物化学位移的频率数值来表示的。随着磁共振波谱成像术(MRSI)的进展,使两者之间的区别变小了,MRSI也能用图像形式来表达机体代谢的信息;对工程技术人员来讲,两者间的根本区别在于MRI需要采用梯度磁场才能获得信号,而MRS一定要在均匀的磁场条件下才能采集信号。

　　一般可以通过下述两个因素测定原子核的MR信号频率:①旋磁比,它是原子核的一种固有性质;②外加在所测物质原子核上的磁场强度。这种加在原子核上的强磁场对所测原子核周围的电子以及相邻原子中的电子都会产生影响,所以外加磁场对电子的作用会引起原子核位置的微小变化,即所谓的"化学位移",后者使原来具有固定空间的共振原子核所产生的频率发生少许变化,在MRS的波谱中将会出现不同的共振峰。这种产生化学位移的特征使MR波谱学家能在蛋白质中鉴别出个别变化的质子,从三磷酸腺苷(ATP)中区分出不同的磷原子的信号,还可从代谢中间体中鉴别出碳原子等。与MRS不同的是在MRI中非但不用化学位移获取信息,而是千方百计来抑制它,防止它对图像造成干扰和伪影。MRS利用化学位移的微小变化来采集信息,因而要求外加磁场非常均匀。外加磁场的微小偏移将造成同一化合物出现不同的共振频率,这将使MRS中的共振峰增宽,从而对不同化合物中的特异性变得难以区别。为了获取MR波谱,需要外加磁场有非常好的均一性,相对于应用梯度磁场的MRI技术来讲其难度更大一些。即使不采用梯度磁场,MR成像机仍可能有涡流存在,将影响外加磁场的均匀一致性。尽管存在这些问题,人们对由MRI提供的空间信息及由MRS提供的化学信息两者复合而得的MRSI技术仍有很大兴趣。

　　MRS采用射频(RF)通过编定的顺序来依次激发原子核,该顺序使自由诱导衰减(FID)所得到的信息再通过付里叶变换产生一个波谱。对溶液中的化合物来讲是由一组窄峰组成其波谱,各窄峰面积的大小与所测定原子核的数量成正比。在两次激发之间要求保证整个磁化过程完全恢复,因而这种测定进行较慢,即重复时间(TR)间隔很长。波谱的水平轴代表共振频率,用百万分之一(ppm)表示,它代表一个频率的微小改变与用于整个实验的共振频率之间的比例。

　　目前能应用于神经系统疾病诊断的MRS主要是^{1}H和^{31}P的波谱。^{1}H(质子)在体内含量最多。临床上已经用^{1}H MRS来监测脑组织中神经元的含量和脑梗死后血管再通的可能性,因为N-乙酰天门冬胺酸(NAA)主要存在于脑组织的神经元中,如果大量的神经元被破坏,NAA的峰值就会大大下降或与其他化合物的比值发生变化。而乳酸(Lac)是无氧酵解的产物,在脑梗死时,血供中断的脑组织只能进行无氧酵解，Lac 就会积累，^{1}HMRS 的波谱上，Lac 的含量就会上升。一旦血供恢复，有氧氧化重新建立并逐步代替无氧酵解，Lac 的含量就会下降。[31]P 磁共振波谱主要反映的是体内能量状况。临床上[31]P 的 MRS 波谱分析和应用不如[1]HMRS 的波谱广泛，它主要用于某些酶缺乏的肌肉代谢性病变的诊断和心肌病变的诊断。

5.磁共振血管造影　磁共振血管造影（简称 MRA）是利用 MRI 特殊的流动效应而不同于动脉或静脉内注射造影剂再进行的血管造影，它是一种完全非损伤性血管造影的新技术。目前，MRA 至少可以显示大血管及各主要脏器的一、二级分支血管。MRA 最先用于血管性病变的诊断，如血管的栓塞、血栓形成、血管硬化的分期等。与 MRI 造影剂如 Gd-DTPA 联合使用，MRA 可显示与肿瘤相关的血管和肿瘤对一些血管结构的侵犯情况。MRA 的主要方法有两种：时间飞逝法（简称 TOF）和相位对比法（简称 PC）。两者有各自的特点和优缺点，适用的范围也略有不同。

MRA 应用于临床时间虽不很长，但也有近 10 年的历史了。颅脑和颈部大血管因为血流量大、没有呼吸等移动伪影的干扰，易得到质量较高的 MRA 图像，是最早应用于临床的 MRA，也是目前 MRA 应用最广泛的部位。颅脑和颈部 MRA 可诊断多种疾病。它可查出 90％～95％的颅内动脉瘤，对无症状的病人可用 MRA 进行筛选，尤其对多囊肾和有动脉瘤家族史的患者 MRA 因无任何副作用常用作首选的筛选方法。但 MRA 对小于 5mm 直径的动脉瘤漏诊率较高，对于伴有颅内出血的动脉瘤患者，MRA 不能代替常规血管造影做介入治疗的作用。MRA 可检出颅脑和颈部血管的硬化表现，但 MRA 的分辨率尚不及血管造影，对检出小动脉的硬化情况和小血管的脉管炎等还有困难。MRA 除了利用流动原理成像之外，也可注射顺磁性造影剂，利用顺磁性造影剂明显缩短 T_1 时间的原理来提高血管的信号。注射造影剂的 MRA 一般都使用带序列脉冲的 3DGR 序列，如 3D-SPGR 等。增强 MRA 可以显示更细小的血管和更细微的血管病变。

第二节　缺血性脑梗死

一、脑梗死

【概述】

局限性脑缺血引起该供血区梗死即局限性脑梗死。颈内动脉或其分支，大者如大脑中动脉等，小者如豆纹动脉和额极动脉等，发生快速或急性脑血流量减少达到一定的阈值以下时,将引起局限性脑梗死(简称脑梗死)。脑梗死往往起病突然,如突发偏瘫和失语等,根据发病后时间的长短可对脑梗死进行分期:①超急性期脑梗死:6 小时之内;②急性期脑梗死:6～72 小时;③亚急性期脑梗死:3～10 天;④早期慢性期脑梗死:11 天至 1 个月;⑤晚期慢性期脑梗死:1 个月以上。

【影像学表现】

(一)超急性期脑梗死

发病 6 小时之内的脑梗死属超急性期脑梗死。

1.*头颅平片*　对超急性期、急性期、亚急性期和慢性期脑梗死的诊断意义不大,偶尔可发现动脉壁钙化也难以确立诊断。大面积脑梗死伴明显水肿所致的颅内高压,因持续的时间短暂,平片难以有所发现,故一般不作头颅平片检查。在其他各期脑梗死也往往无阳性发现,因此在急性期、亚急性期和慢性期脑梗死部分将不再赘述。

2.*CT 平扫和增强*　超急性期和急性期脑梗死 CT 平扫可能出现三种提示动脉阻塞或脑梗死的征象。

(1)脑动脉高密度征:表现为一段脑动脉的密度高于同一支动脉的另一段或其他动脉的密度。CT 头颅横断面大脑中动脉第一段(Ml)常能显示于侧裂内,加以大脑中动脉阻塞机会较多,从而卒中后显示此征的机会较多,故又称此征为大脑中动脉高密度征。一般认为此征所显示者为动脉内血栓,对脑梗死而言,属间接性征象,当然也不一定属于很早期征象。

(2)局部脑肿胀征:脑缺血所致之脑肿胀的病理基础主要为血管源性水肿,而单纯存在的细胞病毒性水肿不可能引起此征。此征表现为局限区域脑沟消失、基底池不对称、脑室受压和中线结构移位。

(3)脑实质密度降低征:此征表现为局限性脑实质(灰质和白质)的密度降低,由于超急性期脑梗死的血管源性水肿常甚轻,故与健侧同样区域或结构相比,病变区密度常只下降 6～10HU。

超急性期脑梗死一般不作造影剂增强,在 CT 问世后较早阶段曾有急性期脑梗死作造影剂增强的报道,除个别例外,一般在发病 6 小时内梗死灶都不增强。

3.*CT 血管造影*　CT 血管造影(简称 CTA),CTA 对显示 Willis 环及其邻近颈动脉和各分支主干狭窄的准确性很高,但对小分支的阻塞则可能漏诊。CTA 及其原始图像上还可显示侧支循环的情况,对推测预后可能有一定帮助。

4.*CT 灌注成像*　表现为缺血区(灌注低下区和灌注缺如区)增强密度低于正

常灌注区(图 6-1)。

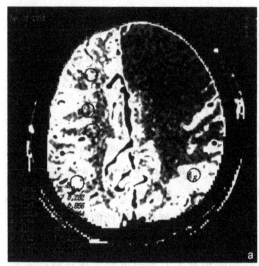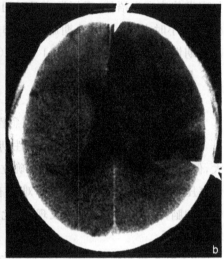

图 6-1　超急性期脑梗死

a.CT 灌注成像示左侧额顶叶灌注缺如区;b.发病后 3 天 CT 平扫示左侧额顶叶大片低密度区

5.常规 MRI　包括 T_1WI、PDWI、T_2WI 和 FLAIR 成像。

(1)超急性脑梗死区主要改变为细胞毒性水肿,这时整个缺血区的含水量并未增加,只是细胞内、外的含水量发生了变化,这种情况下常规 MRI 往往无阳性发现;少数病例可因早期血-脑脊液屏障开放而形成轻度血管源性水肿,这时 T_2WI 和 FLAIR 可显示为高信号区。

(2)部分病例显示脑动脉流空现象消失。

(3)钆剂增强后部分病例出现血管内强化。

6.磁共振血管造影(MRA)　MRA 常用的方法为 3D 时间飞跃法(简称 TOF)和 2D 相位对比法(简称 PC)。3DTOF 的优点为分辨率较高,缺点为成像时间较长。2DPC 法的优点为成像时间较短和所测者为真正血流,缺点为分辨率较差,只能显示较大血管分支。

MRA 用于超急性脑梗死的诊断可用 TOF 和 PC。在血流中断或血流少而慢时 PC-MRA 显示为血流中断状,其分辨率较低,只能显示较大血管分支。TOF-MRA 不但可以显示较大分支的阻塞,甚至还可显示较小分支的阻塞。对于血流缓慢,TOF-MRA 显示为血管边缘模糊不规则、较细和信号强度低于健侧。

7.磁共振弥散加权成像(DWI)　超急性脑梗死区主要改变为细胞毒性水肿,这时整个缺血区的含水量并未增加,只是细胞内、外的含水量发生了变化,这种情况下常规 MRI 往往无阳性发现,而只有能显示水分子 Brown 运动的 DWI 才能显示异常。水分子在细胞内的 Brown 运动慢于细胞外者,即水分子在细胞内的近似弥散系数(简称 ADC)小于细胞外者。在存在细胞毒性水肿的情况下,细胞内水分子增加,引起细胞肿胀,细胞外间隙变小,即细胞外水分子减少,从而整个超急性脑梗死区水分子 Brown 运动减低,ADC 变小,DWI 显示为高信号,ADC 图显示为暗区霉。

8.磁共振灌注加权成像(PWI)　灌注 MRI 可提供常规 MRI 和 MRA 所不能提供的血流动力学方面的信息。目前常用的方法为动态对比增强磁敏感加权灌注 MRI。其原理是基于含 Gd 或 Dy 对比剂的磁敏感效应,静脉团注造影剂后,含顺磁性对比剂的血管周围组织局部磁场不均匀,引起去相位,致信号降低;其信号降低的程度在正常脑组织中与局部脑血容积成正比。根据造影剂首过局部脑组织所引起的信号强度变化与时间的关系,可以绘制一信号强度时间曲线。

超急性期脑梗死 PWI 显示为灌注减低或灌注缺损区。同时作 PWI 和 DWI 有助于推测是否存在可恢复性脑缺血性改变,即是否存在半影区。

9.磁共振波谱(MRS)　MRS 是目前唯一可以用来在体观察细胞代谢变化的非损伤技术。MRS 的应用使得对脑梗死的研究深入到细胞代谢水平,对理解脑梗死的病理生理变化、早期诊断、预后和疗效的判断均有非常重要的意义。目前临床上常用的是^{1}H MRS 和^{31}P MRS。

用于脑组织检查时,^{1}H MRS 可以检测到一些氨基酸、乳酸和某些神经介质。主要包括 N-乙酰天门冬氨酸(NAA),它被认为主要存在于神经元中,可以作为神经元的标志物;乳酸(Lac)是糖酵解的主要代谢产物,含量的多少可以反映无氧酵解的情况;其他还可检测到含胆碱类化合物(Cho),肌酸(Cr)和一些氨基酸。

超急性期脑梗死的 MRS 表现为 Lac 明显升高,NAA 轻度下降,Cho 和 Cr 正常。NAA 水平反映了缺血灶成活神经元数量。早期仅有 Lac 升高而 NAA 正常或轻度下降,常规 MRI 正常的区域可能代表了缺血半影区。

10.常规血管造影和 DSA　超急性期脑梗死阶段,除考虑溶栓治疗和排除其他脑血管病外,一般不作脑血管造影。典型表现为血管阻塞、中断。其他还包括动脉缓慢顺行充盈、排空延时、动静脉分流和引流静脉早显、动脉逆行充盈、梗死处呈空白无血管区。

(二)急性期脑梗死

发病后 6～72 小时的脑梗死属急性期脑梗死。

1.CT　CT 平扫能显示的三种脑梗死的阳性征象:脑动脉高密度征、局部脑肿胀征和脑实质密度降低征,在超急性期和急性期脑梗死是相同的。

脑实质密度降低征在急性期较早阶段,与超急性期所见相仿,即密度降低十分轻微。随着时间推移,密度降低将逐渐加重,范围也逐渐扩大。2 天之内的病变区域,边界常较模糊,与正常区域呈逐渐过渡状,密度降低虽加重,但仍明显高于脑脊液的密度,其密度并不十分均匀。2 天以后,病变区边缘变得清楚,密度可能更低一些,也更均匀一些(图 6-1b)。

注射造影剂后 CT 扫描部分病例出现梗死区增强,部分表现为梗死区密度高于正常区域,部分表现为原低密度区变为等密度。

缺血性脑梗死可能继发出血,转变为出血性脑梗死,一般为脑实质出血,少数在脑实质出血的基础上再发生脑室内出血和蛛网膜下隙出血。

2.常规 MRI

(1)T_1WI 等或低信号,PDWI,T_2WI 和 FLAIR 成像高信号(图 6-2a,6-2b),其病理生理基础为 β 受障所致血管源性水肿、梗死细胞的解体和细胞程序性死亡,它们都造成细胞外间隙增大和含水量增高。

(2)部分病例显示脑动脉流空现象消失。

(3)钆剂增强后部分病例出现血管内强化、脑实质强化和脑膜强化。

3.磁共振血管造影(MRA)　所见与超急性脑梗死相仿。部分病例可见血管再通。

4.磁共振弥散加权成像(DWI)　仍显示为高信号(图 6-2c),ADC 图仍显示为暗区。

5.磁共振灌注加权成像(PWI)　急性期脑梗死仍显示为灌注减低或灌注缺损区。有时血管再通,可显示过度灌注的表现,为反应性充血所致。

6.磁共振波谱(MRS)　急性期脑梗死的 MRS 表现为 Lac 明显升高,NAA 下降,Cho 和 Cr 正常或下降,与超急性脑梗死相似,但 NAA 下降幅度较超急性期更大。

(三)亚急性期脑梗死

发病后 3～10 天的脑梗死属亚急性期脑梗死。

1.CT 与急性期相比　梗死区的密度进一步逐渐降低,并趋向均匀,其边界也更加清楚。与急性期和慢性期相比,出血性脑梗死的发生率以亚急性期为最高,出血的表现与急性期所见相仿。注射造影剂后梗死灶可有不同程度的增强,其发生率明显高于急性期者,其表现与急性期所见者相仿。

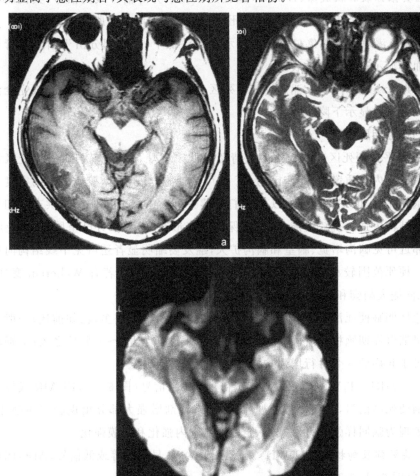

图 6-2 急性期脑梗死

a.横断面 T_1WI 显示右侧枕叶稍低信号区;b.横断面 T_2WI 显示右侧枕叶高信号区;c.横断面 DWI 显示右侧枕叶高信号区

2.常规 MRI

(1)T_1WI 低信号,PDWI,T_2WI 和 FLAIR 成像高信号,其病理生理基础与急性期脑梗死相同。

(2)脑动脉流空现象消失可继续存在,一般于一周后消失。

（3）钆剂增强大部分出现脑实质强化,特征性表现为脑回样强化,在亚急性早期还能见到血管内强化和脑膜强化。

3.磁共振弥散加权成像（DWI） 脑梗死区显示为等信号或高信号,其机制为细胞毒性水肿和血管源性水肿、细胞坏死解体等因素共同作用所致。

4.磁共振灌注加权成像（PWI） 显示为灌注低下,周边部分由于新生血管长入和充血可显示过度灌注的表现。

5.磁共振波谱（MRS） 亚急性脑梗死区 Lac 仍显示升高,NAA 下降或完全消失,Cho 和 Cr 也显示下降。

（四）慢性期脑梗死

1.CT 平扫梗死区表现为边界较清楚的低密度灶,代表脑软化区、囊变区和梗死区灰白质内胶质增生,囊变区的 CT 值可接近脑脊液密度,胶质增生的密度一般高于脑软化区,但 CT 有时难以将它们截然分开。由于灰质外层血供丰富和具有较深部结构更强的抗缺血能力,仍可保持原来形态,而其下方已呈脑软化改变。梗死区邻近可见脑沟增宽、脑室和脑沟扩大,继发萎缩明显者还可见中线结构向患侧移位。梗死范围较小时可不伴有上述萎缩性改变。此时若有 Wallerian 变性,CT 可见同侧大脑脚和脑桥有萎缩表现。

亚急性期脑梗死注射造影剂后出现脑实质增强者为数甚多,已如前述;一般可持续达早期慢性期脑梗死阶段,但有些增强表现可持续达 2～3 个月之久;个别较大病灶可于起病后 6 个月行增强扫描,仍可显示病灶增强。

2.常规 MRI T_1WI 低信号,PDWI 和 T_2WI 高信号（图 6-3a）,FLAIR 成像早期慢性脑梗死高信号,晚期慢性脑梗死低信号;钆剂增强大部分出现脑实质强化,特征性表现为脑回样强化,但一般不能见到血管内强化和脑膜强化。

3.磁共振弥散加权成像（DWI） 脑梗死区 DWI 显示为等或低信号,ADC 图显示为亮区（图 6-3b,6-3c）。

4.磁共振灌注加权成像（PWI） 显示为灌注缺损区。

5.磁共振波谱（MRS） 慢性期脑梗死 Lac 下降直至消失,NAA 下降或完全消失,Cho 和 Cr 也可显示下降。

【诊断和鉴别诊断】

（一）超急性期脑梗死的诊断和鉴别诊断

根据临床上卒中症状出现后 6 小时之内,CT 未显示脑出血征象,MRIDWI 显示高信号区,ADC 图显示暗区（ADC 减少）,基本上即可确定超急性期脑梗死的诊断。如果不作 CT,也可直接作 MRI SEEPI T_2WI 和 DWI,DWI 出现高信号区,T_2WI 阴性或呈现为高信号,也可成立诊断。为了除外以下几种少见的 MRI DWI 可能出现高信号区的疾病,以及为了获得推测预后和治疗方法选择的重要信息,最好还同时行 MRI T_1WI、PDWI、T_2WI、MRA、PWI 和造影剂增强 T_1WI。有以下两种情况,应与超急性期脑梗死相鉴别。

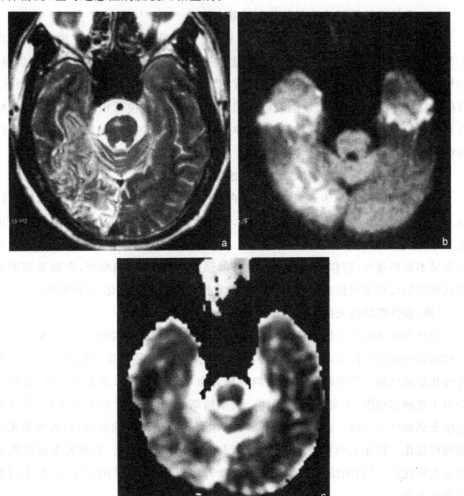

图 6-3　慢性早期脑梗死

a.横断面 T_2WI 显示右侧枕叶高信号区;b.横断面 DWI 显示右侧枕叶等信号区;c.横断面 ADC 图显示病灶为亮区(ADC 升高)

1.一过性脑缺血　一过性脑缺血的临床症状可与超急性期脑梗死十分相似。

如果 DWI 无阳性发现,结合临床即可除外超急性期脑梗死,并确定一过性脑缺血的诊断。

2.颅内占位性病变　　这类病可以突然出现症状和体征,呈卒中样发病。文献中曾有脑脓肿和脑肿瘤临床上呈卒中样发作,而 DWI 呈高信号区的报道。这种情况,结合其他 MRI 表现,不难加以鉴别。

(二)急性期脑梗死的诊断和鉴别诊断

根据 6～72 小时之内起病突然,加上 CT 显示低密度病灶或常规 MRI 发现 T_1WI 低信号、T_2WI 和 DWI 高信号病灶,一般即可诊断为急性期脑梗死。但是,如超急性期脑梗死一段中所述,有些 DWI 高信号的病灶也可能不是脑梗死所致,故应加以区别。此外,到急性期较晚阶段,与亚急性期脑梗死相仿,有些脑梗死病灶具有比较明显的占位效应,应注意与肿瘤和炎症等占位病变相区别,将于亚急性脑梗死段中叙述,不予重复。

(三)亚急性期脑梗死的诊断和鉴别诊断

根据脑梗死的临床表现,以及典型的 CT 和 MRI 所见,一般均易作出明确诊断。但有时临床和影像学表现较不典型,特别是占位效应较明显,伴有不典型的出血征象时,应注意与肿瘤和炎症相鉴别。脑肿瘤占位表现常较脑梗死更显著,胶质瘤多呈不规则强化,转移瘤常呈均匀或环形强化,均不同于脑梗死,个别鉴别困难的病例应结合临床或做动态观察。脑脓肿常呈规则的环形强化,可以鉴别。

(四)慢性期脑梗死的诊断和鉴别诊断

慢性期脑梗死的早期阶段面临之鉴别诊断问题与亚急性期脑梗死者相似。慢性期脑梗死晚期阶段有时应与脱髓鞘病变相鉴别,特别是与其中比较常见的多发性硬化症相区别。后者病灶多为两侧对称分布,不累及灰质,常为多发性,较对称分布于侧脑室周围、中央半卵圆区、脑干、小脑脚和脊髓,病灶较大者少见,其分布与单支动脉区不一致。活动期 CT 和 MRI 增强虽可呈斑点状增强,但从不表现为脑回样强化。临床上病程波动,常有缓解和复发交替的过程。脑梗死至慢性期常发展为软化灶,其周围结构多有萎缩性改变,而多发性硬化症因病灶小,多不引起萎缩性改变。

二、腔隙性脑梗死

【概述】

目前一般认为腔隙性脑梗死的定义为脑深部小的穿通动脉供血区域的小缺血

性梗死灶（<1.5cm），可能为小的穿通动脉本身疾病或栓塞等其他原因所致。多在50岁以上发病，症状和体征因梗死的部位、大小和多少而异，可以没有任何症状，可以表现为各种所谓的腔隙综合征，如纯运动性卒中、感觉运动性卒中、纯感觉性卒中，以及伴有运动性失语的运动性卒中等等。

【影像学表现】

1.CT 平扫在急性期多难以检出，以后随着坏死和水肿发展逐渐表现为圆形、卵圆形或小条状低密度灶，边界不清。梗死发生3～4周后形成囊性脑软化灶时，CT图像上其边界也越来越清楚，显示为与脑脊液密度相似的低密度。这些梗死灶直径多为5～15mm之间。由于病灶较小，故一般没有占位病变的征象。腔隙性脑梗死在急性期、亚急性期和慢性早期因血-脑脊液屏障破坏，CT增强后梗死灶可表现为斑点状或环状强化，一般无明显占位效应。

2.MRI 对腔隙性脑梗死的显示MRI优于CT，尤以天幕下的病灶更为明显。常规MRI T_1WI、T_2WI分别表现为低信号和高信号斑点状或斑片状病灶，呈圆形、椭圆形或裂隙状，最大径常仅数毫米，一般不超过1cm。急性期 T_1WI的低信号和 T_2WI的高信号常不及慢性期那样明显，且由于水肿的存在使病灶常大于实际梗死区。早期FLAIR成像显示为高信号灶，至慢性期FLAIR可显示为低信号灶，提示坏死腔已变成一小囊腔。如果为不完全性脑缺血或脑梗死，慢性期FLAIR可始终显示为高信号灶。注射造影剂后 T_1WI上急性期、亚急性期和慢性早期病灶可显示增强，呈圆形、椭圆形，也可为环状。腔隙性脑梗死DWI在超急性期、急性期和亚急性期均可呈现为数毫米至1.5厘米大小的高信号灶，呈圆形或卵圆形，亚急性期以后 T_2WI往往已显示为高信号，T_1WI也可为低信号。随着时间推移，DWI将转变为阴性或表现为低信号区。

【诊断和鉴别诊断】

基底核区、丘脑区等部位类圆形小病灶，在CT上呈低密度，在MRI上呈长 T_1、长 T_2信号，DWI在超急性期、急性期和亚急性期高信号，边界清楚，无明显占位表现，可多发，结合病史，可以诊断。腔隙性梗死有时难与软化灶、血管周围间隙鉴别，需结合临床，必要时可行增强扫描。

三、脑栓塞

【概述】

脑栓塞系因栓子经血液循环堵塞脑动脉引起的急性缺血性脑梗死。常见的栓子为心源性栓子和动脉粥样硬化斑块脱落形成的栓子，其他还有脂肪栓子、气体栓子、异物栓子等。栓塞部位最多见于颈内动脉或大脑中动脉分歧处或狭窄处。栓塞后主要病理改变为闭塞血管供应区脑组织缺血、坏死，与脑梗死相同。脑栓塞比血栓形成所致脑梗死更易发生出血性脑梗死。

【影像学表现】

1.脑血管造影　可明确栓塞部位，但阴性者不能排除脑栓塞，特别于发病 2～3 周后，栓子溶解或破碎，脑血管造影可正常。

2.CT、MRI　多表现为一侧颈内动脉或大脑中动脉供血区的大面积梗死，表现与脑梗死相似，仅约 1/5 的病例为椎-基底动脉系统供血区的梗死。较常发生出血性脑梗死。间断脱落释放的微小栓子可反复引起不同血管分布区的梗死。CT、MRI 不能准确确定栓塞部位。

【诊断和鉴别诊断】

脑栓塞在 CT、MRI 上表现与脑梗死、出血性脑梗死相同，结合病史并行脑血管造影常能明确诊断，否则难与血栓形成性脑梗死相鉴别。

第三节　静脉窦和脑静脉闭塞

静脉窦和脑静脉闭塞多由血栓形成所致。常见病因包括头面部或全身性感染、严重脱水、产褥期、头部外伤、脑肿瘤侵犯静脉窦以及某些血液病等，部分病例病因不明。在病理上，血栓形成一般先自静脉窦开始，逐渐发展至所属皮质桥静脉和皮质静脉，造成脑静脉回流障碍，所属引流区发生脑水肿、脑梗死和脑出血。大脑大静脉、直窦闭塞时可出现双侧脑深部灰质和中脑上部梗死。静脉窦闭塞最常发生于上矢状窦，其次为横窦、乙状窦和海绵窦。单纯皮质静脉或脑深部静脉血栓形成很少发生。临床表现常不具特征性，可有头痛、呕吐、视乳头水肿等颅压增高表现，严重者可发生抽搐、昏迷、偏瘫。海绵窦闭塞出现眼睑下垂、眼球突出、结膜充血和眼外肌麻痹。腰穿脑脊液压力多增高，部分病例脑脊液白细胞和蛋白增多，呈炎症反应。

【影像学表现】

头颅平片、气脑与脑室造影无诊断价值。

颈动脉血管造影：可直接显示静脉窦和（或）脑静脉闭塞的位置、范围，具有诊断价值，但不能显示血管外改变。表现为动脉期无异常发现，静脉期可见闭塞的静脉窦和（或）皮质静脉不充盈、静脉期延迟，闭塞的静脉窦周、脑表和深部髓质内常见扩张迂曲的侧支引流静脉，皮质静脉远端不显影而近侧段因对比剂充盈而呈悬空的带状影，静脉排空延迟。脑深静脉血栓形成时，大脑内静脉或大脑大静脉不充盈并有侧支引流静脉出现。

　　静脉窦造影也具有一定诊断价值，但有技术上的缺欠和发生气栓的危险，并且不能使脑静脉显影。

　　CT：平扫闭塞的静脉窦和（或）脑静脉呈高密度带影，即带征，系闭塞血管内的血栓在周围低密度脑水肿衬托下显影，常于上矢状窦、直窦、大脑大静脉闭塞时出现，为特征性表现。其他表现包括闭塞血管所属引流区出现单侧或双侧低密度脑水肿和梗死区，严重者出现普遍性脑水肿，脑质密度普遍减低，脑室受压变小，脑沟脑池变窄、消失，合并出血时出现斑片状高密度灶。

　　增强扫描闭塞静脉窦周围出现强化，而管腔因血栓充填而无强化，影像表现类似希腊字母"δ"，称空 δ 征，具有特征性。亚急性期和慢性期可显示天幕、大脑镰明显增厚，边缘毛糙。

　　MRI：可直接显示静脉窦闭塞和血栓影以及血管外脑质改变。

　　急性期，闭塞静脉窦内流空影消失，并常可显示血栓影，呈等或短 T_1、短 T_2 信号。亚急性期，显示血栓影尤其清楚，呈典型的短 T_1、长 T_1 信号，即 T_1 像与 T_2 像均显示为高信号。慢性期，可显示闭塞的静脉窦周出现血管流空影，表明侧支静脉通路形成。MRA 检查可直接显示主要静脉窦闭塞的位置、范围。

【诊断和鉴别诊断】

　　CT 常能提示诊断，并显示脑水肿、梗死、出血等并发症。带征、空 δ 征具有诊断价值。MRI 显示静脉窦流空影消失，亚急性期闭塞静脉窦内出现典型短 T_1、长 T_2 信号血栓影，具有特征性，结合脑水肿、梗死、出血等征象可以诊断。MRA 可直接显示主要静脉窦闭塞的位置和范围。当 CT、MRI 表现不典型或缺乏特征性时，可行 MRA 检查，必要时可行颈动脉血管造影检查确诊。

第四节　颅内出血

　　脑血管病所致颅内出血主要包括高血压性脑出血、动脉瘤破裂出血、脑血管畸形出血和脑梗死或脑栓塞后再灌注所致的出血性脑梗死等。依不同的疾病，出血可发生于脑实质内、脑室内和蛛网膜下隙,也可同时累及上述部位。年龄较大的儿童和青壮年以脑血管畸形出血多见,中年以上动脉瘤破裂出血多见,而老年人则以高血压性脑出血最常见。颅内出血多起病急、病情重,仅根据临床表现常难与缺血性脑血管病相鉴别。腰穿脑脊液检查虽能证实蛛网膜下隙出血,但对脑实质、脑室内出血的定位、定量诊断无实际帮助,且有诱发脑疝的危险,因而诊断主要依靠影像学检查。CT、MRI可直接显示血肿位置和大小,是最主要的影像学检查方法。脑血管造影不能直接显示血肿,但对确定出血原因有帮助。头颅平片、气脑与脑室造影均无诊断价值。

一、高血压性脑出血

高血压性脑出血在影像学上,主要是在 CT、MRI 表现上,具有代表性,故重点叙述。

高血压性脑出血病因主要是高血压和动脉硬化。多见于 50 岁以上成人。在病理上,持续性高血压可使脑动脉硬化,血管阻力增大,尤其是脑小动脉由于管壁缺氧、代谢障碍和纤维坏变而易受损,产生微小动脉瘤,一旦血压骤然升高则容易破裂出血。高血压性脑出血与脑动脉壁发育薄弱也有关,是脑动脉硬化比身体其他器官动脉硬化时更易出血的原因。典型易受累的脑小动脉包括外侧豆纹动脉、丘脑膝状体动脉、基底动脉穿支和供应小脑半球、齿状核的动脉等。这些小动脉多自动脉主干直接发出,管壁承受压力大、易受损伤。发病时的活动性出血持续时间一般短于一小时,但在高血压持续状态时可再次出血,导致病情进一步恶化。发病后急性期,出血引起急性颅内压增高,血肿及周围脑水肿使脑组织受压甚至坏死,严重时出现脑疝。血肿破入脑室或蛛网膜下隙时,可引起脑脊液循环障碍,出现脑积水。吸收期,血肿内红细胞破坏,血块溶解,血肿周围出现吞噬细胞浸润和肉芽组织增生。囊变期,形成囊腔或完全被胶质瘢痕代替。高血压性脑出血的典型临床表现为突发头痛、呕吐、嗜睡和昏迷,查体可见躯体感觉、运动障碍等局限性症状和病理反射。腰穿脑脊液压力增高,脑脊液可呈血性。

【影像学表现】

脑血管造影:脑内血肿较大时,可出现血管移位、拉直等占位征象。

CT 能反映血肿形成、溶解吸收和囊变三个阶段的病理过程。MRI 信号则能反映血肿中血红蛋白经历氧合血红蛋白→脱氧血红蛋白→正铁血红蛋白→含铁血黄素的演变过程。

CT：分为急性期、吸收期、囊腔形成期三期，与病理过程相一致。各期时间长短可因血肿的大小、血红蛋白含量等因素而有变化。

平扫急性期新鲜的脑内血肿表现为边界清楚、密度均匀的高密度灶，CT值约60～80HU。造成血肿呈高密度影像的主要原因是血红蛋白对X线的吸收系数高于脑实质，故在CT影像上呈高密度影。血管内血液同样含有血红蛋白，但由于血管较细且红细胞不处于凝聚状态，因部分容积效应而常不显影。高血压性脑内血肿有一定好发部位，据国内一组病例资料统计，55％位于基底核区，20％位于丘脑区，8％位于基底核-丘脑区，13％位于大脑半球额、颞、顶、枕叶，4％位于脑干、小脑。典型的基底核区血肿位于外囊和壳核，形状呈肾形。其他部位者可呈团块状或不规则形。血肿周围有低密度水肿带围绕，并产生占位效应，使邻近脑室受压、变形、移位，脑沟脑池变窄、消失，如血肿破入邻近脑室内，则脑室内出现高密度血液与低密度脑脊液形成的液-液平面，甚至脑室呈高密度铸型。破入蛛网膜下隙，则局部蛛网膜下隙呈高密度影。由于血肿压迫或血肿破入脑室系统造成梗阻，可引起脑脊液循环障碍，出现脑室系统扩张积水，尤以幕上脑室系统扩张多见。发病3～7天后进入吸收期，血肿边缘血红蛋白发生破坏，纤维蛋白溶解，血肿边缘密度减低，边缘变模糊，高密度血肿呈向心性缩小，而周围低密度带增宽。血肿周围脑水肿一般在发病后3、4天至第一周末最显著，以后逐渐减轻，约一个月后血肿逐渐变为等密度，进而变为低密度。一般在两个月左右进入囊变期，此时血肿完全吸收，周围水肿完全消失，原血肿变为脑脊液密度的囊腔即软化灶，与此同时出现邻近脑室、脑沟增宽等萎缩性改变。数月或更长一段时间后，可仅残存窄带状或局灶性小囊腔，小血肿甚至可完全被胶质瘢痕代替而消失。

增强扫描出血后第3天至6个月可在增强扫描中出现环形强化，绝大多数病例见于发病后第二周至两个月，表现为血肿周围完整或不完整的高密度环影，环的大小、形状与原来血肿的大小、形状相一致，具有特征性。环形强化的主要原因与血肿周围富含毛细血管的肉芽组织增生有关，这种肉芽组织缺乏血-脑脊液屏障。

MRI：血肿的MRI信号表现较复杂，主要与血肿内血红蛋白演变有关，也与血肿的血细胞比容，血肿周围环境的氧分压（PO_2）等多种因素有关。下述两种效应对血肿的MRI信号有明显的影响。

1.质子-电子偶极-偶极质子弛豫增强效应（PEDDPRE效应）　指质子外周不

成对电子可使局部磁场波动性增强,当电子与质子间无屏蔽而能直接接近时,则可使质子弛豫加速,引起 T_1、T_2 缩短。

2.T_2 质子弛豫增强效应(T_2PRE 效应)　指顺磁性物质分布不均匀时,可选择性地产生 T_2 缩短效应。T_2PRE 效应与外磁场场强的平方成正比,MRI 设备场强越高,该效应越显著。

在 MRI 上血肿分为四期,即超急性期(<4~6 小时)、急性期(7~72 小时)、亚急性期(4 天~4 周)、慢性期(1 个月后至数年)。

平扫超急性期,血肿中红细胞完整,含氧合血红蛋白、氧合血红蛋白含二价铁,缺乏不成对电子,具有抗磁性。此期 MRI 信号主要由含有蛋白质和水的全血所决定,血肿典型表现为在 T_1 像上呈与脑质相等或稍低信号(等 T_1 或稍长 T_2),在质子密度像上呈稍高信号,在 T_2 像上呈高信号(长 T_2)。急性期,红细胞内氧合血红蛋白演变为脱氧血红蛋白,也含二价铁,并含 4 个不成对电子,为顺磁性物质,但这些电子因受屏蔽作用而不能直接与质子接近,因此无 T_1 缩短效应,血肿在 T_1 像上呈等或稍低信号。由于脱氧血红蛋白在红细胞内分布不均匀,则产生缩短效应(T_2PRE 效应),在质子密度像上可呈略低信号,在 T_2 像上呈显著低信号(短 T_2)。亚急性期,脱氧血红蛋白进一步演变为正铁血红蛋白,为顺磁性,含三价铁,有 5 个不成对电子,而且电子与质子间不存在屏蔽作用而能直接接近,因此产生 T_1 缩短效应(PEDDPRE 效应),在 T_1 像上呈高信号(短 T_1)。由于这种演变是自血肿周边开始并逐渐向血肿中心扩展的,因此血肿在 T_1 像上先呈周边高信号、中心呈等或稍低信号,逐渐变为全部呈高信号。与此同时,当正铁血红蛋白主要位于红细胞内时,血肿在 T_2 像上仍呈低信号,但随着红细胞的溶解,正铁血红蛋白释放入血肿腔内并被稀释,则不再具有 T_2 缩短效应(T_2PRE 效应),在 T_2 像上的净效应为高信号(长 T_2)。由于这一过程也是由外周向中心扩展的,因此血肿在 T_2 像上也是呈周边高信号,中心为等或低信号,以后逐渐演变为全部呈高信号。此期,在质子密度像上的典型表现与 T_2 像类似,血肿由低信号演变为周边呈高信号,进而全部呈高信号。慢性期,正铁血红蛋白演变为含铁血黄素,为顺磁性物质,具有极强的磁敏感效应和由于分布不均所致的 T_2 缩短效应(T_2PRE 效应),在 T_1 像、T_2 像和质子密度像上均呈低信号。由于含铁血黄素首先存在于血肿边缘部的肉芽组织内,因此在慢性期的早期,血肿边缘出现典型的黑环,在 T_2 像上表现尤其显著。以后,在长达数年的慢性期的晚期,血肿腔收缩并逐渐演变为黑腔,在 T_2 像和梯度回波图像中显示尤其明显。在 MRI 上血肿周围脑水肿呈长 T_1、长 T_2 信号,其出现及消散过程与 CT 显示的相同。

【诊断和鉴别诊断】

主要依靠 CT、MRI,脑血管造影仅能显示出一些占位征象,不具特异性,除非需鉴别出血原因,否则很少单独使用。

在 CT 上,脑实质内新鲜血肿呈均一高密度,边界清楚,有占位表现,吸收期高密度血肿呈向心性缩小,密度逐渐减低,增强后呈环形强化,表现具有特征性。在 MRI 上,依血肿演变的不同阶段,有特征性信号表现,结合病史,不难诊断。在 CT 上血肿密度由高变低,变化过程单一,因此 CT 显示血肿更直观,尤其对新鲜血肿,诊断相当准确。但 CT 对已演变为低密度的吸收期血肿,常需增强扫描才能与某些低密度病变如胶质瘤、脑梗死、脑脓肿等相鉴别。而对于囊变期血肿,则难与脑梗死后遗症相鉴别,因为两者在 CT 上均表现为低密度灶,且均无强化表现。MRI 通过亚急期血肿的特征性短 T_1、长 T_2 信号和慢性期含铁血黄素黑环,常更容易与上述病变鉴别。

高血压性脑出血常有一定好发位置,又有高血压病史,一般可与其他原因所致的脑内血肿相鉴别。但发生在不典型位置上的血肿,在 CT 上有时难与脑血管畸形或动脉瘤破裂所致的脑内血肿相鉴别,MRI 常能提示诊断,为确定出血原因应行脑血管造影或 MRA 检查。

发生在脑边缘部的血肿,有时还应注意与脑膜瘤和转移瘤相鉴别。前者在 CT、MRI 上多有显著均匀强化,周围水肿轻,并以广基与颅骨或硬膜结构相贴;后者多位于皮质或皮质下区,常多发,呈类圆形,水肿显著而不规则,并常有明显均一或环形增强,结合病史可鉴别。偶尔还需与肿瘤卒中相鉴别,此时 CT、MRI 除显示有血肿外,还常能显示出病灶内的肿瘤部分。

二、出血性脑梗死

出血性脑梗死系梗死发生后,由于血栓或栓子溶解、破碎等原因使闭塞血管再通,而梗死区内血管壁因缺血已受损,当血液再灌注时,受损的血管可破裂、出血、形成出血性脑梗死。出血位于梗死区内,好发生于基底核区和皮质区。梗死后由于侧支循环的建立形成再灌注,也可引起出血性梗死,并常常发生于皮质区。据 CT 资料证实,出血性脑梗死的发生率,约占全部脑栓塞和脑梗死病例的 5%～

15%。MRI 显示率比 CT 更高一些。脑栓塞比脑梗死更易发生出血性脑梗死。当出血性脑梗死的出血量较大并形成血肿时,病人的临床症状可突然加重,而较小的局灶性出血,则可不引起临床症状的显著变化

【影像学表现】

血管再通所致的出血多发生于梗死发病 24～48 小时后,因侧支循环的建立所致的出血发生时间则更晚。梗死面积较大的病例发生出血的机会多。

CT:平扫典型表现为梗死区内出现斑片状高密度影,密度常较一般脑内血肿浅淡,边缘较模糊,可多发。当出血量较大时可呈团块状,形状常不规则,有明显占位表现。出血灶较小时,可因部分容积效应而被周围低密度水肿区和梗死坏死区所掩盖。如脑栓塞后 4 小时即在 CT 上显示出低密度区的病例,发生出血性梗死的可能性大。

增强扫描在梗死区内可出现脑回状、斑片状或团块状强化。

MRI:比 CT 敏感,出血灶的信号特征与脑内血肿 MRI 信号演变的一般规律一致。出血后急性期典型表现为在 T_2 像上出现低信号(短 T_2),但一般不如脑内血肿时那么低。亚急性期出血灶呈短 T_1、长 T_2 信号。慢性期在 T_2 像或梯度回波图像上可见到含铁血黄素沉着形成的特征性低信号。

【诊断和鉴别诊断】

在 CT 或 MRI 上,原梗死区内出现斑片状或团块状高密度影或血肿信号,即可诊断出血性梗死。出血量较少时,在 CT 上呈浅淡的高密度影,甚至仅呈等密度影,但水肿和占位效应较单纯梗死重,并持续时间长,可提示诊断。MRI 比 CT 敏感,能发现不引起临床症状显著变化的小出血灶。亚急性期出血呈短 T_1 信号,慢性期则出现含铁血黄素低信号,具有特征性。鉴别诊断主要需注意与肿瘤鉴别。在 CT 上,出血性梗死的低密度区与病变血管供应区一致,比较规则,而肿瘤周围低密度水肿带常不规则;出血性梗死可出现脑回状强化,以梗死后第 2 周～第 4 周时强化最明显,并随着时间的延长梗死区内水肿及占位均逐渐减轻,肿瘤则不具备这些特征,可以鉴别。

三、动脉瘤破裂出血

动脉瘤破裂出血是引起颅内非外伤性蛛网膜下隙出血的最常见原因。动脉瘤破裂后也可在附近脑实质内形成血肿,可破入脑室内形成脑室内出血,并可引起脑

积水、脑水肿、脑梗死、脑疝等并发症。动脉瘤破裂与瘤壁发育薄弱、易发生蜕变以及受到血流压力和冲击等因素有关。过度的体力活动或情绪激动常是引起动脉瘤破裂的诱发因素。临床主要表现为突发剧烈头痛，常伴恶心呕吐、畏光、面色苍白，出现脑膜刺激征。腰穿脑脊液呈均匀血性，可证实蛛网膜下隙出血。

【影像学表现】

脑血管造影：重点在于发现出血的动脉瘤，这在有多发动脉瘤存在的情况下尤为重要。常见表现为出血的动脉瘤轮廓毛糙不整齐，或呈分叶状、不规则半球形，有多发动脉瘤时最大的一个出血可能性最大。载瘤动脉常有程度不同的痉挛，形成脑实质内血肿时可出现与瘤体大小不相称的占位表现，对比剂经破裂的动脉瘤外溢具特征性，但很少见。应注意出血引起载瘤血管痉挛或瘤颈过窄、瘤腔内有血栓形成均可使动脉瘤不显影，二周后重复检查有时可发现原未显示的动脉瘤。

CT：动脉瘤破裂可引起急性蛛网膜下隙出血、脑实质内血肿和破入脑室形成脑室内出血。蛛网膜下隙出血表现为脑沟、脑裂、脑池密度增高，常见于视交叉池、脚间池、环池、侧裂池和纵裂池前部。这与动脉瘤好发于脑底动脉环、大脑中动脉分歧处等部位有关。常形成局部脑池高密度铸型，出血量大时也可较广泛。血液在蛛网膜下隙内聚积的部位对判断动脉瘤的位置有一定帮助。如一侧侧裂池内出血，可能由同侧颈内动脉或大脑中动脉分歧处动脉瘤破裂所致；纵裂前部和交叉池内出血，可能系前交通支动脉瘤破裂所致；后颅凹脑池内出血，则提示幕下动脉瘤破裂。动脉瘤破裂还可在邻近脑实质内形成血肿，也可破入脑室系统。如以侧裂为中心的血肿，常由同侧大脑中动脉瘤破裂所致；颞叶钩回血肿，常由同侧颈内动脉瘤破裂引起；透明隔、胼胝体嘴或额叶基底部的脑内血肿，多系前交通支动脉瘤破裂所致，并常破入三脑室或侧脑室；四脑室内出血，则可能与小脑后下动脉瘤破裂有关。90％的24小时内的急性蛛网膜下隙出血可被CT发现，约一周后被清除和吸收，在CT上不再显示。如一周后仍见蛛网膜下隙内有较明显的高密度影，常提示有再次出血。脑室内出血常形成高密度液—液平面，甚至呈高密度脑室铸型，多于1～3周后在CT上不再显影。脑实质内血肿常呈不规则团块状，由前交通支动脉瘤破裂形成的脑实质内血肿常呈"长火焰"状，均有周围水肿和占位表现，吸收则需1～2个月。蛛网膜下隙出血和（或）脑室内出血有时可造成脑脊液循环障碍，引起急性脑积水，常于48小时内出现，CT表现为脑室系统扩张，严重时侧脑室前角周围髓质内可出现扇形低密度区，可能系脑脊液外渗所致。动脉瘤破裂后还可引起脑水肿,表现为弥漫性髓质密度减低。动脉痉挛或瘤内栓子脱落可引起缺血性脑梗死,通常为与动脉瘤相连接的一段血管痉挛较重,梗死表现为与痉挛血管供应区相一致的低密度区。动脉瘤破裂后在 CT 上常不能显示瘤体。

MRI:24 小时内的急性蛛网膜下隙出血在 T_1 像和质子密度像上可呈比脑脊液稍高的信号影,T_2 像呈比脑脊液稍低的信号影,但敏感性不如 CT。亚急性期可在蛛网膜下隙内出现局灶性短 T_1 信号影。慢性期则在 T_2 像上出现含铁血黄素沉积形成的低信号影,较具特征性。脑室内出血信号演变与此相似,脑实质内血肿 MRI 信号表现同一般脑实质内血肿。MRI 显示动脉瘤瘤体常较 CT 敏感。

【诊断和鉴别诊断】

中年以上发生不明原因的蛛网膜下隙出血,首先应当考虑动脉瘤破裂出血的可能。CT、MRI 可直接显示动脉瘤破裂形成的蛛网膜下隙出血、脑室内出血和脑实质内血肿,以及脑积水、脑水肿、脑梗死等并发症,从而提示诊断并有利于临床估计病情,制定适当的治疗方案。如同时显示瘤体,则可确诊。但无论 CT、MRI 提示诊断或能确诊,均仍需行脑血管造影,以便进一步确定动脉瘤的位置、形态、数目、瘤颈的宽窄、瘤体的伸展方向以及血流动力学的变化。脑血管造影不能显示血管及瘤体外的改变以及并发症的表现。

参 考 文 献

1.金征宇,龚启勇.医学影像学.北京:人民卫生出版社,2015

2.王骏.医学影像后处理技术.南京:东南大学出版社,2015

3.(德)德纳特著,梁长虹,曾辉译.医学影像学诊断与鉴别诊断(第六版).北京:人民军医出版社,2013

4.白人驹.医学影像诊断学.北京:人民卫生出版社,2010

5.丁建平,王霄英.医学影像学读片诊断图谱.北京:人民卫生出版社,2013

6.章伟敏.医学影像技术学MR检查技术卷.北京:人民卫生出版社,2014

7.刘爱莲.格-艾放射诊断学精要.北京:人民军医出版社,2015

8.刘士远,陈起航,吴宁.实用胸部影像诊断学.北京:人民军医出版社,2012

9.姜玉新.医学超声影像学.北京:人民卫生出版社,2010

10.(美)奥斯波恩著,吴卫平译.脑部影像诊断学.北京:人民卫生出版社,2013

11.黄进.急腹症影像学(第2版).北京:人民卫生出版社,2012

12.周诚.中华临床医学影像学泌尿生殖分册.北京:北京大学出版社,2016

13.(美)艾森伯格.临床影像鉴别诊断图谱.北京:科学出版社,2012

14.孟庆学.实用放射诊断学.北京:中国医药科技出版社,2013

15.(以)赫特扎努.放射诊断学征象.上海:上海科学技术出版社,2013

16.杨艳辉,石逸杰,彭如臣.胰腺实性假乳头状瘤的影像学诊断.中国医疗前沿,2011,05:11-12+52

17.陈迪耀,黄小军,刘东文,潘爱珍.肺硬化性血管瘤的影像学及病理分析.当代医学,2013,19:82-83

18.刘旭忠.肺结核X线影像学分析.中国社区医师(医学专业),2012,02:262-263